南京医科大学学术著作出版资助项目

医院人文建设研究

Humanistic Construction of Hospitals

姜柏生　刘　虹　主编

东南大学出版社
·南京·

图书在版编目(CIP)数据

医院人文建设研究/姜柏生,刘虹主编.—南京:
东南大学出版社,2019.10
 ISBN 978-7-5641-8541-1

 Ⅰ.①医… Ⅱ.①姜… ②刘… Ⅲ.①医学—人文科
学—研究 ②医院—管理—研究 Ⅳ.①R-05 ②197.32

 中国版本图书馆 CIP 数据核字(2019)第 194797 号

医院人文建设研究
Yiyuan Renwen Jianshe Yanjiu

主　　编：姜柏生　刘　虹
出版发行：东南大学出版社
社　　址：南京四牌楼 2 号　邮编：210096
出 版 人：江建中
网　　址：http://www.seupress.com
经　　销：全国各地新华书店
印　　刷：兴化印刷有限责任公司
开　　本：700 mm×1 000 mm　1/16
印　　张：20.25
字　　数：386 千字
版　　次：2019 年 10 月第 1 版
印　　次：2019 年 10 月第 1 次印刷
书　　号：ISBN 978-7-5641-8541-1
定　　价：78.00 元

本社图书若有印装质量问题,请直接与营销部联系。电话:025-83791830

前 言

医院人文建设是一种以彰显医学与医院组织的人文本质为基本特征的现代化医院管理模式,是深化公立医院改革的根本性问题,是彰显公立医院公益性质和人文性质的重要举措,是建构现代医院管理制度的突破口,是实现"健康中国2030"规划的基础工作。

我国公立医院管理发展过程中,曾经出现过或正在推行着"等级医院""文明医院""平安医院""现代化医院""优质医院"等不同管理模式。等级医院的建设以床位数和医院规模为重点;文明医院的建设是在创建文明单位的背景下,以医院物质文明和精神文明为重点的医院建设;平安医院的建设以创造良好执业环境、改善医患关系为重点;现代化医院的建设以技术、管理、服务、设备、人才等方面的现代化程度为重点;优质医院的建设则以安全、质量、服务、效率为重点。这些模式在不同时期应运而生,对我国医院的发展起到了积极的推动作用。但其中心和重点都不是医学人文关怀和医院人文管理。面对当前因医学人文性的缺失而导致尖锐医患矛盾的现状,建设彰显医学人文属性、回归医院组织人文属性的人文医院成为时代的呼唤。

现代化医院不仅要体现在诊疗仪器设备的现代化、诊疗技术的现代化、医院建筑的现代化,更重要的是要体现在医院管理理念的现代化、管理制度和模式的现代化。医院人文建设作为现代医院管理模式,是现代医院管理制度的核心内容,是进一步推动公立医院改革和发展的重要举措,是我国医院管理发展进入新阶段的重要标志。

国内医院人文建设的管理实践已经有十多年的历史。2006年,威海市立医院率先开启了国内研究"人文医院"的先河。南京鼓楼医院、绍兴市人民医院也是较早开展此项工作的医院。但是，应该指出，目前医院人文建设理论与实践的研究基本上是基于医院文化建设的实践总结，大都未跳出医院文化建设的视角。医院人文建设缺乏系统的研究，尤其是缺乏医院人文建设评估的标准。本书以全新的视角和系统的思考，深入探讨医院人文建设的内涵与特征，重点研究医院人文评估标准与实施路径。

本书设计和运行的路线是：调查研究—理论假设—专家评议—理论研究—医患问卷调查—数据分析—专家问卷调查—综合研讨—形成结论—专家评审—多次修改。在此基础上，本书提出了医院人文建设的"一核四维"框架，其中"患者利益至上"是核心，人文理念是起点，人文管理是支点，人文服务是焦点，人文环境是触点。本书的核心目标是：初步建立医院人文建设的评估标准，丰富和深化医院管理理论，为公立医院改革提供理论指导与决策支持。

在各级领导的关怀下，尤其是在南京医科大学第一附属医院、南京医科大学第二附属医院、南京鼓楼医院、东部战区总医院（原南京军区南京总医院）、南京八一医院、南京医科大学附属江宁医院、泰兴市人民医院等单位的大力协助下，本书全面研究了医院人文建设的内容和途径，提出了医院人文建设的评估标准，包括4个一级指标、14个二级指标、52个三级指标，系统地覆盖了医院人文建设中人文理念、人文管理、人文服务和人文环境等各方面的内容，为医院人文建设提供理论指导、实施路径和评估依据，为深化公立医院改革、彰显医疗卫生服务的公益性质、提升现代化医院管理做了一点基础工作。

参加本书编写的作者主要来自南京医科大学从事医学人文教学研究的人员，他们是（按姓氏笔画排序）：王志琳、刘虹、李勇、何小菁、陈洁、周业勤、姜柏生、姜海婷、祝彬、顾加栋、郭玉宇。研究生杨莉、柳沁怡、金心蕊、李艳参与了部分调研与数据统计工作。感谢全体编者的团结协作与辛勤付出。另外，本书编写借鉴了许多学者的研究成果，在此致以衷心感谢！

本成果为2018年度南京医科大学学术著作出版资助项目。由于编者学力有限，加上本研究内容的难度与复杂性，尽管我们作出了很大努力，但书中尚存不妥之处，恳请读者、专家同仁们批评指正。

编　者
2019.10

目　录

第一章　医院人文建设的理论溯源 ························ 1

　第一节　人文主义 ······································· 1

　第二节　医学人文主义 ··································· 6

　第三节　医院人文管理 ·································· 16

第二章　医院人文建设的历史背景 ···················· 31

　第一节　我国医疗服务管理制度的改革历程回顾 ········ 31

　第二节　社会行动视角下的医疗服务现状 ············· 38

　第三节　我国医疗体制改革的理论反思 ··············· 44

　第四节　以医院人文建设匡扶医疗改革 ··············· 48

第三章　医院人文建设的基本内容 ···················· 54

　第一节　医院人文建设的内涵 ······················· 54

　第二节　"一核四维"：医院人文建设的基本内容 ········ 56

　第三节　医院人文建设的原则与路径 ················· 64

第四节 医院人文建设研究的方法 …………………… 68

第四章 医院人文建设的实践探索 …………………… 75
第一节 国内医院人文建设的实践探索 …………… 75
第二节 国外医院人文建设的实践探索 …………… 83
第三节 人文医院建设探微 …………………………… 90

第五章 人文理念:医院人文建设的起点 …………… 95
第一节 人文理念的概念、地位和作用 …………… 95
第二节 医院人文理念评价标准分析 ……………… 101
第三节 实施路径 …………………………………… 133

第六章 人文管理:医院人文建设的支点 …………… 139
第一节 人文管理的概念、地位和作用 …………… 139
第二节 医院人文管理评价标准分析 ……………… 143
第三节 实施路径 …………………………………… 194

第七章 人文服务:医院人文建设的焦点 …………… 202
第一节 人文服务的概念、地位和作用 …………… 203
第二节 医院人文服务评价标准分析 ……………… 208
第三节 实施路径 …………………………………… 270

第八章 人文环境:医院人文建设的触点 …………… 275
第一节 人文环境的概念、地位和作用 …………… 275
第二节 医院人文环境评价标准分析 ……………… 280
第三节 实施路径 …………………………………… 307

结 语 …………………………………………………… 312

第一章　医院人文建设的理论溯源

医学是人学,是实践人道主义的学科,而医院就是医学实践其人道主义价值指向的主要平台。由此,医院人文建设是其本质的要求和必然的工作。医院人文建设是一个巨大的系统工程,涉及服务、技术、管理、环境,也涉及具体原则、理论基础和人文价值指向,前者是医院人文建设的具体操作层面,后者是医院人文建设的思想指导层面。本章对医院人文建设进行理论上的溯源,从人文主义入手,探讨医学人文主义的兴起和主要思想;分析管理理论的演变,探讨人文管理理论以及医院人文管理理论的起源与发展,总结医院人文管理的内涵。

第一节　人文主义

一、人文主义的内涵

(一) 人文主义的起源

人文主义的起源历史悠久。很多人将人文主义的起源与文艺复兴相关联,甚至认为两者具有统一性。人文主义的确是文艺复兴的核心思想,它肯定人性和人的价值,要求享受人世的欢乐,要求人的个性解放和自由平等,推崇人的感性经验和理性思维。人文主义在文艺复兴时期得到了复苏,尤其是个体精神得到彰显,但是人文主义并非是从文艺复兴时期开始形成的新理念。认为人文主义从文艺复兴时期开始,"这是每一本大学和中学教科书以及导游书中不断重复的陈词滥调"[1]。

人文主义思想有着更为悠久的传统,其渊源可以追溯到古希腊时期。关于人文主义的历史起源,美国学者恩格尔哈特将其归纳为人的思想和人的形体综合的起源。他认为犹太人是从超然的上帝那里寻求答案,大部分俗世化了的古希腊人是从现实世界中以及人的理性中寻求真谛,同时受神学的神秘主义影响。因此,犹太人的圣经便在犹太人后来讨论世界的意义和道德观时起到了重要的作用,而俗世化了的希腊人的原始圣经却是人类的意志、人的肉体和人的世界。[2]

在神学思想笼罩下的古希腊,人文主义作为对立于神学思想的人性思想萌芽应运而生。但古希腊的宗教神学在发展中本身就孕育着人文主义思想,古希腊著名的德尔菲神庙的墙壁上有铭文"认识你自己",这是古希腊神学对人自身关注的典型体现。所以人文主义从诞生时起就既是宗教神的继承者又是作为它的对立面而存在。

人文主义起源于古希腊的原因大致可以归结为以下几点:希腊的古典文献受到人们的尊崇,因为相较于神学著作,其更能展现人类的精神创造能力;希腊学术注重现实世界有血有肉的美,因此在不同阶段的社会实践中,希腊学术被人们所追求;希腊文化将人的身心作为人类幸福的标准,根据俗世世界中人类的能力来界定幸福,因此希腊的著作成为人文主义思想的主要基础,由此影响着主流的人文思想内容。[3]因此,虽然在古希腊还未出现人文主义的概念,但许多学者在考证人文主义源头时最终还是追溯到古希腊文化。德国19世纪著名教育家第斯多惠(Friedrich Adolf Wilhelm Diesterweg)曾说过,西方文化从(古)希腊至近代,始终是由人文主义贯穿着。[4]古希腊重视教育,所以人文主义最先在教育中体现出来,西塞罗和维罗所指的paideia(人性)教育思想,即以文雅学科作为教育内容对人实施教育。[5]

(二)人文主义的内涵

人文主义的词义是丰富而多变的。在英语里,有关人文主义的相关词组虽在形式上不同,但在词义上彼此关联,它们和拉丁语中的homo(human,人)这个词均属同源词。它们是humanities(人的属性,尤指美德、人类、博爱、仁慈、人文学科)、humane(仁慈的、人道的、高尚的)、humanely(仁慈地、高尚地)、humanitarian(博爱主义者、慈善家、人道主义者、基督凡人论者)、humanism(人道主义、人文主义、人本主义)、humanity(人性、人类)等。尽管在一般情况下,可以有相应的中文含义与之一一对应,但是在西方,这些词本身是多义的,而意义更是含混不清。美国学者恩格尔哈特教授鉴于人文主义对医学领域的影响,就人文主义的词义解释问题,在总结西方学者观点的基础上,有专门的研究。他认为与人文相关的这些词汇都以某种不同的方式对人文主义医疗卫生的含义以及对形成正确的生命伦理学工程的意义给予了清晰的阐述。[6]但是事实上,当代人对这些概念存在误读与使用混乱的现象,许多学者在谈及文艺复兴时期的 humanism时,他们都喜欢把 humanism 这个词的含糊不清的当代含义运用到文艺复兴以及过去其他各个时期中去,忽略概念的文化起源与历史意义。恩格尔哈特从词源学的角度深入分析了与人文主义相关的词汇的含义,尤其深刻剖析了将 humanism 解释为人文主义的词源历史背景,也为当下理解人文主义提供了正确的词义学基础。

恩格尔哈特将 humanism 总结为九组含义并进行分析。第一组含义为 humanitas(人性、仁慈、教养等);第二组含义为 humane(慈善的、人道主义的);第三组含义为 humanity(人道、博爱、高尚);第四组含义为 humanist(人文主义者、人道主义者);第五组含义为 humanities(人类、人性、仁慈的行为,人文学科等);从第六组含义开始,分析 humanism 词汇本身的含义,包括四个方面。[7]这四个方面构成恩格尔哈特对人文主义内涵理解的第六组到第九组含义。

第一,作为学识(scholarship)来理解。在文艺复兴时期的开始阶段,humanism 是指对罗马和希腊有权威的、可靠的、原始著作的兴趣。这个词也包括了人们对古迹古物、风土人情的研究,并产生标志文艺复兴的柏拉图主义(Platonism)。humanism 具有反基督教的性质,并与希腊文学相结合。霍斯特·鲁地杰将德国的人文主义划分为文艺复兴时期的人文主义、新人文主义与第三阶段的人文主义,应该是从学识的角度来理解 humanism 的,因为在此过程中,德国对希腊文学、罗马文学产生了巨大的兴趣,而随着时间的推移,人文主义在学术领域发展起来,其中包括人文学科著作的兴起。

第二,作为精神上的均衡,或者泰然自若的意思来使用。humanita 以及 paideia(拉丁语"人性")这两个词都含有"正当的举止"的意思,也就是由于修养而产生的均衡气质。例如欧文·巴比特(Irving Babbit, 1865—1933)把 humanism(人文主义)这个词与恪守礼仪联系在一起,与合乎规范和均衡相称的含义相联系。自古以来人们就形成这样一个共识:文科与从容、过着养尊处优的生活的人联系在一起,人文主义不仅是一种学识,也是一种行为方式。

第三,作为一条信条或者一套价值观的人文主义。恩格尔哈特认为人文主义作为哲学观的理想是对人性以及人的行为的一种憧憬,同时以这种憧憬和想象为生命伦理学的争论提供某些答案。而且人文主义又形成了一套价值观,对人类的科学、医学、技术等重要事业提供价值解释。

第四,作为道德上的陌生者之间进行一般的道德上的认识和协商的哲学基础。这里,人们渴望去寻找共同的东西,而这个东西能充当普遍的道德基础,用来解决生命伦理学的争论,包括卫生保健上的矛盾。第四个含义被证实具有重要的意义,只有理解到第四点,那些道德异乡人方能发现他们可以取得足够的共识并能制定一个共同性的卫生保健政策。[8]

人文主义的内涵是极其丰富的,总而言之,广义的人文主义是远自古希腊近至 20 世纪现代的一种概念,具有多样的表现方式,基本上是一种着眼于真理和正义之源的,为人类既有尊严又富理性之本体的哲学观。人文主义所诉求的终极领域是人类的理智,而非任何外在的权威,其目标是在有限存在中的最大之善。[9]所以,英国人文主义研究者布洛克建议"姑且不把人文主义当作一种思想派别或者哲学学说,而是当作一种宽泛的倾向、一个思想和信仰的维度"[10]。本书倾向于从广义的角度去理解"人文主义"一词,即人文主义是指倾向于对人的本性关怀的社会价值观,尊重人性尊严、提倡宽容他者、反对暴力、主张自由平等和自我价值体现的一种哲学思潮与世界观。

二、人文主义的形态

人文主义的形态可以从多个层面去理解,这里的人文主义形态侧重于其内涵在发展过程中展现出来的阶段性形态。

人文主义在古希腊起源阶段,侧重于努力将个人从神的控制中拉离出来。因此,从古希腊时期开始,个人主义就成了人文主义思想的重要理论基础。古希腊人文主义以个人主义为基础,并且认为人是具有理智、情感和意志的独立个体;古希腊人文主义思想确立了知识中心,为文艺复兴时期人的个性解放和发展个人自由意志的思想打下理论基础;从个人主义的思想出发,产生了古希腊民主。[11]

在漫长的历史发展过程中,人文主义也在随着时代的变迁而发展变化。布罗代尔认为:人文主义朝向逐步解放人的战斗的征程。[12]

历史上有三次人文主义思潮。第一次人文主义思潮发生在 16 世纪,即通常意义上的文艺复兴。文艺复兴时期的人文主义继承了人文主义在西方文化中的发展传统,是对中世纪基督教神学桎梏的对抗和超越。它反对基督教神学标举的人的再生,侧重对人的才情等气质之性的肯定。所以,文艺复兴时期有很多在才情上表现出创造力的科学家、艺术家。对人的特殊的气质之性的肯定,同西塞罗时期的人文主义尚只停留在外在的和谐的社会政治生活的美的境观之上比较,可以说是更进一步地关注到人自身上来。这是人文主义发展中的一大进步,也是文艺复兴时期的人文主义的最大成就,因为对于人文主义来说,这是逐渐回归到"人"这个"本"上来了。文艺复兴运动是一次人类思想解放运动,文艺复兴时期 humanism(人文主义)主要是指以人为中心,通过文学、艺术等形式体现人性与人文精神。1859 年,乔治·伏伊格特在《古代经典的复兴或人文主义的第一个世纪》(*The Revival of Classical Antiqnity or The First Century of Humanism*)中第一次把 humanism 运用于文艺复兴。[13] 所以人文主义思想虽起源于古希腊,但是正式有概念表述始于文艺复兴。而正是在文艺复兴时期,人文主义有了世界范围内的影响和意义,这可能也是某些人将人文主义的起源误认为是文艺复兴时期的重要原因。

第二次人文主义思潮发生在 18 世纪末和 19 世纪初,持续履行启蒙运动的诺言,主要是对人类进行必要的教化。第三次人文主义思潮即所谓的"新人文主义运动",发生在 19 世纪末和 20 世纪初,主张在人文价值范围内使用新的科学与技术。三次人文主义思潮具有不可避免的历史延续性,第三次人文主义思潮对新技术的批判和反思促使了医学人文运动的兴起,为 20 世纪 60 年代和 70 年代的医学人文运动(包括生命伦理学、医学哲学学科的出现)作了预见性的准备,因为它们具有类似的目的和希望:揭示人类真正的价值和目的。[14]

20 世纪是科学主义张扬的时代,而人文主义与之并行发展。这一点,在美国表现得特别突出,人文主义思想在 20 世纪中叶的美国是对技术理性、工业社会、科学权力的一种批判,同时也是对人性的一种关怀与诉求。[15]伴随着 20 世纪中叶工业文明飞速发展,科技理性逐步与人文主义精神相背离。所以世俗人文主义、萨顿的新人文主义与生态人文主义,先后以不同的方式呈现于反思与批判工业与科技文明的历史行程之中。[16]世俗人文主义的代表人物库尔茨关注人本身的道德经验,反对超自然的宗教形式;萨顿的新人文主义从其专业科学史出发力图在科学与人文间架起一座桥梁;卡森的生态人文主义思想正是对工业社会破坏性的有力批判,也是对当时的生态危机、自然的价值危机的一种拯救。

三、人文主义的学术价值

人文主义关注人本,强调人性,提倡权利、自由、平等等彰显个体尊严的人文理念,无论在任何层面上,都具有重要的学术价值。鉴于在人文主义的传统中还有宗教人文主义思想派别的存在,而启蒙运动中的人文主义强调不依靠宗教来回答道德问题,在启蒙运动的人文主义中,超自然的解释一般被忽略,为作区别,后者一般也被称为"世俗人文主义"。代表人物如前文提到的库尔茨。

1980年《世俗人文主义宣言》公开发表,这是世俗人文主义(Secular Humanism)在道德承诺中最好的总结。《宣言》的主张包括自由探索、政教分离、自由的理想、以批判的才智为基础的伦理学、道德教育、道德上的怀疑论、推理、科学与技术、进化与教育等。[17]该宣言基于全球道德多元化的文化背景,考虑不同道德共同体中道德主体具有不同的道德价值理解,尊重个体的特殊的道德价值观,所以不强行推行某一个具体的价值观,因此得到广泛的接受与称赞。

人文主义的学术价值除了提醒我们在任何个人行为和社会行为等人类行为中都应注重人本、彰显人性,还提醒我们无论科学技术发展到何种程度,对人能够干涉到何种程度,都不能侵犯人文主义。20世纪初,美国人文主义大师欧文·白璧德在《什么是人文主义?》一文中指出:"人文的心智若是还保持健全,则必须在统一与杂多之间维持最佳的平衡。"[18]同时,他主张捍卫人文学科不受自然科学的侵犯,正如曾经需要捍卫它们不受到神学的侵犯那样。[19]总之,人文主义的主旨是对人的本性的认识、分析和探究,对人给予理性的教化和培养,对人们如何更好地生活给予精神指导。[20]

第二节　医学人文主义

一、医学人文主义的内涵

(一)医学人文主义的兴起

人文主义从诞生时起便向各个领域渗透与蔓延。医学与人文本是同根的,医学从诞生时起,便具备人文性。在中西方的医学传统中,医德更被看作是与医技同等重要的方面。作为一个概念、理念或者一个运动,学术上一般认为,医学人文主义诞生于20世纪六七十年代,从西方伊始,也逐步影响到中国。总体来看,医学人文主义的诞生及其发展,是多重因素相互推动的结果,至少包括以下几个要素:人权运动兴起中对就医相关权利的呼吁;对医学科学技术发展引起的一系列社会伦理法律问题的反思运动;人文主义思想的复兴和医学人文学科的发展。[21]而中国医学人文主义的发展,除了受以上几个因素影响之外,同时受西方医学人文主义思想的影响。考虑到医学本质的人文性,实际上也可以将医学人文主义的兴起看作是医学对自身本质的回归运动。

1. 人权运动兴起中对就医相关权利的呼吁

"二战"后,世界范围内的社会发展出现了一系列变革,最为突出的表现是人权运动的勃发与新政策的施行。以美国为例,其人权运动包括:黑人运动、妇女运动、学生运动与新左派运动、反正统文化运动以及工人运动。人权运动中所提出的人权主张是多方面的,而其中,就医相关权利的呼吁是其重要内容,尤其在妇女权利运动中,妇女权利运动主张的平等权,不仅包括选举、就业的平等,也包括就医的平等,如争取堕胎合法化等要求。

人权运动促使一系列新政策的施行,包括医学上的新政策。还是以美国为例,1964年,约翰逊签署了民权法,而且正式提出了向贫困宣战的口号,这些为1965年的"伟大社会"立法奠定了基础。他在1965年1月的国情咨文中,正式提出"伟大社会"的施政纲领,并在随后的6个星期内向国会提交83个特别咨文,要求国会在教育、医疗、环境保护、住房、反贫困和民权等领域采取广泛的立法行动,使60年代的自由主义改革进入高潮。这些法案中包括1965年的高等教育法、医疗照顾法和医疗援助法。后两个法案极大地减轻了老年人和穷人的医疗负担,扩大了医疗保险的覆盖面。1967年享受医疗援助的穷人为520万人。此外,约翰逊还使国会通过40多个其他医疗法案。在教育与医疗上的成功,使约翰逊自诩为"教育总统"和"医疗总统"。[22]其他国家在人权运动的促使下,也进行了相应的医疗新政策的改革和变化,可以说包括就医权利的人权运动极大地改善了民众医疗的环境,也促使医学思考在医学发展中如何和更好地为普通民众服务。

2. 对医学技术发展的反思

20世纪六七十年代对西方社会医学技术的反思起源于两个方面。一方面,是对"二战"的反思。这个时期是"二战"后的反省时期,人们不仅对"二战"本身进行反省,同时对"二战"期间反人道主义的医学研究也在作深刻的反省。医学研究行为只能是为了符合防病治病、增进人民健康、促进医学和整个卫生事业的发展、造福人类这一目标。离开了这个目标就谈不上医学研究的道德,其他医学研究的规范也就无从谈起。"二战"期间,德国纳粹部队借医学研究之名惨绝人寰地杀害了几百万无辜的人、日本 731 部队肆无忌惮地研究细菌作战方法,都是为他们侵略扩张、霸占世界的目的服务。客观上说,由于"二战"当中肆无忌惮、没有原则地进行大量非人道的人体试验,"二战"后的医学水平得到前所未有的提高。但正因为如此,才使得这些一直都存在并且越来越重要的话题凸显出来:医学的本质究竟是什么? 医学的目的究竟是什么? 衡量医学发展状态的标准是什么? 医学在发展过程中除了技术层面的要求,是否还有人文层面的考量? 对"二战"医学发展的反省处处提醒整个世界的医学组织和医学家重视医学的人文精神指向和人文要求。

另一方面,随着医学技术的飞速发展,也开始对医学技术本身进行反思。20世纪中叶是现代医学的转折时期。在基础医学领域中分子生物学的兴起,为医学家探索生命与疾病的奥秘开辟了新路径;关于遗传、神经、免疫、内分泌等生命现象的研究获得重大突破,在临床医学领域,抗生素、激素、化学药物、器官移植、人工器官等的应用,让医生相信现代医学什么都能做也应当做。[23] 由于疾病谱系的变化,相应的医学技术也逐步发展。生命维持技术在这一时期得到了充分的发展,对于慢性退行性疾病的维持治疗技术也得到了发展。医学快速发展的同时,与之伴随的是日益增多的医学伦理问题。如医学技术的滥用问题:部分医疗组织或医务人员出于私利滥行检查、过度治疗,无视带给患者的负面作用和经济负担,也浪费了宝贵的医疗资源。又如医患关系的日趋紧张:医学技术的发展出现新的更为先进的医疗技术和医疗设备,将人与人的对话变为人与机的对话,医生容易忽视心理、社会因素对病人的影响,医患双方缺乏交流、情感淡漠,容易出现误解从而导致医患关系紧张;还有高新生命科学技术在应用过程中出现的伦理问题:器官移植、基因技术、胚胎干细胞研究等引起的伦理问题;随着医学的发展形成新的死亡伦理问题:如安乐死、脑死亡标准等引起的伦理问题等等。人类健康需要医学技术,人类文明和发展离不开医学技术,整个社会因此重视医学、信任医学,但是过犹不及,如果让这种重视和信任走向极端变成盲目崇拜,导向唯医学技术主义,认为医疗技术万能,忽略社会、环境以及心理因素等对健康的影响,轻视社会医疗保健和社会的健康可持续发展,那么这种原来对医学真诚和善良的愿望就会走向反面。对于医学的反思,从医学诞生伊始,而医学的发展更让这样的问题变得尖锐。

所以,医学人文主义是针对技术本身的反思,更是针对技术主义的反动。医学人文主义并非否认医学技术,而是认为医学本质上不是技术,而是一种社会关系,医学技术是医学实现医学人文目的的手段。

应在医学历史和医学技术发展的反思中拷问医学的本质和医学的目的。这样的反思聚集了医学者、伦理学者、社会学者、法学者、哲学家、政策制定者等整个社会群体的关注。医学问题的社会化,为医学人文思想的发展提供了动力,并加快了医学人文相关学科的融合与交流。

3. 人文主义思想的影响

20世纪初,西方经历了第三次人文主义思潮,而到了20世纪中叶的西方,由于科学技术的迅猛发展,对科技的崇拜形成科技理性的优越感,逐步与人文主义精神相背离。

此时,世俗人文主义、萨顿的新人文主义与生态人文主义,先后以不同的方式呈现于反思与批判工业与科技文明的历史行程之中。[24]因此,在20世纪中叶的人文主义思想既是对技术理性、工业社会、科学权力的一种批判,同时又是对人性的一种关怀与诉求。

第三次人文主义思潮所产生的重要影响之一便是为20世纪60年代的医学人文主义奠定了基础。医学人文主义思想的兴起也再一次证明自然科学与人文主义从来都是相通的。恩格尔哈特认为人文主义与自然主义并没有不可逾越的鸿沟。他在面对不同学科时崇尚各个学科之间的综合分析、事实与价值的综合考量。他曾在他的文章中提到过一次社会、伦理学和生命科学研究学会会议,这次会议的参加者由众多科学家、哲学家、医生及神学家组成,会议主题为:伦理学的根基及与自然科学的关系。恩格尔哈特赞同这次讨论后形成的总结性的观点,即关于科学与伦理学的根源有以下关系:①伦理学的象征与隐喻借用了自然科学知识的理论;②自然科学,尤其那些有关人类环境的自然科学,是由涉及人应该如何以及人能够如何的一些价值判断构成的;③自然科学和伦理学,尽管在概念上是有区别的,实际上由于存在着相互依赖的概念与观点,它们是不可分离的;④将自然科学行为置于更广阔的一般人类行为视角下是必要的;⑤伦理学,为了在世界上能够成功地行使领导行为,必须留意经验的科学知识。[25]

可见,自然科学与人文主义是相通的,它们都是从人类出发,又回归到人类本身。人文主义学科离不开自然主义学科的实证,自然主义学科离不开人文主义学科的价值判断。医学是人文主义和自然主义集中交集的学科。

(二)医学人文主义的内涵

前文提过美国学者恩格尔哈特教授从词源学的角度对人文主义的内涵进行的论述。人文主义的九组含义在医学实践中如何得到体现?医学人文主义的具体内容又是什么?人文主义如何为生命伦理学提供基础,如何解决生命伦理学中的争论?恩格尔哈特又将九组含义归纳为三个要点,提出相应的表达含义的方式,并将其嵌入医学领域中,实践医学人文主义精神:第一,从人道关怀这个角度出发理解。第二组、第三组含义的内容可以根据医学教育和生命伦理学的道德上的和具体目标来解释,即以某种方式对患者提供卫生保健,认真做到满足患者的需要、要求和希望,这是 humanism 的历史和医学历史向前发展中的主旋律,同时需要第七组含义来引导医者。第二,理解为一门学问,也可以指老师、学者或学生,也可指某一类型理智上的造诣,而这些能够提供智力上的、道德上的或者审美上的指引,能够使人道主义的医学也就是最大限度为人民服务的医疗事业,得以不断发展和前进。第一、四、五、六组含义的内容可以用卫生保健教育的内容来表达。第三,作为一种哲学与道德理论体系,并用来证实一种生命伦理学的正确之处来理解。第八组含义和第九组含义都与为某种世俗道德观以及为世俗生命伦理学打下基础有关。[26]这三方面的理解都是对人类的幸福以及如何实现这种幸福表露出来的不同的设想。[27]而对人文主义众多理解中的任何一种,都有各自的世俗化的力量。[28]

什么是人文主义,它的核心内容在于"人"。人文主义是对生命的价值、人的生存意义和人类未来命运的理性关注。我们通常说的人文关怀,就是人文主义的实践体现。它主张以人为本,强调人的价值和尊严,重视对人的无限关怀,体现的是对人、人类社会的生存和发展命运的关心。

纵观人类文化史和医学发展史,无论是在西方还是在中国,在医学领域里无不体现着人文精神。

首先,医乃人学。医学以人、人的生命、人的健康为服务对象,这就决定了医学以人为中心的显著特征。当下的医学不仅要在个体、系统、器官、组织、细胞、分子等生物学层面上,而且还要在家庭、社会、生物界、地球乃至宇宙等自然环境学、社会学层面上,去揭示和把握生命、健康、疾病、衰老、死亡等基本现象的本质和相互联系。有鉴于此,为了从根本上适应新的医学模式和医学社会化的大趋势,医学由"以疾病为中心"转变为"以病人为中心",从主要依靠医学技术和医疗部门为主,转变为依靠多学科合作和全社会乃至全世界共同参与的大医学、大预防为主,从主要着眼疾病和健康问题自身转变到着眼以人为本和以人与社会、环境的关系为主,从而实现人人享有的科学的、全面的、有效的医疗服务。医学超越了自然学科的概念,从根本上说是一门人学。人学意味着无私的服务和无尽的奉献,池田大作说:"科学给医学以研究疾病的有效手段,因此,现代医学获得了长足的进步。但是,另一方面,科学包含着这样的性质,即对一切事物客观地审视,摈弃感情,用理性的'手术刀'解剖。因此,用科学的眼光看自然界时,自然就成了与自己割裂的客观存在。同样,当科学之光照在人的生命上时,人的生命自身就成了与医生的精神交流断绝的客体。"因此,池田大作认为:"医学越是具有直接左右人的生命的力量,医生如何运用它就越成为问题。医生的力量如果得到合理应用,就可以给人类带来无量的幸福。但若滥用就容易损害人的生命。"如何克服现代医学进步带来的医学日益脱离病人、医生日益对病人冷漠的后果呢? 池田大作认为:"医学在本质上需要理性指导的冷静透彻的科学思维法。但同时,不,更重要的是需要温暖的人情。"因此,医学界呼吁要确立人道主义,就是为了克服现代医学的矛盾。

其次,医乃仁术。根据《医学伦理学辞典》,"医乃仁术"(Medicine is the art of benevolence.)可以这样界定:医学是施行仁道主义的术业,是一种爱人之术,是一种救人之术,是一种帮助人解除疾病痛苦之术,是对医学宗旨与本质的规定。中国传统文化集中体现了这样的思想:医乃仁术。儒家思想作为中国传统文化的主要思想,在中国文化、意识形态、风俗习惯上都烙上了深深的印痕。中国传统医学深受儒家思想的影响,并有"医儒同道"之说,儒家的仁爱思想是医学道德的理论基石。唐代医学家孙思邈也强调:"人命至重,有贵千金,一方济之,德逾于此。"因此,儒家要求医生在疾病诊疗中应小心谨慎,以免误诊或用错药伤害病人。"爱人"原则第一是强调尊重病人。《灵枢》中强调医生要"举乃和柔、无自妄尊",不得以施恩者自居,更不得利用医疗职业谋才、猎色,充分体现了对病人尊重的思想。"爱人"原则第二是强调"泛爱众",提出医生对待病人应该一律平等,不论贫富贵贱、老幼美丑,都要一视同仁。如孙思邈在《备急千金要方·大医精诚》中指出:"若有疾厄来求救者,不得问其贵贱贫富,长幼妍媸,怨亲善友,华夷愚智,普同一等,皆如至亲之想。""医乃仁术"确立了医学应当做什么和不应当做什么的界线。医学作为一种技术,是一种物质手段,"医乃仁术"决定了它只能行善而不可以作恶。"医乃仁术"告诉我们,医学在任何时候都不能忽视人,不能脱离人。在生命科学技术日臻完善的今天,"医乃仁术"的传统理念一点也不过时,在医学技术发展带来更多伦理挑战的同时,人们盼望"医乃仁术"的复归。

医学人文主义是人文主义在医学领域中的体现,医学人文主义包括观念意识与主体实践两个层面。医学人文精神就是以人类的身心健康生存与这种健康生存的可持续发展为价值理想,一切医学活动都应是这种价值理想的物化和对象化的体现,是医学人文的观念意识层。确切地说,一方面是对人生命质量、生命价值和人类未来的健康与幸福的关注,另一方面是对人类的身心健康与自然、社会和人之间的和谐互动和可持续发展的关注,这也正是医学人文精神的内在本质。而我们通常说的人文关怀,就是人文精神的一种体现,是医学人文的主体实践层。

医学人文思想深深植根于它所处的时代背景之中。在初期的启蒙式的探索中,思想是来源于多个层面的:有人文思想的影响;有医学界内部自发的反思;有社会大众对医学的期待;有医学教育界对医学中人类价值的深度关切;当然,也有政府权力部门对医学权力膨胀的干预。多元的思想来源,无疑为医学人文思想日后的发展提供了多种维度。

在理解医学人文思想内涵的时候,应当注意以下几点:第一,医学人文学的思想来源应是多元的,应当充分地运用各方面的资源,并将其进行整合,以推动医学人文学与生命伦理学的发展。第二,应当看到生命伦理学与医学人文学的内在联系,并在生命伦理学的发展中嵌入医学人文思想。这样,可以为生命伦理学的发展提供方向性的保证。第三,应当切实地坚持挑战与回应的模式,保持生命伦理学的实践指向,直面医学与社会互动中的冲突。同时,这种实践回应,应当以医学人文思想为其理论后盾,并在此基础上,坚守人文关爱的思想,保持人文批判的态度,以避免学科建制化过程中的权力滥用。

二、医学人文主义的形态

基于人权主义思想及其相关的运动,基于对医学技术的反思和固有人文主义的影响,医学人文主义兴起,并以其具体的学科形态即医学人文学科群,进行其医学人文主义的诉求。以医学人文学科的视角,从发生之初到当下,医学人文主义的发展经历了一个生命伦理学率先兴起、医学哲学明确提出和医学人文学科群百花齐放的发展阶段。医学人文学科群所包括的各个具体学科以各自具体的人文学科视角,诉求同一个目标,即将医学拉入人文的视域内,呼吁医学回归人文。

　　生命伦理学与医学人文学同根同源,属于同一个时代医学发展的必然衍生物。生命伦理学最初被称为生物医学伦理学,20世纪70年代从西方兴起,我国生命伦理学的发展起步较晚,最初从翻译、引进西方著作开始。1980年我国创办了《医学与哲学》,1988年创办了《中国医学伦理学》,而《健康报》《中国医院管理》《中华医院管理杂志》《医学与社会》等期刊和一些医学院校的学报也为生命伦理学提供了学术交流的平台。20世纪80年代末,一些医学院校、医院等机构也相继成立了医学伦理委员会。学术期刊的创办、学术机构的成立和高校学术体系的建设,促使我国生命伦理学研究迅速发展。目前,在构建我国生命伦理学概念体系、学科性质、研究内容、理论基础等方面已经有了一定的发展。

　　生命伦理学经历了从传统医学伦理学向生命伦理学转化的过程,此过程承载了所属时代的医学人文精神,这样的过程也必然推动医学人文主义相关思想、观念和理论的发展。医学人文思想为生命伦理学的诞生提供了基础,与此同时,作为一门学科的生命伦理学又以实体的形式承载着医学人文思想。[29]生命伦理学在起源时,有三种相互平行的视角,分别是临床医学与实践的视角、来自哲学和其他人文学科的视角以及来自公共政策和政治权力的视角。我们可以将其分别称为生命伦理学的临床、学术和公共分支。无疑,在医学人文思想兴起之初,就暗含着这三种视角。[30]生命伦理学是医学人文学的核心学科。医学人文主义促使了医学伦理学向生命伦理学的转变,而生命伦理学也进一步推动医学人文主义以及医学人文学科的发展。

　　在医学人文学科中,医学哲学既是其一分子,又是其理论根基,是逻辑起点。医学哲学思想早已有之,19世纪初,西方就开始出现一些医学探索哲学或医学逻辑的书籍。对哲学与医学兴趣的发展是鉴于这一事实:医学已发展成熟为一种有效的科学和技术,它曾被认为对人类生命的性质、质量和范围具有而且现在仍然具有重大影响力。魏尔哨引用了S.诺意曼的想法,后者强调医术的社会性质。魏尔哨和诺意曼认识到这样的事实:社会、健康、医疗和幸福的概念是不可分割地纠缠在一起的。现在这种联系更为复杂,因为要考虑代价,这鼓励了另一个层次的哲学思考,旨在判定花费这些代价获得多少幸福和延长多少时长的生命是值得的。这些都是不可避免的哲学问题。

　　医学与哲学的问题自古有之,但医学哲学正式成为医学人文学科中的一分子的时间并不长,经历了一个医学与哲学概念到医学哲学概念的转变过程。20

世纪70年代,医学与哲学作为一个模棱两可的概念,涵盖了医学当中所有的除了科学以外的问题,并竭力将它与医学中的哲学、医学哲学区分开来,保持其含糊性及其涵盖性。20世纪70年代,即便是在西方,当时除了医学伦理学、19世纪哲学对医学的反思,医生很少对医学进行反思,医学模式还未形成,疾病与健康的概念还未形成。随着包括诸多医学人文学者在内的努力,学界将关注医学与哲学之关系的注意力渐渐转向医学哲学本身,将医学哲学作为一个独立的分支学科的呼声越来越高,到了20世纪80年代,医学哲学概念被明确提出。医学哲学学科的成立,使得医学人文学科对医学目的、医学价值、生命价值等一系列医学哲学基础问题有了自身的逻辑语言和理论基础的讨论,也标志着医学人文主义发展的新阶段。医学的发展离不开医学哲学的形而上学的价值引导,医学人文学科的开展需要以医学哲学为理论基础,医学技术的应用更需要医学哲学的规约。所以,20世纪80年代医学哲学学科的正式形成是医学人文主义发展的显著进步。

美国医学人文学家佩里格里诺是西方医学人文主义的最重要的推动者之一,他呼吁医学应该回归人文。佩里格里诺的医学人文事业,去除了医学中"去人性化"的颓势,为医学的内在道德性树立了根基,重建了医学的人文本质。[31]他肯定医学哲学的存在,指出医学不是纯技术的科学,他认为置于科学与人文之间的医学,是一种人类增进个人和社会福祉的最有力的潜在工具。为了实现这一目的,医学必须对当下的潮流有所回应,并在其科学的、伦理的和社会的视角下建立起一种新的联合。如果达到这一目的,医学就拥有了世界急需的新人文主义的能力,即实现使技术服务于人类的目的。而医学哲学能够成为新的联合的载体。[32]

在医学人文主义发展的过程中,生命伦理学成为第一个成熟的医学人文的具体学科,也是医学人文学科的核心学科,医学哲学学科的正式形成使得医学人文学科有了灵魂。而随着医学人文主义的进一步发展,医学史、医学社会学、医学法学兴起并发展,而这些学科的发展往往表现出对旧有的学术方法、学科内容和关注焦点的扬弃。

塔克特·帕森斯于1951年出版了《社会系统》一书,他在书中提出了"病人角色"理论,他是最早将医疗行为描述为人类主要行为系统的社会学家之一。正是由于许多像帕森斯这样的社会学家的参与,医学社会学成为一门独立的学科,并逐渐有了自己的专门期刊。医学史研究从传记研究、思想史研究和社会史研究这三种路径去研究社会文化语境下的人类行为和交往的结构与过程。20 世纪中叶，医学史的发展主要表现在其方法的更新、范围的扩展、研究人员的组成更加丰富等方面。

医学法学又可被称为医事法学或者卫生法学，是医学人文主义理论与医学人文实践应用最直接的桥梁。医学人文主义的发展促使医学法学的诞生，并为其提供价值理论引导，而医学法学的兴起和发展为医学人文主义提供了实践的平台。

在医学人文学科体系中，医学心理学在医学人文学科中是一门比较特殊的学科。由于其本身与医学的专业相关性，医学心理学成为正式的学科时间较早，1852 年，德国医学家、哲学家洛采编写了历史上第一部以"医学心理学"命名的专著，它标志着现代医学心理学的兴起。洛采继承和发展了费希纳关于心身一致的思想，着重论述了健康、疾病与"心理生活"的关系。1887 年，冯特在其《医学物理学手册》中讨论了运用实验方法研究人在医疗过程中的心理学问题。后来，冯特的学生卡特尔和威特默将其学说传入美国，并使之迅速发展。医学心理学为医学人文主义提供其人文讨论的心理基础，而医学人文主义的发展赋予医学心理学新的内涵和学科意义。

当下的医学人文学科已经成为一个公认的学科群，呈现百花齐放的状态，而医学人文学科群的发展又进一步推动医学人文主义的发展。医学人文主义不仅仅是对医学技术的反思，而是在其学科哲学固有语言基础上，对医学存在和医学发展的整体人文反思和人文评估。医学人文主义运动也促使了实践中的医学的发展。

三、医学人文主义的学术价值

鉴于人文主义的学术价值，医学人文主义的学术价值不言而喻。

医学人文主义的发展，推动各界对医学之人文性的重视，国际范围内除了大力发展医学技术，同时也在反思医学发展的目标问题，以此保证技术的正确发展方向。国际范围内的医学在发展目标上更多地指向人文性。1993 年由美国 Hasting 中心牵头，包括中国代表团在内的 14 个国家代表团参加了一个名为"医学目标"的研究项目。该项目历时三年时间，14 个国家代表团分别从不同角度研究医学目标，于 1999 年正式出版专著《医学目标：设置新的重点》(The Goals of Medicine：Setting New Priorities)[33]。该专著提出的新医学目标包括四个方面：预防疾病和损伤，促进和维持健康（the prevention of disease and injury and the promotion and maintenance of Health）；缓解疾病疼痛，减轻疾病痛苦（the relief of pain and suffering caused by maladies）；治疗和护理病患，照料不能治愈的病人（the care and cure of those with a malady，and the care of those who cannot be cured）；防止过早死亡，遵循临终关怀（the avoidance of death and the pursuit of a peaceful death）。[34]

由此可见，当下医学的目标并不仅需要治病救人、救死扶伤，也需要预防疾病以及促进和维持健康；不仅是帮助病人缓解生理上的疼痛，也要帮助其缓解精神上的痛苦，需要医生关心与安慰病人；不仅是对病人的治疗和护理，还需要同情和照顾病人；不仅要和死亡的症状作斗争，也要在接受死亡必然来临的事实上帮助濒死者安然度过死亡过程直至临终，给予人道主义关怀。如此的目标应当在整个医学活动中一以贯之，即好的医学需要医学人文主义思想的指导，既包括医学技术发展层面的指导，也包括医疗行为管理层面的指导。

人文精神是人类的精神家园。现代意义的人文精神是人类文化创造的价值和理想，是对生命的价值、人的生存意义和人类未来命运的理性关注。医学人文精神主张以人为本，强调人的价值和尊严，重视对人的无限关怀，体现的是对人、人类社会的生存和发展命运的关心。确切地说，就是指在医学活动实践中，医务人员以人道主义的精神对待病人的生命与健康的权利和需求、强调其人格与尊严。如耐心治疗、周到服务、提供优美的环境、政府提供医疗保障，关注和保护患者权益等等。因此，医学教育工作者特别是教育管理者必须更新观念，确立现代医学教育理念，真正认识到医学教育的任务：旨在把医学生培养成为具有科学健康观念，适应生物—心理—社会医学模式要求的医疗卫生技术服务人才。

第三节　医院人文管理

医院人文管理理论是一个尚待深入研究的新课题，但追根溯源，医院人文管理理论是西方管理思想在当代医院管理中的新发展和具体运用。

一、从科学管理到人本管理

人文管理理论根置于西方管理思想的发展演变中，是在西方管理思想史发展中逐步形成的。西方管理思想发展史中的科学管理理论、管理科学理论和行为科学学派共同影响着人本管理—人文管理理论模式的产生和发展。

（一）科学管理—管理科学的理论模式

1. 科学管理理论关键词：工作效率

19世纪末20世纪初，欧美等工业化国家中大机器生产方式和解决劳资矛盾的需要迫切要求管理学的理论指导，科学管理理论应运而生。科学管理学派以人性恶为其管理思想的理论假设，以提高工作效率为研究对象，其代表人物泰罗、法约尔、韦伯等只把人看成是"经济人"，即工人只是为了追求最高工资的而工作的人，因此，应用严格的科学办法来进行管理以实现提高劳动效率的目标。泰罗要求工人严格执行由工程技术人员设计的科学操作方法；法约尔则从企业整体的角度，推行一套科学管理原则；韦伯的官僚组织体系是一种严格的科学管理组织体系。

科学管理理论是强调组织设计和管理方法的科学性、精密性而忽视了人的因素，工人被当作组织运行的一个部件。因而，古典管理理论在提高工作效率方面虽然取得了明显的效果，却激起了工人，特别是工会的反抗。欧美等国管理层感到单纯用科学管理等传统管理理论和方法不能达到有效提高管理的目的，必须有新的管理理论来缓和矛盾，满足生产稳定持续发展的需要。

2. 管理科学学派关键词：管理技术

"二战"后40年代到80年代，许多管理学者都从各自不同的角度发表自己对管理学的见解，形成了管理科学的基本思想。数学方法和计算机运用成为管理科学学派的显著特征，随之问世的新的管理技术和新的管理手段使得管理方法现代化和管理工作精确化、科学化成为现实。

管理科学学派研究范围主要是计划与控制方面，主要涉及技术、组织机构和信息等方面的管理元素；采用自然科学的方法和逻辑与理性分析的手段；在管理目的上，管理科学追求的首先是最大限度的生产率，其次是最大限度的满意度。管理科学理论突出的特征是强调管理行为的战略意识、市场意识、变革意识、竞争意识、服务意识、专业意识、多样化意识、素质意识和风险意识。管理科学理论在管理思想史上占有重要地位。但是，在科学管理学派的视域中，人的地位和价值在新的语境中受到了忽视和剥离，在这一点上，管理科学学派与科学管理理论是一脉相承的。在科学管理—管理科学的管理模式中，人又一次受到冷遇，呼唤着新的管理思想和模式的出现。

（二）人本管理的理论模式

1. 行为科学学派关键词：人力资源

随着知识时代的到来,行为科学学派的思想家们吸收了心理学、社会学、人类学等科学知识,应用社会调查、观察测验、典型试验、案例研究等科学方法对人的行为,特别是员工在生产中的行为进行研究。20世纪20年代末期,梅奥的霍桑试验揭示了人并不是纯粹的"经济人",而是"社会人",是复杂的社会系统的成员。人不仅有经济利益方面的需要,还有社会和心理方面的需要,工作条件、工资报酬不是影响效率的第一位因素,劳动效率的高低主要取决于士气,而士气又主要取决于人际关系。50年代后,许多社会学家、人类学家、心理学家、管理学家围绕人的行为问题发表了大量的论著,提出了许多新理论,如人性假设理论、激励理论、群体行为理论、领导行为理论等。尽管各种理论侧重点不同,但有一点是共同的,它们都是在研究如何通过非经济因素来调动人的积极性,把人当作组织管理重要资源。行为科学学派的管理理论和管理模式标志着西方的组织管理进入了人本管理阶段。

2. 人本管理的内涵

人本管理是指在以人为本的管理理念指导下的管理运作。以人为本是一种对人在社会历史发展中的主体作用与地位的肯定,强调人在社会历史发展中的主体作用与历史地位;以人为本是一种价值取向,强调尊重人、解放人、依靠人和为了人;以人为本是一种思维方式,就是在分析和解决一切问题时,既要坚持历史的尺度,也要坚持人的尺度。人本管理肯定人在组织发展中的主体地位和关键作用;在处理管理实践中的问题时,坚持将人的问题放在首位;处理好人与人之间的关系,调动人的一切积极性、主动性和创造性。人本管理与科学管理思想、管理科学学派的理论相比,有其重要的特征。

（三）人本管理的特征

人本管理理论立足于人而不是物,认为管理归根结底是人的管理。重视人的主观感受,重视人性的需求,重视用各种手段去激发人的积极性。人是管理活动中最重要的资源。

人本管理强调对员工心理、行为进行深入研究,强调满足员工的合理需要,尊重人、关心人、爱护人,从而减少了强制性管理、惩罚,靠条条框框、规章制度严格约束控制员工所产生的抵抗情绪,使员工从被迫变成了自愿积极劳动。

人本管理强调自主管理、参与管理,激励员工发表意见,倡导员工参与决策,提高了员工参与决策的自觉性、主动性，从而更有利于发挥员工的主观能动性，集思广益，促进组织发展。

人本管理注重协调人际关系，注重上下级之间、同事之间的内部沟通，减少行政管理的人际矛盾，增强组织凝聚力。

二、从人本管理到人文管理

（一）人本管理与人文管理比较

人本管理突出了人在管理中的中心地位，相对于科学管理—管理科学理论模式是一种进步。但在人本管理中，人的文化特征被忽视，文化建设的意义被忽视，文化管理的重要作用被忽视，人本管理的价值作用也因此受到影响；组织文化缺席，具有组织特色的管理模式失去了基础，管理理论和活动不能适应时代进步的要求。知识经济时代需要人本管理理论模式不断发展，人文管理理论模式应运而生。

人文管理与人本管理具有共性。人文管理与人本管理具有内在关联，人文管理是人本管理的升华，两者具有共同的本质，它们都强调"以人为本"，都把人作为管理的核心。人文管理重视人文精神，必然离不开组织文化及价值观，强调把人作为管理核心，开发和利用人文资源，就必须依赖人和环境来实现。因此，人文管理和人本管理有着共同的基本要素，即员工、管理环境、组织文化、价值观。

人文管理并不等同于人本管理，它们之间存在着较大的差异。人本管理的目标侧重于实现人与组织的全面发展；而人文管理的目标更侧重于通过构建一种适合组织自身的文化来实现组织、员工与社会的全面发展。前者强调结果，后者侧重过程。

人本管理的手段是利用与开发组织的人力资源，它是借助人力资源管理来实现组织的经济目标；而人文管理的手段则是借助文化建设来实现人的成长这一最终目标。由此可知，它们追求的最终目标不一致，实现目标的方式也不一致。

人本管理中组织人、管理环境、组织文化、价值观四要素之间不存在主次地位，人本管理强调的是通过一系列人力资源开发管理分阶段改善这四个要素，它们之间的联系并没有被考虑。相反，人文管理的基本要素是有主次关系的，其中组织文化处于中心地位。人文管理通过构建一种适合组织的文化来改善组织人、管理环境、价值观要素。所以,人文管理更强调四个要素中的组织文化。

人本管理是从西方管理学演变历程中发展而来的,强调西方的"人本主义"思想;人文管理由国内学者提出,它突出了文化的重要性,强调了人是目的的哲学理念。人本管理是人文管理的基础,人文管理是对人本管理的发展,是人本管理的升华。

（二）人文管理的内涵

人文管理是组织管理的最高位格,其他管理的视域指向物质和利益,只有人文管理指向人性、人心和人生。

人文管理和人本管理的本质区别在于,在人文管理的视域中,人是目的,其他都是手段。人文管理是以人的自由和解放为目的,以提供人文关怀为特征,以促进人的自由全面发展为最终目标的管理。人文管理跳出了以往所有管理形态以提高物质生产效率为目的的窠臼,效率管理、技术管理、人际关系管理甚至工作本身等都是手段,这些全部退为员工的成长的平台和背景。

人文管理的内容可以分为如下几个方面:

1. 为员工展现、体验、感受生命的价值提供平台是人文管理的核心工作

医务人员的生命价值是价值客观体现和价值主观体验的统一,是社会奉献和自我实现的统一,是创造生活和享受生活的统一。人文管理是发挥员工的显能和潜能为医院的经济效益和患者健康的社会效益服务的管理活动,更是为提高员工身心健康指数、生活幸福指数、工作过程愉快指数的管理活动。

通过科学管理可以提高劳动效率,通过管理科学可以提高工作质量,通过人本管理可以改善人际关系,通过人文管理可以改善员工对生命的过程体验。

为提高工作效率的管理、为提高工作质量的管理、为改善人际关系的管理都是必要的,但为了经济利益的管理只能是手段,不能是目的。管理不能只是利用员工的显能和潜能为单位创造财富,不能将员工置于工作流水线上在不堪重负的工作中疲于奔命甚至倒在工作场所。

2. 提升全员的人文素质是人文管理的基础工作

管理者的人文素质决定着管理的水平,决定着管理工作是以谋取经济利益为目的还是以提供人文关怀为目的。管理者除了掌握领导理论、沟通与激励的方法和必备的专业知识外,还应具有较高的人文素养。领导者的权威主要不是来自职位和权力,而是来自其自身所蕴含的人文素养和人格魅力,如人文管理的理念、出众的才华、顽强的信念、乐观的态度以及宽容真诚、富有爱心的品质等。

唯有如此,领导者才能真正赢得下属员工的尊重、信赖和支持,形成强大的凝聚力和向心力。

员工素质的高低则在很大程度上决定着组织竞争力的强弱和发展的未来。素质是人在先天因素与后天因素影响下而形成的相对稳定的基本品质结构。人文素质是相对于人的生理素质、科技素质和心理素质而言的一种人的基本素质,其核心表现是对人的生命价值的体认与尊重。科学素质使员工遵循客观规律,知道如何去做事;人文素质使员工尊重生命的价值,知道如何去做人。具有科学素质和人文素质的人才是完整的人。

提升员工的人文素质的工作包括四个方面的内容。第一,人文知识培训,内容包括历史、文学、政治、法律、艺术、哲学、宗教、道德、语言等。人文知识是人文素质的基础。第二,人文思想的引领。人文思想渗透于人文知识之中,是人文知识的理论化和系统化。人文思想是人文素质的核心。第三,人文方法的传输。人文方法是人文思想中所蕴含的认识方法和实践方法。学会用人文的方法思考和解决问题,是人文素质的一个重要方面。第四,人文精神的弘扬。人文精神是人文素质的形而上的形态,是开展人文活动的思想导向和灵魂。在人文素质四个方面的工作中,人文精神的发扬是核心。从文化的角度看,人文精神就是文化的基本精神、基本理念、基本价值取向;对人自身来说,人文精神是一种立场、一种态度、一种意识,更是一种价值诉求、一种终极关怀。其主要表现在:在处理人与自然、人与社会、人与文化的关系时,人是基本出发点也是最后归宿,突出人是主体的原则;在认识和实践活动中,以人各种需要的满足为最终诉求,强调人是目的的原则;在人与物的比较中,突出人高于物、贵于物的特殊地位,强调精神重于物质、人的价值重于物的价值,生命价值优先的人道主义原则和人本主义原则;在人与人的关系中,强调相互尊重对方的人格尊严,突出人人平等的原则。简言之,人文精神的实质是对人的关注、对人的生命的珍视、对人的精神世界的追求。[35]

3. 建立有特色的组织文化是人文管理的重要工作

组织文化建设包括物质文化、制度文化、行为文化和观念文化四个由浅入深、由表及里的构成部分。文化是一种超个体的群体现象,文化的发展过程同时也是人性的提升和向外伸张的过程。文化对个体不断地发生影响,通过对个体的行为规范来塑造符合社会需要的理想人格,通过潜移默化和无形的"软约束"形成对人的引导,使个体顺应社会大环境对其提出的要求。人文管理的重心是文化管理,是通过文化来管理人。[36]

(三)人文管理的特征

科学管理和管理科学是一脉相承的管理模式,强调管理要走出经验管理只靠经验和直觉的窠臼,借助科学的管理方法,强调在管理过程中精确地计算成本以实现利润最大化。人文管理在人本管理的基础上形成、发展,广泛地应用人文科学的研究成果,充分发挥文化的作用,强调管理主客体在管理过程中的地位、意义,强调非计划、非理性的情感因素,强调对人的尊重和信任。科学管理—管理科学模式向人本管理—人文管理模式飞跃的实质在于以物为中心的管理向以人为中心的管理转移。

人文管理的最大特征是把员工在工作中的内心感受作为管理的关注点,通过组织文化建设,建立亲密组织和亲密感,使员工感到被尊重、被理解、被欣赏;激发员工的主动性、创造性和协作精神,使他们在心情舒畅地为组织工作的同时获得自身成长的成就感和幸福感。其具体可以分为以下几个方面:

1. 人文管理的亲密特征

人文管理的亲密特征是指建立亲密组织中的亲密感。人文管理注重人与人之间的情感因素,认为情感因素具有影响和调节人的认知过程、协调人际关系以及帮助人适应环境的功能,把情感动力看作是管理中的一个关键因素。在所有优秀的组织管理中,最基本、最关键的因素就是对待情感的态度。合理、稳定的情感因素是提高医院管理效率、促进医院管理内部优化、实现组织管理目标的内在驱动力。管理效率来自信任、微妙性和亲密性等情感因素。医院应该是一个亲密的组织,在这样一个亲密的组织中,每个人的真正能力和工作表现才得以充分展示。

管理者停留于传统的经营理念,仍然依赖命令和控制等硬性要素,是难以达到满意效果的。亲密感的需求是一种基本的人性需求,有了亲密感,才能提高彼此的信任和忠诚。亲密是组织和员工之间一条看不见的线。亲密感的建立不是靠施予物质利益,在很大程度上是基于相互尊重、彼此独立以及相互关切。

亲密感的获取也就是人心的获取。世界上再也没有比人心的结合更加牢固的东西。所以,从某种意义上说,人心也是资源,管理者要用心才能管好心。

2. 人文管理的尊重、理解、欣赏特征

被尊重、被理解和被欣赏都是人的基本需要,被尊重、被理解和被欣赏是员工充满自信和幸福感的源泉,是员工融入团队,体现自身的价值,充分发挥自己的主动性、积极性、创造性的动因。对员工的尊重、理解和欣赏体现在对员工的关心、对员工的赞美、对员工的体谅上,使员工觉得自己在组织中并非可有可无,而是集体中不可或缺的一员,使员工真切地体验到组织不仅关注他们的物质需要更关注他们的精神需要,体会到自己参与创造了组织的价值,自身的价值在组织中得到了最大限度的实现,从而自觉地把个人的追求融汇到组织的目标上来,形成与组织荣辱与共、同生共存的信念。

3. 人文管理的沟通协作特征

沟通是消除隔阂的重要手段。加强管理者与员工之间的沟通和联络,是人文管理的重要内容,是组织健康发展的重要环节。组织管理者应该及时了解员工的需求,了解员工的情感世界,运用新媒体等途径和方式与员工进行广泛的沟通和交流,并保持管理者和员工之间面对面地交换意见。

协作是员工创造价值和感受价值的最佳渠道。只有在团体组织中才能发现真正的个人,只有通过团体才能发现自己的真正价值,得到自己的真正自由。无论是在正式组织之中还是在非正式组织之中,集体行为的目标统一性、意志的共同性和人群的合作性都应该成为团体行为的原则。

三、医院人文管理的理论分析

（一）医院人文管理的内涵

1. 医院管理不同于企业管理

医院管理与企业管理的重要区别在于:企业是生产某种产品的组织,企业管理的基本目标是通过内部管理实现产品生产的最大效益;医院是给予患者医学人文关怀和医疗技术服务的场所,医院管理的基本目标是通过内部管理实现对患者的诊疗救治和医学人文关怀;企业管理的最终目标指向物质生产的成果和效率,医院人文管理的最终目标是护卫患者的生命安康。简言之,企业管理是"员工—产品"模式,医院管理是"员工—患者"模式。因此,医院管理要有选择地运用管理学的一般原理和方法和有选择地借鉴企业管理的成功经验。将医院管理视为与企业管理别无二致,是医院管理的误区;将对医院员工和患者的管理作为实现高收入目标的手段,是对医学人文本质属性的迷失与背叛。

2. 医院人文管理的含义

医院人文管理是以彰显医学人文本质为基本特征的医院管理路径。医院人文管理通过人文理念的建树、人文管理的实施、人文服务的提供和人文环境的营造等医院文化行为,实现彰显医学人文精神、为患者提供优质服务的组织目标。

医院人文管理的内涵包括两个方面:

一是以员工为根本。即强调对医务人员的尊重、理解和欣赏,为医务人员提供精神和情感支撑,通过医务人员人生价值的提升而实现医学人文观念提升、医学人文素质提升、医学人文行为规范提升的医院人文管理的目标。医务人员的价值或者说医务人员本身是目的而不是手段。医院员工在医院人文管理中不是最重要的资源而是主体;充分调动医务人员的积极性、主动性和创造性不是医院人文管理活动的目标而是条件;医院员工形成共同的价值观、行为规范和人文理念,增强医院凝聚力和向心力,提高医院的核心竞争力,更好地为患者服务,也不是医院人文管理的内在本质而是外在形态。医院人文管理的本质或者说以医院员工为根本的哲学内涵是,通过医院人文管理使员工的自我受到肯定,价值得以实现,人性获得升华。

二是以患者为中心。即强调对患者生命的尊重和关爱,整体人的疾患症状和身心感受都是医疗活动的服务对象;在提供高效诊疗手段的同时,关注患者身心需求,重视患者的切身感受,尊重患者合法权益,将人文关怀和人文服务贯穿于整个医疗服务过程的始终。以优质高效的服务真正满足社会人群的健康需求,实现为患者健康服务的宗旨。

实施医院人文管理,有利于构建医院整体的人文理念,树立人文精神,提升医院服务形象和品牌效应,从而提高患者对医院的信任度和医院的社会美誉度;加强医院人文管理,有利于营造院内和谐的工作氛围和协同合作的工作局面,在不断丰富人文底蕴、提高人文素质的同时,充分发挥医院员工的才能和积极作用,从而提高其凝聚力和向心力,最终转化为高度的责任心、爱心、同情心,为患者提供优质高效的医疗服务,赢得患者的尊重和信赖;医院人文管理真正从患者的精神、心理和情感需要出发,通过规范服务行为、优化就医流程、营造舒适环境、加强医患沟通、尊重患者权利、提供全程立体化的人性服务等,促使患者身心的康复,提高患者的满意度。正是通过上述三个方面的整合作用,形成职工满意、患者满意、医院满意、社会满意的良性循环,医患关系不断改善,从而达到医患和谐的新高度。

(二)医院人文管理的价值

1. 体现人是目的

医院人文管理的价值首先体现在对患者生命的尊重和关爱。传统的医院管理虽然具有理性的权威和科学基础,但这种科学管理的局限十分明显且是自身无法克服的。这不仅表现在指导方法以科学理性至上为原则,还在于以此为基础的管理模式中,患者完整意义上的人被肢解了,患者感受被剥夺了存在的空间,患者尊严失去了应有的地位,医者及其工作沦为医疗机构和自我谋利的手段,医学及其服务沦为金钱的奴仆。医院人文管理的逻辑基础是这样一个命题:人是目的,不是手段;医学工作是手段,患者生命健康是目的!医院人文管理的根本宗旨是:关爱患者生命,维护身心健康;促进员工成长,增强个人幸福感!

2. 体现身心关爱

身体伦理医学模式最大的价值是将患者的心理感受和社会问题纳入医学关注的视野,而这恰恰是医院人文管理所关注的问题。患者的疗效并不是一个孤立的生物医学事件,医院人文管理强调对患者的生理、心理和社会需要进行全方位的关注。所以,有人认为最有效的药物就是医生给患者的感受。在疾病无法治愈的情况下,医生给予患者的发自内心的尊重、温暖的关怀以及对生活的希望就是医生能给予患者的一切!

3. 和谐医患关系

中国医患关系是个复杂问题,与人性、患者素质、医学复杂性、社会有关管理机制、医院管理和医学职业态度等诸多因素有关。医院人文管理将对患者的生命和健康关怀作为终极目标,为和谐医患关系奠定了坚实的逻辑基础。医院的趋利行为不一定会导致医患冲突,但缺乏医院人文管理的趋利行为必定恶化医患关系。

4. 提高管理效率

人性和人心管理是管理的最高境界,医院人文管理正是这样一种积极的人性和人心管理。与其说医务人员的技术、知识成了医院竞争的基础和决胜的关键,不如说是医务人员的积极心态、工作热情是做好医院工作的关键。医院人文管理通过提升医务人员的工作价值感,形成追求高质量完成工作的精神动力,从而从根本上提高医院管理效率。

(三)医院人文管理的途径

1. 营造体现亲密特征和工作价值的职场氛围

医学职场氛围是医务人员工作场所的情势、气氛、格调的总和,包括亲密组织中的亲密感、医院文化氛围、管理激励氛围、职业环境氛围等要件。美国行为科学学派的著名代表人物赫茨伯格认为,对员工最有效的管理是使其感受到工作本身的价值。营造体现亲密组织中的亲密感和工作价值的职场氛围对有效管理的意义在于:在这样的氛围下,有利于促使员工发自内心地认同自己工作的价值,将工作困难视为展现能力的机会,将工作成就视为个人价值的实现;薪酬待遇不是工作最主要的动力,工作过程是他们获得乐趣和价值感的源泉;具有对组织认同度高、完成工作积极性大、执行力强、工作质量好的特征。

医院人文管理的本质就是通过多维的管理举措,为员工营造体现亲密组织中的亲密感和工作价值的医学职场氛围,激发医务人员工作的价值感、责任感和使命感,从而使他们为患者提供可以使患者感受到医学人文关怀的职业服务。

(1) 医院文化氛围

医院文化氛围是指以医学人文精神为内核的,医院员工所共有的思想作风、价值观念和行为规范的总和。医院文化氛围融汇传承性、公益性、事业性、时代性、人文性和先进性于一体,使医务人员真切感受到个人工作的价值和意义,与医院形成共同的核心价值观和行为规范,并将之内化为个人的理想、信念和追求,从而形成医院强大的凝聚力和向心力。营造医院文化氛围的形式是多样的,院训、院徽、院歌、院旗、标识系统等,能让医务人员在潜移默化中自觉接受医院文化的熏陶。营造医院文化氛围的载体是多样的,比如积极组织文体活动、社会活动等,达到陶冶情操、净化心灵、促进情感交流、协调人际关系的效果,形成团结一致、积极向上、和谐融洽的医院文化氛围。营造医院文化氛围的进路是多样的,以医学职业道德教育为进路,通过医德医风建设、反商业贿赂等主题教育活动,特别是帮助医务人员形成正确的价值观,树立先进的执业理念,遵循大医精诚的为医之道,引导医务人员自觉地将医学人文精神作为统一的行为规范和价值观念,凝心聚力。

(2) 成长激励氛围

成长激励氛围是指将员工个人发展目标与组织(医院)发展目标协同一致的激励机制。医务人员根据个人意愿和自身发展需要进行职业生涯规划,医院为个人的成长提供适宜的条件,激励员工自由发挥能力,在医疗科研、新技术、新项目的运用与推广、学科建设等方面给予员工充分的自主权,鼓励员工自我提高和完善,在进修、深造、学术会议等方面为员工多创造机会。

(3) 职业环境氛围

什么样的管理举措可以激发员工对组织(医院)的认同感?那就要让医务人员有"自己人""知情人"而不是"干活的人""挣工资的人"的感受。院务公开、民主管理、民主监督,重大决策上多方听取意见;以召开会议、橱窗公示、传达文件、互联网展示等方式使信息透明化;通过职代会、工代会、党代会、团代会以及民主党派人士座谈会等多种形式保证沟通渠道畅通,使得员工有表达对医院管理意见和建议的平台。在宽松民主的职业环境氛围中,员工有了当家做主的心理感受,责任感、自豪感、归属感和参与医院建设发展的激情应势而生,员工与医院的命运共同体由此而成。

安全的执业环境是职业环境的底线。开展医患沟通的理论和技能培训,提高员工医患沟通能力,成立医患纠纷专门接待处置部门,防范医患纠纷的发生和矛盾的恶化升级;通过购买人身意外伤害保险,推行医疗责任保险,参与第三方调节机制等形式,努力规避、降低、转移执业风险;加强综合治理和安全保卫,院内设立警务室,安装摄像监控器、红外报警探头等,创造令员工安心的工作环境。

舒适的工作环境是职业环境的条件。温馨舒适的工作环境有利于放松心情、提高效率。可以从制定医院的总体发展规划入手,新建、扩建、改建原有的医院建筑,完善功能、优化布局,大力改善医务人员的诊疗工作环境。不断改善院容院貌,做好医院绿化、美化、亮化工程,营造温馨优美的花园式医院环境。完善后勤保障系统,完善餐厅、车库、文体活动中心等生活配套设施,解除职工的后顾之忧。[37]加强医院人性化设施建设,营造温馨医疗环境。医院环境形象是医院内在气质的外在表现,赏心悦目、温馨融洽的就医环境能给患者以信任感和安全感。因此,医院不但设施要先进、设备要齐全,而且每一项设计、每一件物品的摆放和使用都要从患者舒适、方便的角度出发,使之充满浓郁的人性化气息。良好的院容院貌和温馨、清爽、舒适的就医环境减少了患者因住院而产生的恐惧心理,体现了对患者的人文关怀。

2. 提供感受人文关怀的职业服务

医学兼有自然科学和人文科学的双重属性。在医院,患者的需求包括技术性医疗服务和人文服务。人文服务就是指在医护过程中除了为患者提供必需的诊疗技术服务之外,还要为患者提供精神的、文化的、情感的服务,以满足患者的健康需求。在医院内,除了医院的医疗技术水平外,患者对医院的服务关注度也在逐渐提升,即从单纯的治愈疾病、寻求技术性医疗服务为主,逐渐转变为注重就医感受、环境和流程等人文服务内容。医院管理以患者为中心,就是将管理视为对患者的人性化服务,这种人性化服务不能单纯是一种管理策略,更重要的是,这必须是一种长期植根于医院管理者意识之中的理念。它要求管理者必须把遵守社会道德规范、履行社会道德承诺当作医院管理行为应有的责任,自觉地肩负起医院在社会中生存并显示其存在价值的神圣使命。医院的一切工作都是为了患者,要始终坚持服务至上、患者第一的服务理念,以患者为本,努力满足他们多层次需要,变被动、单一服务为主动、全面服务。医前服务需遵循防病胜于治病的原则,提供健康咨询、义诊服务、科普宣传、医疗电话热线等;医中服务要提供细致、周到、优质的医疗服务,并做好患者的心理护理;医后服务须做到定期随访、及时指导、提供医疗保健等。要由"要我服务"的被动服务向"我要服务"的主动服务转变,由单向服务向整体、全面的服务转变,由一般服务向优质、高效、贴心的人性化服务转变,不断营造医院的服务优势。

医院人文管理是医院管理的最高层次。医学可以是一种职业、一种研究、一种学科体系、一种社会建制,但本质只能是人文关怀。组织管理的最终目标指向经济效益无可厚非,但医院管理的目标如果只是唯利是图必将造成灾难!医院管理可以借鉴一般组织管理的原理、方法和措施,但医院人文管理是其中不能缺少的核心元素。医院人文管理关系着医务人员的幸福感、价值感,更关系到患者的生命安康,这就是医院人文管理的使命和价值所在。

【参考文献】

[1]　布洛克.西方人文主义传统[M].董乐山,译.北京:生活·读书·新知三联书店,1997:7.

[2]　H.T.恩格尔哈特.生命伦理学和世俗人文主义[M].李学钧,喻琳,译.西安:陕西人民出版社,1998:83-84.

[3]　陈照雄.当代美国人文主义教育思想[M].台北:五南图书出版公司,1986:4.

[4]　王文俊.人文主义与教育[M].台北:五南图书出版公司,1983:序言1.

[5]　陈照雄.当代美国人文主义教育思想[M].台北:五南图书出版公司,1986:4.

[6]　H.T.恩格尔哈特.生命伦理学和世俗人文主义[M].李学钧,喻琳,译.西安:陕西人民出版社,1998:70.

[7]　H.T.恩格尔哈特.生命伦理学和世俗人文主义[M].李学钧,喻琳,译.西安:陕西人民出版社,1998:71-78.

[8]　H.T.恩格尔哈特.生命伦理学和世俗人文主义[M].李学钧,喻琳,译.西安:陕西人民出版社,1998:78.

[9]　《大美百科全书》编委会.大美百科全书:第14卷[M].北京:外文出版社,1994.286

[10]　布洛克.西方人文主义传统[M].董乐山,译.北京:生活·读书·新知三联书店,1994:3.

[11] 程仁桃,纪高飞.论中西文明源头的人文主义思想[J].河北大学学报(哲学社会科学版),2004,29(1):109.

[12] 布罗代尔.文明史纲[M].肖昶,等译.桂林:广西师范大学出版社,2003:318.

[13] 杨寿堪.人文主义:传统与现代[J].北京师范大学学报(人文社会科学版),2001(5):93.

[14] Engelhardt H T,Jr.Bioethics and The Philosophy of Medicine Reconsidered[M]//Carson R A,Burns C R.Philosophy of Medicine and Bioethics:A Twenty-year Critical Appraisal.Netherland:Kluwer Academic Publisher,1997:88.

[15] 万旭.当代美国医学人文思想兴起之探究[J].医学与哲学(人文社会医学版),2009,30(1):20.

[16] 于文杰.现代化进程中的人文主义[M].重庆:重庆出版社,2006:227.

[17] H.T.恩格尔哈特.生命伦理学和世俗人文主义[M].李学钧,喻琳,译.西安:陕西人民出版社,1998:149-150.

[18] 美国《人文》杂志社.人文主义:全盘反思[M].多人,译.北京:生活·读书·新知三联书店,2003:14.

[19] 美国《人文》杂志社.人文主义:全盘反思[M].多人,译.北京:生活·读书·新知三联书店,2003:14.

[20] 黄伊梅.希腊古典人文主义的内涵与特质[J].学术研究,2008(12):38.

[21] 万旭.当代美国医学人文思想兴起之探究[J].医学与哲学(人文社会医学版),2009,30(1):20.

[22] 万旭.当代美国医学人文思想兴起之探究[J].医学与哲学(人文社会医学版),2009,30(1):19-22.

[23] 张大庆.医学人文学:为医学播下人文的种子[J].科技中国,2006(5):13.

[24] 于文杰.现代化进程中的人文主义[M].重庆:重庆出版社,2006:22

[25] Engelhardt H T,Jr.The Roots of Science and Ethics[J].The Hastings Center Report,1976,6(3):35.

[26] H.T.恩格尔哈特.生命伦理学和世俗人文主义[M].李学钧,喻琳,译.西安:陕西人民出版社,1998:79-83.

[27] H.T.恩格尔哈特.生命伦理学和世俗人文主义[M].李学钧,喻琳,译.西安:陕西人民出版社,1998:81.

[28] H.T.恩格尔哈特.生命伦理学和世俗人文主义[M].李学钧,喻琳,译.西安:陕西人民出版社,1998:82.

[29] 万旭.当代美国医学人文思想兴起之探究[J].医学与哲学(人文社会医学版),2009,30(1):21.

[30] Thomasma D C.Bioethics with A Difference:A Comment on McElhinney and

Pellegrino[J].Theoretical Medicine and Bioethics,2001,22(4):4.

[31] 万旭.医学哲学的奠基与生命伦理学的方向——佩里格里诺如何为美国医学人文学把脉[J].东南大学学报(哲学社会科学版),2015,17(2):32.

[32] 万旭.医学哲学的奠基与生命伦理学的方向——佩里格里诺如何为美国医学人文学把脉[J].东南大学学报(哲学社会科学版),2015,17(2):28.

[33] Callahan D.The Goals of Medicine:Setting New Priorities [M].Washington,D.C.:Georgetown University Press,1999:3-53.

[34] Jamshidi H R,Cook D A.Some Thoughts on Medical Education in The Twenty-first Century [J].Medical Teacher,2003,25(3):229-238.

[35] 崔新建.人文素质及其培养[J].北京师范大学学报(社会科学版),2003(1):117-119.

[36] 吴爱华,周勇.论现代管理的人文特征[J].南京社会科学,2003(11):29-32.

[37] 倪健辉.人本理念引导下的医院人文管理实践探索[J].江苏卫生事业管理,2010,21(5):53-55.

第二章　医院人文建设的历史背景

　　现实是历史的延续,历史创造现实并框定现实的未来走向。医院人文建设既是我国医疗改革的延续,又是我国医疗改革相关研究发展的内在要求。反思我国医疗改革的历史和相关研究成果,不仅能够让我们更加清晰地认识我国医院的现实状况,而且能够让我们找到医院改革发展的方向。

第一节　我国医疗服务管理制度的改革历程回顾

　　制度和行动者是我们理解社会现实的两个基本视域,两者的关系因此成为社会科学的基本问题之一。在制度和行动者之间,旧制度主义者偏重于强调制度对行动者的制约作用,而新制度主义者则更强调行动者对制度的建构作用。在讨论制度与行动者之间的关系问题时,把原本属于复数的行动者抽象为单数的行动者是导致新老制度主义者相互冲突的根本原因。要准确理解行动者和制度的关系,就需要把单数的行动者恢复为现实中的复数的行动者。这样就可以发现,行动者在制度面前表现出不同的行动模式特征——少数行动者具有超强的建构制度的能力,多数行动者则更多地表现为被动执行制度的行动模式特征。当然,这不是说少数行动者可以任意地建构制度,多数行动者只能被动地执行制度,而是说,少数行动者的行动模式主要表现为制度建构特征,但在建构制度的过程中也存在路径依赖式的制度执行成分。大多数行动者的行动模式主要表现为制度执行特征,然而,这并不排除在执行制度的过程中通过对制度进行解释在客观上起到制度建构的实际效果。概言之,制度和行动者之间并不是简单的对立关系,而是相互建构关系:制度是影响行动谋划的重要条件,行动者通过对制度进行阐释谋划自己的行动并在行动中展现真实的制度。

在我国的医疗服务领域,政府及其下辖的卫生行政管理部门属于制度建构者,医院、医务人员、患者则属于制度执行者,这些行动者在国家建构的制度框架内筹划各自的行动。因此,要理解医疗服务领域的现状就首先要了解规制医疗服务领域内各个行动者的制度变迁史及制度现状。但制度变迁并非就是造成当前医疗服务现状的根本原因,而是一个直接的诱因(后面我们将对此做出分析)。当然,影响医疗服务领域内各个行动者的制度非常多,但其中关键性的制度莫过于决定医疗服务机构生存和发展的医疗服务筹资制度、决定医疗服务人员的生存和发展的收入分配制度、直接影响患者经济利益的医疗服务使用制度。我们以下的回顾将集中于上述制度领域。

任何事物的变迁都可以划分为若干阶段,采用的划分标准不同,划分的结果也不同。在我国的医改历史研究领域,不同的学者对我国医疗制度变迁史的划分也有所不同。当代学界普遍认为包括医疗服务在内的整个社会管理体制可以划分为计划、市场以及计划与市场的结合三种类型,因此,我们根据医疗服务管理体制的性质把我国的医疗服务管理变迁过程划分为三个基本阶段:新中国建立至改革开放时期的政府全面计划管理阶段、改革开放后至 2005 年的市场化改革阶段、2005 年至今探索政府与市场两种机制相结合阶段。

第一阶段,新中国建立至改革开放时期的政府全面计划管理阶段。

1949 年中华人民共和国成立后,通过"三大改造"很快就建立了高度统一的计划经济体制。在卫生方面,政务院于 1950 年召开了全国卫生会议,明确了中国的卫生事业属于人民福利性事业性质,国家对人民的生命健康负责。为了落实卫生事业的人民福利性质,政务院于 1951 年 2 月颁布了《中华人民共和国劳动保险条例》,该条例规定被保险人为全民所有制企业的职工及离退休人员,城镇集体所有制企业参照执行,职工直系亲属按规定享受部分项目的半费待遇。1952 年 6 月,周恩来总理签发了《中央人民政府政务院关于全国各级人民政府、党派、团体及所属事业单位的国家工作人员实行公费医疗预防的指示》,该指示决定自 1952 年 7 月开始实行以国家干部为主体、财政提供经费的公费医疗制度。公费医疗制度的享受对象主要是各级政府机关、党派、人民团体及文化、教育、科研、卫生、经济建设等事业单位的工作人员和离退休人员,复员退伍返乡二等乙级以上革命残废军人和高等学校的在校学生。在农村,随着农业合作化运动的开展,农业生产方面的互助合作机制被引入医疗保健领域。1955年,一些地方出现了由农村生产合作社举办的保健站,采取由社员群众出"保健费"和生产合作公益金补助相结合的办法,由群众集资合作医疗,实行互助互济。1959年11月,卫生部在全国农村卫生工作(山西稷山)会议上肯定了农村合作医疗的形式,从而推动其进一步兴起和发展。1960年2月,中共中央肯定了合作医疗这一办医形式,并转发了卫生部"关于农村卫生工作山西稷山现场会议的报告",将这种制度称为集体医疗保健制度。1965年9月,中共中央批转卫生部党委《关于把卫生工作重点放到农村的报告》,强调要加强农村基层卫生保健工作,使农村合作医疗保障事业更加普及。1968年12月,毛泽东同志批示推广湖北省长阳县乐园公社办好合作医疗的经验后,合作医疗迅速在全国普及。

城市的劳保医疗、公费医疗与农村合作医疗并列,被视为当时覆盖我国城乡不同目标人群的三大医疗保障支柱。其中,城市的劳保医疗经费主要来源于企业按工资总额的一定比例提取的福利基金,公费医疗费用由各级政府财政预算拨款,农村合作医疗经费主要来源于农村集体经济,少量来源于农民个人。从医疗服务机构的角度看,医疗服务机构的收入支出、医疗机构全体工作人员的工资和福利均受到严格的计划控制,与其提供的医疗服务之间并无直接关联。因此,在国家的统一计划管理下,医院、医院员工、患者之间不存在直接的利益冲突关系,整个医疗服务领域处于良好的信任合作关系状态。

这一时期的医疗服务体系取得了巨大的成功,国民健康水平迅速提高,不少国民综合健康指标达到了中等收入国家的水平,被一些国际机构评价为发展中国家医疗卫生工作的典范。当然,改革开放前的医疗服务体系并非尽善尽美,而是存在较为普遍的"看病难、住院难、手术难"的问题。导致这些问题的根本原因在于我国的计划经济体制是建立在落后的经济基础之上的,资源短缺是当时社会的基本特征,医疗服务领域也不例外。因此,当时的医疗服务能力只能基本满足社会成员的基本医疗服务需求,对于大部分人而言,"看病难、住院难、手术难"也在意料之中。

第二阶段,改革开放后至2005年的市场化改革阶段。

改革开放以来是我国经济社会快速变迁的时期。从1978年12月中共十一届三中全会拉开了中国经济体制改革的序幕,到2002年11月中共十六大宣布我国初步建立社会主义市场经济体制,我国只用了24年就基本实现了计划经济向社会主义市场经济的转变。在经济体制转轨的大背景下,我国卫生事业领域也发生了巨大的变化。

首先是医疗保障体系的巨大变化。1978 年党的十一届三中全会决定在农村实行家庭联产承包责任制。随着家庭联产承包责任制的快速普及,农村集体经济快速解体,以农村集体经济为经济基础的农村合作医疗制度也随之衰落。据 1985 年的统计调查,全国实行合作医疗的行政村由过去高峰时期的 90％降到了 5％,到 1989 年,又进一步降至 4.8％。[1]进入 20 世纪 90 年代,政府虽然曾经试图恢复农村合作医疗,但最终也没能实现预定的目标,即便是在恢复与重建合作医疗制度"高潮"的 1997 年,农村合作医疗的覆盖率也仅占全国行政村的 17％,农村居民中参加合作医疗者仅为 9.6％。[2]为了保障农民的医疗权利,2003 年 1 月,国务院转发卫生部、财政部和农业部《关于建立新型农村合作医疗制度的意见》,决定重建农村合作医疗制度,在国家实实在在的财政支持下,农村医疗保障制度得到重建和发展。

在农村经济体制改革取得成功的鼓舞下,城市国有企业也先后经历了"放权让利""承包制经营"和"所有权改革"三个阶段,到 2002 年我国国有企业、集体企业和其他各类企业大都进行了公司制改造,企业的所有制结构日趋多元化。在这个过程中,以计划经济体制为基础的城市医疗保障制度特别是劳保医疗制度迅速衰落,保障对象的范围和保障幅度均随着企业改制的深入而降低。1998 年国务院颁布《国务院关于建立城镇职工基本医疗保险制度的决定》(国发〔1998〕44 号),决定从 1999 年初开始在全国范围内进行城镇职工医疗保险制度的改革。该决定的颁布意味着公费医疗和劳保医疗制度将被新的医疗保险所取代。中国开始建立适应市场经济需要的,社会、企业、个人共负责任的社会医疗保险制度。但是由于政府缺乏足够的重视,城镇职工基本医疗制度只覆盖了部分企事业单位的职工,仍然有大部分城镇居民游离在医疗保障制度之外。2003 年第三次国家卫生服务调查结果显示该时期我国医疗保障覆盖水平不高,城市享有各种医疗保险的居民占调查人口数的 49.6％。此后,随着国家的重视,城市医疗保障制度也得到快速的恢复。

其次是医疗服务管理体制的巨变。在整体性的经济体制市场化改革浪潮的裹挟下,我国的医疗服务管理体制也和企业改制历程类似。1979 年 4 月 28 日,卫生部、财政部、国家劳动总局联合发出《卫生部、财政部、国家劳动总局关于加强医院经济管理试点工作的意见的通知》,提出国家对医院的经费补助准备实行

"全额管理、定额补助、节余留用"的经济制度。1983年2月9日,医院试行"定额包干,超额提奖,责、权、利相结合"的承包合同管理。1985年国务院批转了卫生部《关于卫生工作改革若干政策问题的报告》,其中提出"放宽政策,简政放权,多方集资,开阔发展卫生事业的路子,把卫生工作搞活"。1992年9月,卫生部下发《卫生部关于深化卫生改革的几点意见》,提出"我国卫生事业是公益性的福利事业",要求医院要在"以工助医、以副补主"等方面取得新成绩。1997年1月,中共中央、国务院出台了《中共中央 国务院关于卫生改革与发展的决定》,该决定把卫生事业的性质定性为"政府实行一定福利政策的社会公益事业",明确提出在医疗领域要改革城镇职工医疗保险制度,改革卫生管理体制,积极发展社区卫生服务,改革卫生机构运行机制等决策思路。作为贯彻《中共中央 国务院关于卫生改革与发展的决定》的总体文件,国务院办公厅于2000年2月转发国务院体改办、卫生部等8部委《关于城镇医药卫生体制改革的指导意见》。《国务院办公厅转发国务院体改办等部门关于城镇医药卫生体制改革指导意见的通知》这份文件确定了实行医药分开等几项原则,其中,"营利性医疗机构医疗服务价格放开,依法自主经营、照章纳税""鼓励各类医疗机构合作、合并,共建医疗服务集团"等内容被医疗服务领域解读为为完全的"市场化"的医改开了绿灯。之后陆续出台了13个配套政策,包括《关于城镇医疗机构分类管理的实施意见》《关于卫生事业补助政策的意见》《医院药品收支两条线管理暂行办法》《财政部 国家税务总局关于医疗卫生机构有关税收政策的通知》等等。这一系列文件的出台推动了医院的产权化改革。[3]

卫生事业的性质从改革开放前的"福利性事业",到改革开放后的1992年被定性为"公益性的福利事业",再到1997年被定性为"一定福利政策的社会公益事业",卫生事业改革沿着市场化的道路高歌猛进。医疗服务管理体制的市场化改革极大地促进了医疗服务供给能力的提高,但也彻底改变了医疗服务领域内各个行动者之间的利益关系。国家大幅度削减医疗服务的财政补偿,医院的营利性性质日趋明显,医院员工的利益与医院的利益也发生分化,患者自付医疗费用占总医疗费用的比例大幅度提高,甚至有相当多的患者需要自己承担全部医疗费用。前一阶段的"看病难"问题转化为"看病贵"问题。2004年,《第三次国家卫生服务调查主要结果》显示:中国内地城市没有任何医疗保险的人口占44.8%,农村没有任何医疗保险的人口达到79.1%。民众"看病贵、看病难"等现实问题日渐突出,无论是在农村还是在城市,因病返贫、因病致贫问题趋于严重。[4]

第三阶段,2005年至今探索政府与市场两种机制相结合阶段。

2005年,市场化的医疗改革势头受到抑制。5月,卫生部副部长马晓华对当时的医疗机构过分追求经济利益,公立医疗机构公益性淡化现象进行了严厉批评,明确反对民进国退的产权改革路径。7月,国务院发展研究中心通过媒体发布关于医改的研究报告,称中国医改总体上不成功,并提出不成功的根本原因是近20年来医疗服务逐渐市场化、商品化。同年9月,联合国开发计划署驻华代表处发布的《2005年中国人类发展报告》也作出了同样的结论。2006年6月,国务院成立了深化医药卫生体制改革部际协调工作小组,研究深化医药卫生体制改革的重大问题。在总结我国医疗卫生体制改革经验教训,公开反复征求社会各方意见的基础上,中共中央、国务院于2009年4月下发了《中共中央 国务院关于深化医药卫生体制改革的意见》(以下简称《意见》)。

《意见》明确提出医药卫生体制改革的总体目标是"建立健全覆盖城乡居民的基本医疗卫生制度,为群众提供安全、有效、方便、价廉的医疗卫生服务",并把"坚持以人为本,把维护人民健康权益放在第一位",强调"从改革方案设计、卫生制度建立到服务体系建设都要遵循公益性的原则";在管理机制方面要"坚持公平与效率统一,政府主导与发挥市场机制作用相结合"。

《意见》系统地阐述了包括公共卫生服务体系、医疗服务体系、医疗保障体系以及药品保障供应体系在内的基本医疗卫生制度的四大体系建设目标和路径。在医疗保障方面,《意见》提出要"建立覆盖城乡居民的基本医疗保障体系。城镇职工基本医疗保险、城镇居民基本医疗保险、新型农村合作医疗和城乡医疗救助共同组成基本医疗保障体系,分别覆盖城镇就业人口、城镇非就业人口、农村人口和城乡困难人群"。在公立医院运行机制方面,《意见》提出,公立医院要遵循公益性质和社会效益原则,坚持以病人为中心,优化服务流程,规范用药、检查和医疗行为。推进医药分开,积极探索多种有效方式逐步改革以药补医机制。通过实行药品购销差别加价、设立药事服务费等多种方式逐步改革或取消药品加成政策,同时采取适当调整医疗服务价格、增加政府投入、改革支付方式等措施完善公立医院补偿机制。进一步完善财务、会计管理制度,严格预算管理,加强财务监管和运行监督。地方可结合本地实际,对有条件的医院开展"核定收支、以收抵支、超收上缴、差额补助、奖惩分明"等多种管理办法的试点。

自《意见》颁布以来,各项改革均有进展但进展不一。其中,医疗保险改革进展最快,到 2011 年年底,三项基本医疗保障制度(城镇职工基本医疗保险、城镇居民基本医疗保险、新型农村合作医疗)已经覆盖了 12.8 亿人,医疗保险覆盖率近 95%。到 2014 年年底,职工医保、城镇居民医保和新农合政策范围内住院费用支付比例分别达到 80%、70% 和 75%。[5]但是,在公立医院改革方面,仍在围绕破除公立医院逐利机制,落实政府的领导责任、保障责任、管理责任、监督责任,充分发挥市场机制作用,建立起维护公益性、调动积极性、保障可持续性的运行新机制等方面进行艰难的试验。

虽然我国改革开放的总设计师邓小平在改革开放之初就强调物质文明和精神文明两手都要抓,两手都要硬,[6]但是在后来的改革实践中,一手硬一手软的问题一直未能得到有效解决。在医疗改革领域,一手硬一手软的问题也同样存在。从体制改革层面看,政府历次出台的改革文献的阐述重点都集中在如何运用各种经济手段管理医疗机构,而医院的人文建设则基本上被忽略或一语带过。在医疗机构层面,运用经济手段管理医院的运营则被视为是医院管理的科学化,医院文化建设先是被忽视后又被视为服务于改善医院市场形象、提高医院经济效益的手段之一。这种重经济、轻人文的改革模式致使我国的医学人文精神遭受严重的伤害,趋于失落。相当多的医疗机构、医务人员逐步接受了经济利益至上的价值观,医疗机构之间、医务人员之间比拼经济收入现象被合理化。医务人员动辄就和美国、欧洲的同行相比,以此证明自己的付出和收入是极端的不相称,全然忘却了自己身处发展中的中国。患者交不起钱就不给予治疗、先交钱后服务被医疗机构医务人员视为理所当然的事情,他们全然忘却了自身肩负的保护患者利益的义务,甚至出现少数医务人员因揭露其所在机构捞钱黑幕而遭受排挤、打击报复的现象。这种现象直到近些年才开始有所好转,出现好转的原因主要有二:一是严重的医患冲突迫使医疗机构、医务人员开始反思并逐渐认识、重视医学人文的价值;二是在体制层面重新确立医疗服务的公益性,在医疗服务公益性目标的引导下,医疗机构开始重视医学人文建设。

第二节 社会行动视角下的医疗服务现状

一、市场环境中的社会行动构成、逻辑和基本类型

从社会现实的层面思考制度和社会行动,能够作为社会现实的构成要素的制度都不是那些仅仅写在纸上或挂在口头上的制度,而是转化为社会主体行动构成要素的那部分制度。制度变革为社会行动的变迁提供了动因,但制度能够在多大程度上转化为现实的社会行动,还需要从社会行动者的视角加以衡量。因此要把握社会现实,还需要从社会行动的视角进行分析。

在社会学领域内,有许多社会学翘楚对社会行动的构成要素进行理论抽象,在不同的研究目标引导下建构出不尽相同的社会行动模型。纵观各种社会行动模型,社会行动的一般构成要素可以概括为:行动者、价值观、行动目标、行动资源、行动的结果。其中,行动资源是指包括制度在内的一切可以用于实现行动目的的手段和条件。价值观不仅引导行动目标的设定,而且引导行动者对行动资源进行赋意进而规范其对资源的利用方式。行动的结果包括预期结果和非预期结果,行动者通过对自己拥有的资源条件进行分析,设立目标,权衡实现目标的可能性,通过对目标和资源之间的因果律进行反复的推演,最终确立行动目标和行动方案。

社会行动的构成要素需要以一定的方式结合成一个功能系统才能完成相应的社会行动。我们把社会行动的各个构成要素整合在一起以发起社会行动的、相对稳定的筹划模式,称之为社会行动的逻辑。在社会运行处于相对稳定的状态下,社会行动者的行动逻辑大体上与其置身于其中的社会运行体制的逻辑接近,这是因为社会运行体制内在包含的社会化机制能够通过奖励或惩罚的方式把自身的运行逻辑内化到行动者的社会行动中。医疗服务管理机制市场化改革的实质就是要让市场逻辑在医疗服务的提供和消费过程中发挥调节作用,改革的过程就是通过制度性的奖惩把市场逻辑内化为医疗服务利益相关者的行动逻辑。当然,任何社会化举措和过程都无法保证百分之百地实现其社会化目标,因为社会行动者总有其既成事实状态的主客观条件,这些主客观条件与制度变革的目标之间总存在一定的差异,否则就无须进行变革了。但把市场逻辑作为我

们分析社会行动逻辑的参照系仍然是一个合理的选择,因为只要市场化改革得以进行就表明占主流的社会行动主体基本接受了市场的逻辑。

一般认为"市场逻辑是在特定制度约束条件下的个人权利的自由交易"[7],这个表述揭示的是理想化的市场逻辑而非真实的市场逻辑。因为在市场领域内大量存在突破制度约束的行为,不能因为这些行为不符合理想的标准而否定其市场属性。因此,要从行动动机的角度审视市场逻辑,因为能够把行动要素整合成整体,实施具体行动的只能是行动动机,而外在规则不过是行动的资源之一而已。从行为动机的角度看,市场逻辑表现为市场行为的自我利益最大化。市场行为以市场主体的权利分界为基础,要进行个人权利的自由交易,首先要明确不同的主体拥有哪些权利以及哪些权利可以用于交换。如果不考虑权利交换的溢出效应,那么市场交换的双方是一种零和关系,即一方的获得就是另一方的失去。市场交易行为中这种非得即失的利益冲突本性使得市场交易主体在反复的交易过程形成自利化的行为逻辑。当然,理想化的市场逻辑是市场主体在法律、道德容许的范围内通过权利交换追求自我利益的最大化。

在众多的市场主体中,不同市场主体由于在道德、法律责任意识以及拥有的其他行动资源方面存在差异,在追求自我利益最大化的过程中会采取不同方式、不同性质的社会行动。不同的研究者依据其研究目的对市场主体的行动进行不同的分类。在社会常态下,社会行动在多大程度上遵循社会规范是衡量社会运行状况是否稳健的重要指标之一,因此我们从社会行动与社会规范的关系角度把市场领域的社会行动划分为守德行动、守法不守德行动、违法行动三个类别。

守德行动是指社会行动者在遵守社会公德和社会行动所属领域内的特殊伦理道德规范的前提下追求自身利益最大化的社会行动。

守法不守德行动是指社会行动者以违背社会公德或社会行动所属领域内的特殊伦理道德规范但是又没有违反相关法律规定的方式追求自身利益最大化的社会行动。

违法行动是指社会行动者通过对行动的预期收益与违法成本进行比较,认为行动的预期收益大于违法成本因而有意采取违法的方式追求自身利益最大化的社会行动。

守德行动、守法不守德行动和违法行动都可以实现利益的最大化,但这里的利益最大化是指利益在社会行动者持有的价值评判标准内的最大化。如果不考虑价值评价性影响,仅从物化利益的角度考虑,守德行动的物化收益最低,违法行动的收益最高,守法不守德的收益居中。

守德行动、守法不守德行动和违法行动除了物化收益不同之外,它们对社会的存在和运行状况产生的影响也不同。在道德和法律本身具备现实合理性的条件下,守德行动最有助于社会的稳健运行,而违法行动则破坏社会的稳健运行,守法不守德行动对社会运行的影响具有消极的一面,因为它虽然没有违法却已经违背了应该遵守的道德规范。

二、医疗服务利益相关者的行动目的、策略和类型

医疗服务的现状以及其存在的问题都与利益相关者的社会行动有关并通过他们的社会行动表现出来。然而,"利益相关者"这个概念本身是一个富有争议的概念,不同的学者对其内涵有不同的界定。广义的利益相关者通常是指能够影响一个组织目标的实现,或者受到一个组织实现其目标过程影响的人。由于广义的利益相关者的概念内涵太广,虽然有助于建构全面的利益相关者分析构架,但在实际的考虑中却会具有主次不分、重点模糊的缺陷,因此通常采用狭义的定义,把利益相关者界定为对组织行动有直接资源投入的行动者。狭义的利益相关者概念的内涵比较清楚、明确,易于实际操作,但这样的明确界定容易把那些没有直接资源投入却能对组织活动产生重大影响的行动者排除在利益相关者的范围之外。有鉴于此,我们对医疗服务的利益相关者概念采取一个介于广义和狭义之间的折中界定,即界定为在医疗服务活动中有直接资源投入或能够对医疗服务活动产生重大影响的行动者。依据这个定义并结合与医疗服务冲突相关的研究成果,我们把政府、医疗机构、医务人员、为医疗服务提供药品或医疗设备、器械、耗材的医疗服务供应商、患者及其亲属、媒体视为医疗服务的利益相关者。这些利益相关者的行动和行动结果构成了理解医疗服务现状的关键因素,接下来介绍它们的行动目的、策略和后果。

政府:医疗服务政策变迁过程本身就是政府行为的结果之一,体现出政府行为的逻辑和策略。政府进行医疗改革的基本目标应该是保障国民的健康权利,不断改善国民的医疗服务状况。为了实现上述目标,政府在经济领域市场化改革取得巨大成功的示范下把市场经济体制引入医疗服务领域,试图用市场机制激发医疗服务业的创造精神,以便实现用较少的投入获得较多的产出,也就是卫生行政部门常说的"低投入、高产出""质优价廉",主要策略是在维持对医疗服务的较低水平投入的情况下,通过放松对医疗服务主体的行政性管制,以放权让利

的方式激发医疗服务主体的创造性,但为了防止患者的医疗负担激增,政府对医疗服务、药品、大型医疗设备的使用等仍实施一定的价格控制。政府行为的直接后果是医疗服务管理政策的变迁,而政策变迁的后果则是医疗服务其他利益相关者的行为的改变。

医疗机构:在市场化制度改革的利益诱导下,医疗机构的医疗服务行为呈现出复杂化的状态。在改革开放前的计划经济时期,医疗服务的价值动因是对党、对国家、对人民卫生事业的热爱,与经济利益无关,而市场机制的引入则使得医疗机构提供医疗服务的价值动因添加了自我利益最大化的成分。在动机复杂化的前提下,医疗机构的行为相应地复杂化了,既有坚持患者利益至上的、努力通过提高服务总量、服务效率等策略以便获得更多自身利益的守德行为,也有为了扩大自身利益而鼓励医务人员提供过度医疗服务的失德却未突破法律底线的守法不守德行为。更有甚者,部分医疗机构为了追求自我利益的最大化而采取套取医保基金、虚开患者医疗服务项目、篡改医疗服务价格等各种违法行为。

医务人员:医务人员的医疗服务行为动机主要受到自身的职业道德、所在医疗机构的管理制度和时代主流价值观的影响,其中,市场经济环境下医疗机构的管理制度和时代主流价值观都是提倡(或不反对)自我利益最大化。这三方面的主要影响因素在不同的情境下对医务人员的医疗服务行为的影响也不同,从而产生三类不同的医疗服务行为:在坚持实践以患者利益至上的价值观的前提下,通过提高自己的服务效率、延长自己的服务时间来增加自身利益的守德行为;在不违反法律规定的前提下,通过防御性诊断、过度医疗等方式来谋取自身利益最大化的失德却不违法的守法不守德行为;采用收取药品或耗材回扣、勒索红包、套取医保资金等违法行为谋取自身利益最大化的违法行为。

医疗服务供应商:为医疗服务提供药品、设备、器械、耗材等的供应商为了自身利益的最大化,除了采取守德行为外,也有部分供应商在特定的情境中采取提供不实信息以便在交易中谋取自身利益最大化的失德却不违法的守法不守德行为,以及一些供应商采取贿赂、欺诈等违法行为以谋取利益最大化的违法行为。

患者及其亲属:患者及其亲属在整个医疗服务过程中虽然处于相对弱势地位,但是为了自身利益的最大化,也摸索出不同的行动策略,实施不同性质的行动。对于普通疾病的一般就诊活动,患者通常会采取尊重信赖医务人员、遵守就医程序和规范的守德行为。但在遇到疾病情况复杂特殊、床位稀缺、专家服务稀缺等情况时,患者及其亲属也会采取特殊的行动策略,如采取托关系、送礼品礼金等有违道德但却还在法律许可范围内的守法不守德行为。在极端的情况下，患者及其家属为了自身利益的最大化也会采取违法的贿赂甚至暴力行为。

　　媒体：处于市场竞争中的媒体为了自身利益的最大化，总是以最能吸引注意力的题材和方式对涉及医疗服务的新闻进行报道。这种报道行为虽然大多遵守新闻职业道德，但也存在相当多的报道为了吸引受众的注意力而违背真实、准确、全面、客观的基本职业道德要求，也有媒体和记者为了自身利益的最大化而利用新闻报道敲诈的。

三、医疗服务利益相关者行动后果

　　医疗服务利益相关者的社会行动都是指向他人的，因而构成了行动作用的传递链。政府的改革行动作用于医疗机构和医疗服务供应商，医疗机构和医疗服务供应商的行动作用于医务人员和患者，医务人员的行动作用于患者及其亲属，而患者及其亲属的行动则反作用于医务人员、医疗机构直至政府。医疗利益服务相关者的行动反馈链把每个微观的、具体的、直接的行动后果结构化成宏观的结构性的变化。在这个从微观到宏观的过程中，媒体则起到了结构化的功能，通过媒体对涉医事件的报道，患者会以自身的就医经历和报道的事件进行比较，并逐步形成对医疗行业的整体性认识和评价，这种认识和评价又反过来影响患者的就医行为，进而形成特定的、一般性的医患关系。

　　虽然无法确切地统计出各个医疗服务利益相关者的行动中守德行动、守法不守德行动、违法行动的比例，但是这三类行动都是客观存在的，并且可以对由它们之间相互作用造成的医疗服务领域内的宏观后果进行定性乃至定量描述。

　　其一是医疗服务供给能力获得巨大发展。

　　在实施市场化改革的过程中，政府对医疗服务的投入逐步减少，最低时期仅能维持人头费。然而，就是在这样的低投入条件下，医疗服务能力在各级医疗服务组织的努力下仍获得巨大的发展。1980年，我国卫生技术人员总数只有约279.8万人，医疗卫生机构床位数为119.58万张，医院年诊疗人次数为10.53亿。到2012年，全国卫生技术人员总数达到667.5万人，其中医院的卫生技术人员人数为493.7万人。仅医院的卫生技术人员就比1980年卫生技术人员总人数还多出213.9万人。2012年医疗卫生机构的床位数达到416.15万张，医院年诊疗人次数达到人员25.42亿。[8]2014年的1—11月，全国医疗卫生机构总诊疗人次数达67.7亿，同比提高5.6%，其中，医院26.3亿人次，同比提高

8.7%。[9]

其二是卫生总费用的激增。

医疗卫生服务本身并不直接创造经济价值,医疗服务能力发展所需的经济资源只能是通过依靠自身的服务换取他方的经济资源的方式来获得。因此,与医疗服务能力发展相伴的是卫生总费用的快速增加。1980年,卫生总费用为143.23亿元,其中政府卫生支出51.91亿元,社会卫生支出60.97亿元,个人卫生支出30.35亿元。政府、社会、个人的卫生支出分别占卫生总费用的36.2%、42.6%、21.2%。到2012年,卫生总费用为27 846.84亿元,其中政府卫生支出8 365.98亿元,社会卫生支出9 916.31亿元,个人卫生支出9 564.55亿元,政府、社会、个人的卫生支出分别占卫生总费用的30.0%、35.6%、34.4%。其中个人卫生支出占卫生总费用的比例在2003年达到55.9%,为市场化改革以来最高的一年。[10]后来,随着医保制度的重建和完善,个人卫生支出占卫生总费用的比例开始回落。但是由于卫生总费用逐年增加,个人卫生支出的绝对值并没有减少而是逐年增加。

其三是医疗服务利益相关者之间的关系失和。

前面已经论述了市场的逻辑是自我利益的最大化,如果不考虑交易行为的溢出效应,仅仅就交易双方直接交易的经济利益分配来看,交易双方绝对是零和关系,因此利益博弈是市场交易的基本内容。随着市场机制被引入医疗服务领域,医疗服务场域内的利益相关者之间展开利益博弈并由此产生对彼此的不满。患者由于自身负担的加重而对医生、医院、政府不满,医务人员则由于工作压力剧增而报酬却没有相应地增加而对医院和政府不满,医院的管理层为政府投入严重不足而不满,媒体也因为其对医疗事件的报道而招致患者和社会公众或医务人员的不满,医疗服务供应商也因其种种失德违法行为而招致不满。在众多不满中,以医患双方的暴力冲突最为突出,它已经成为困扰整个社会的问题并引发政府的不满。如果用一句话来概括,那就是与医疗服务相关的利益相关者全都不满意。

从上述关于医疗服务利益相关者的行动及其结果分析可以看出,医疗改革既有促进医疗服务能力提高的积极作用,也带来了医疗服务利益相关者之间关系失和的消极结果,而造成这种消极结果的原因既有医疗体制不当改革方面的原因,又有医学人文精神自身衰退方面的原因。我们之所以把医学人文精神衰落视为医疗服务利益相关者之间关系失和的一个重要原因而不是把所有原因都归结为医疗体制的不当改革,是基于以下两个方面的考虑:一方面是因为医疗系统在体制改革过程中未能坚守医学人文精神。虽然我国高度统一的行政管理体制是一种极其强大的力量,但是不可否认的是,每一次医疗体制改革方案的提出、试验到正式实施都是政府和医疗服务行业中一些代表性力量共谋的结果,至少是医疗服务行业代表性力量默许的结果。另一方面则是医疗服务提供者在提供医疗服务过程中未能坚守人文精神、行业道德、职业道德。古语说得好,君子爱财,取之有道,医疗服务过程中屡屡发生的守法不守德行动、违法行动不能归因于体制,只能归因为医疗服务组织、医务人员缺乏医学人文精神,缺乏职业操守。

第三节　我国医疗体制改革的理论反思

一、医疗体制改革失败的原因反思

社会卫生费用激增、医疗服务利益相关者之间关系失和乃至医患暴力冲突频发,致使医疗问题成为全社会持续关注的社会问题,也因此吸引了大量研究者对其展开研究。纵观现有研究成果,对于导致医疗卫生体制改革未能有效解决看病贵问题的根本原因,研究者的观点大致可以划分为三种类型:市场失灵、政府失灵和市场政府双失灵。

（一）市场失灵派

市场失灵派研究者认为,改革开放以来的医疗体制改革之所以未能有效解决看病贵问题的根本原因在于医疗服务消费不同于一般商品消费,应用市场机制调节医疗服务的供给和消费必然会产生适得其反的实践效果。这一派的代表人物葛延风从国际经验、市场的逐利本性、医疗服务信息不对称等方面论证市场机制不应该成为医疗服务领域的主导机制。[11]需要指出的是,在该文的论证中,葛延风有命题转换的逻辑缺陷,把反对医疗卫生领域的市场化转换为反对市场主导医疗卫生领域,这样的转换致使我们不清楚他究竟是反对医疗服务市场化还是市场机制主导医疗服务。这两者是有显著不同的:前者主要是指放开医疗服务价格,用市场机制调节医疗服务的价格;后者则主要是指运用市场机制调节医疗服务的供给,而患者使用医疗服务的实际价格则可以通过政府购买或补贴医疗服务加以控制。梁鸿、褚亮从分析医疗市场的特点入手，归纳总结由此导致的市场失灵的各种表现，从而反对放任市场机制主导医疗服务领域。王根贤从医疗服务的垄断性和不确定性出发，论证处于垄断地位的医疗服务提供者有能力、有动因推动医疗服务费用的上升，从而导致市场机制失灵，据此王根贤提出"发展医疗卫生事业应该坚持以政府为主导的发展思路，医疗服务不能成为营利性行业"[12]。由此我们也可以看出，市场失灵派反对的不是市场机制本身而是反对放任市场机制主导医疗服务领域。

（二）政府失灵派

政府失灵派认为，改革开放以来的医疗体制改革之所以未能有效解决看病贵问题的根本原因在于政府失灵。致使政府失灵的主要原因有二：其一是认为政府无力管好医疗卫生服务；其二是认为政府管了不该管的地方。两者的共同观点是要让市场主导医疗服务。梁中堂、赵玉琳、常樵等人认为：首先是我国的医疗卫生资源严重短缺，无法完全依靠政府投入来解决这个问题；其次是在市场经济体制下，我们无法从市场中划出一块领域按照计划经济的方式在全社会运作；最后是导致医疗服务领域许多问题的直接原因不是市场化过度而是市场化不足。[13-14]因此"解决我国医疗卫生价格过高等方面的问题只能靠加快医疗卫生体制改革和充分放开市场，剥离政府所属医院和政府的隶属关系，打破垄断，创造所有医院平等的市场竞争条件，尽早结束转型期和过渡状态"[13]。胡颖廉也认为："'看病难、看病贵'现象并不是医改市场化带来的，相反，恰恰是政府采取的药品集中招标行为和公立医院的营利性动机，使得医院在'以药养医'的泥潭中越陷越深，而这些问题背后的深层次原因，应当归结为卫生行政当局设立的不合理的医院绩效考核评价机制以及政府在医疗服务提供中的职能越位。就中国现实而言，医改市场化不仅必须，更是必然。"[15]陈钊等人则通过构建医生职业选择模型论证政府实施医疗服务价格管制与医疗服务价格上升的因果联系，从而指出服务价格市场化是中国医疗卫生体制改革的未尽之路。[16]

（三）市场政府双失灵及其对策

在经过一段时间的讨论后，学界基本接受了在医疗卫生领域同时存在市场和政府双失灵的问题。在医疗卫生领域，宋文炯、赵郁馨较早提及市场和政府双失灵问题并提出"医院运行机制的理想选择只能是计划与市场相结合的双重调节"[17]。李秀英也从市场和政府双失灵的角度对市场和政府在医疗服务领域的划界问题作出了理论的探讨。[18]顾昕从医疗资源流动的角度对市场和政府双失灵问题作了相当全面的分析并建议把"走向有管理的市场化"作为中国医疗体制改革的战略性选择。[19]同时,也提出:"正确而且唯一的改革道路,就是两条腿走路:第一条腿是全面放宽对社会资本进入医疗卫生服务领域的管制,为所有的医疗机构(不论民营还是公立,不论是非营利性还是营利性)创造一个公平竞争的制度环境;第二条腿是政府将新增公共资源更多地投入到市场不足的地方和市场失灵的领域,从而引导整个医疗卫生服务体系健康均衡地发展。"[20]李玲也认为,"由政府主导的医疗卫生体制在公平和效率的平衡上要比由市场主导的体制好",并进一步指出"政府主导的只是基本层次的医疗服务,政府主导并不是不要市场,反而要充分利用市场机制,调动各方的积极性,控制成本,管理医院"[21]。

二、医学人文精神失灵:一个亟待强化的研究领域

(一)医学人文精神失灵

纵观现有的研究成果,无论是对医疗卫生的管理体制的研究还是对公立医院的运行机制的研究,研究的视角或出发点都是要设计一套完美的制度体系以便对医疗服务的利益相关者进行规范和引导,让他们各尽其责、相互配合,最终达成医疗服务过程和谐、结果理想的局面。但是现实的结果却是:虽然近些年政府在不断地加大投入,在医疗服务的管理体制和机制上不断地进行完善和探索,但医患关系紧张、看病贵、卫生资源配置严重颠倒等根本问题并没有得到有效的改善,在医患关系方面甚至还有继续恶化的趋势。

也许要实现制度的预期功能还需要时间,我们还需要耐心去等待。然而,如果我们从社会行动的角度去审视,虽然制度的力量是强大的,但制度毕竟是外在的东西,属于外因,外因只有通过内因才能发挥作用。决定行动目标、行动方式、行动手段等的选择的直接力量不是外在的制度而是行动者的价值观,正是在这个意义上,可以说不是制度决定我们的行动,而是我们看待制度的价值视角决定我们的行动。是接受制度还是曲解制度是行动者的选择问题而不是制度本身的问题,如果没有行动者的价值观的改变,我们所期望的行动改变可能给再多的时间也难以出现。

对于自身的逐利行为,也许医院的管理者会说,政府要我们发展却又不给相应的发展资金,我们不追逐经济利益怎么能发展呢? 也许医务人员会说,我们付出的多,合法的报酬却少,我们不收红包、不拿回扣怎么才能养家糊口呢? 追逐利益的行动方式有守德、守法不守德、违法三类,医疗机构、医务人员为什么就不

能以守德的方式追求自身的利益呢？为什么就不能以守法的方式变革自己认为不合理的制度呢？试想一下，如果全社会的各个行业、各个组织、各个人都为了自身的利益而置道德和法律于不顾，社会将会是一个什么样的状态。医学专业是全社会所有专业中接受教育时间较长的专业，医务人员堪称知识分子中的知识分子，医疗行业堪称是知识分子较集中的行业，是时代精英汇聚度较高的行业。如果医疗行业都不愿意主动承担起引领社会道德风范、变革社会制度的社会责任，那么只能说，真正失灵的是我们的医学人文精神。医疗机构的运行机制、医疗服务的管理体制的失灵不过是医学人文精神失灵的衍生物而已。

基于这样的认识，我们认为2005年以后以维护医疗卫生服务公益性为目标的医疗服务管理体制变革只是为相关行动者搭起一个舞台，至于在舞台上表演什么、怎样表演还得取决于医疗服务利益相关者自身的人文精神状况。从研究的角度看，在研究医疗卫生制度变革的同时还需要研究医学人文精神的建设路径和方式方法，让医学人文精神引领、滋养医疗服务制度的变革才能取得理想的实践效果。

（二）医学人文精神的相关研究述评

随着对医疗服务问题的研究的深入，近些年有不少学者开始注意到引发医疗卫生问题的原因不仅有管理体制机制方面的原因，而且还有医学人文精神衰退方面的原因，并对医学人文精神的内涵、医学人文精神衰退的原因、医学人文精神的重建等问题展开了研究并取得了一定的成果。但是，相较于对医疗卫生服务运行体制机制的研究，对医学人文精神的研究无疑是极其薄弱的，这不仅表现在研究成果的数量上，更表现在研究成果的质量上。

首先是学界对当前我国医疗卫生领域的医学人文精神现状认识不足。纵观公开发表的研究成果，还有不少研究者没有能够认识到医德医风衰败的严重性，还在不厌其烦地叙说着几位名医名家的医德真言，用少数名家的例子来掩盖整个行业的医德衰退，甚至搬出所谓的人道功利主义的新医德来为不遵守任何道德原则的逐利行为辩护，认为先有利而后才能立德。这其实是一种谬论，因为就道德理论的本性而言，无论是哪一种医德理论，都只能是德在先、利在后，否则就不能算是关于医德的理论。

其次是学界的主流观点片面地把医德医风的衰退归咎于体制的原因。我们承认医疗体制乃至具体的管理机制存在问题，但拿红包、收回扣难道也是管理制度要求的吗？诚如马戎所言："制度上需要医生为医院'赚钱'，所以多开几个检查项目、多安排住院也就算了，但是通过'医药代表'拿到的'回扣'可与医院制度毫无关系，这可以说完完全全是医生个人品德操守的问题。有的医生会说，别人拿回扣，我为什么不能拿？问得好！那么我们反问一句，如果别人坑害了人，你就可以理直气壮地去坑害人吗？"[22] 所以，医学人文精神、医德医风的衰退不是由体制机制造成，相反，体制、机制、行为偏离道德规范则是由医学人文精神、医德医风衰退造成的。[23]

再次是学界把研究重点不适当地聚焦于医学生的医学人文精神教育。我们不否认对医学生需要进行医学人文教育，但对医学生的医学人文教育不能代替对医疗服务领域从业人员的医学人文教育。张三生病，让张三身边的李四吃相应的预防药是可以的，但不能把治疗的药也让李四代吃。我们不能指望每年新进入医疗服务领域的医学生用自己的医学人文精神去改变医疗服务领域的医学人文精神颓势，而是应该相反，即为新进入医疗服务领域的医学生提供良好的医学人文环境。

最后是学界对医学人文理念、精神和文化的研究主要还停留在学术研究层面，研究的重点是医学人文的应然状态。对于医学人文研究的理论成果如何化为医疗服务机构的日常行为，医疗服务机构怎样培养人文理念和人文精神，怎样开展医学人文建设，尚缺乏有较好操作性的研究成果。

第四节　以医院人文建设匡扶医疗改革

一、以医学人文精神引领医疗改革

纵观我国医疗改革的历史和相关研究成果，虽然目前理论界的主流观点是把医疗改革出现失误甚至失败的原因归结为市场失灵、政府失灵或者政府和市场双失灵，但是，无论是市场自发调节还是政府计划调节都是管理医疗服务的手段，也就是说，我们是在手段的意义上谈论既往医疗改革中政府失灵和市场失灵的，而不是政府或市场本身失灵。那么从理论上讲，导致市场失灵或政府失灵的原因就只有两种可能性：一种是政府或市场手段本身不适合用于调节医疗服务，二是政府或市场在调节医疗服务过程中遭到误用或恶意使用。国际医疗服务管理的历史和现实都表明上述第一种可能性是不存在的，这样就只剩下第二种可能性了。通过这样的区分，可以清楚地看到导致以往医疗改革出现失误甚至失败的根本原因在于领导和实施医疗改革的人，更进一步讲，在于领导和实施医疗改革的人缺乏医学人文精神，以至于为了最大化自身经济利益而故意曲解，甚至恶意使用政府和市场手段。因为，选择什么手段、怎样利用各种手段，不取决于手段自身，而是取决于我们的价值观。我们的价值观不仅为我们的行动赋意，而且对行动中采取的手段赋意。通过赋意，价值观把我们对手段的选择范围和利用方式标出边界，这个边界也就是我们日常所说的道德底线。因此，如果有足够强大的医学人文精神引领医疗改革的制度规划和设计，医疗改革的制度规划和设计就不会背离医学的人文关怀本质，把减轻政府负担以及追求医疗行业、医疗组织甚至医务人员的经济利益作为改革的主要目标；如果有足够强大的医学人文精神引领医疗改革的制度实施，医疗改革的实施过程就不仅不会出现大量的违德、违规甚至违法行为，反而能够在实施过程中依法依规对医疗改革制度设计中出现的偏差进行纠正。

在持续展开的医疗改革征途中，医学人文精神的培养和振兴、持之以恒的制度化医学人文建设是医疗改革的重中之重，是医疗改革的首要任务。医疗改革中的价值取向是决定医疗改革方向的关键问题，只有方向对了才能谈得上发展。反之，方向错了、南辕北辙，结果只能是越改越糟。医学是仁爱之学，只有以医学人文精神引领医疗改革制度的规划、设计、修正和评价，才能保证医疗改革制度的人本价值属性；只有以医学人文精神引领医院的改革和发展，才能保证医疗改革制度得到正确的实施、深化和完善。

二、以公立医院人文建设作为医疗改革的重要抓手

要做到以医学人文精神引领医疗改革，就需要在参与医疗改革的全部组织和人员中培养医学人文精神。这项工作可以有不同的抓手，其中，公立医院人文建设可以充当重要抓手。因为公立医院是我们医疗服务系统中的主体部分，在医疗改革的规划和实施中，公立医院不仅是医疗服务改革政策规划设计的重要参与者，而且也是医疗服务改革政策实施的重要参与者，还是医疗服务行政管理人才的重要输出者，公立医院的医学人文精神状况是影响整个医疗改革的重要因素之一。

首先，公立医院是医疗改革制度设计规划的重要参与者。民主集中制是我国政府决策的基本制度，医疗改革制度的规划设计不仅要广泛征询医院的建议

和要求,而且还吸纳部分公立医院的管理者直接或间接地参与医疗改革制度的规划和设计。公立医院不仅在医疗改革的制度规划设计阶段就参与其中,而且是制度试验中的直接受试者,公立医院对医疗改革试验的反馈是对医疗改革制度进行修正的重要依据。在我国以往的医疗改革中,医疗改革制度在全国推行前一般都在部分地区的公立医院进行试验并根据试验反馈进行制度修正。因此,公立医院如果具备良好的医学人文精神,势必会把医学人文精神渗透到医疗改革的制度规划、设计和修正过程中,从而避免医疗改革制度的方向性错误,提升医疗改革制度本身的人文精神属性。

其次,公立医院是医疗改革的最重要实施者。公立医院以什么样的精神追求、价值取向去观照医疗改革制度将直接决定医改制度能否得到实质性的落实。因为任何制度都不是僵死的规定,都有巨大的可解释的空间,而怎样解释制度、怎样利用制度,甚至是否逾越、违背制度都取决于公立医院的精神追求和价值取向。如果公立医院具备良好的医学人文精神和人文关怀的价值取向,公立医院就会怀着人文关怀之心去理解、执行和利用医疗改革制度,就会对医疗改革制度中有违医学人文精神的具体规定提出修改建议,利用组织程序争取修正有关规定。

再次,公立医院是医务工作者的塑造者。公立医院是实施医疗改革制度的组织主体,这个组织主体由众多医务工作者组成。医院的组织文化、价值取向通过规章制度、各类组织活动逐步渗透到组织成员的精神世界,对医院员工的精神境界、价值取向起到重要的塑造作用并进而塑造医院员工的业务行为。可以说,医院员工的精神境界和价值观在很大程度上就是医院文化的直接体现。如果公立医院具有良好的医学人文精神和人文关怀的价值取向,那么它的员工也会具备相应的医学人文精神和人文情怀,并通过自己的业务行为把人文关怀传递给患者和社会。此外,我国私立医院创始期的医务人员有的是从公立医院流动出去的,他们也会把公立医院的人文精神和人文关怀传播到私立医院。

最后,公立医院还是医疗服务行政管理人才的重要输出者。医疗行政管理部门在医疗改革制度的规划设计过程中的地位和影响力无疑是最重要的,也正因为如此,医院常常把对医疗改革制度的不满直接转化为对医疗行政管理部门的不满。然而,如果我们稍加关注医疗行政管理人员的工作经历,就可以发现大多数在重要岗位上的医疗行政管理人员都有在公立医院工作的经历。因此,如果医院的医学人文建设搞好了,公立医院向医疗行政管理岗位输出具有高度医学人文精神的管理人才,无疑将有助于我国医疗卫生事业的发展。

三、以医学人文建设研究作为公立医院改革的突破口

医疗改革的根本目标不外乎是促进医院的改革和发展,而医院改革的根本目的最终也只不过是为了实现医院的发展而已。从哲学的视角看,发展不等于规模的增长,发展是事物的本质由抽象到具体的自我实现过程。每个事物都有其特有的本质,但在事物刚产生的时候,事物的本质还是抽象的存在,其本质内涵还没有展现出来,事物的发展过程就是把抽象的、潜在的本质内涵具体化、实在化、现实化的过程。背离事物本质的增长就如同肿瘤一样,增长越快,越促使事物趋向毁灭。因此,医院的发展不能简单地将其理解为医院规模的扩张,而应该是医院本质的实现过程。由于医院源于医学、依托医学,是医学实现自身本质的重要方式之一,是医学本质的展开,因此医学的人文关怀本质也就理所当然地是医院的本质,医院的发展就是要壮大自己的医学人文精神,强大医学人文关怀能力,为社会提供越来越多的、越来越好的、充满人文关怀的医学服务。

但是在市场经济大潮的裹挟下,我国的医疗改革曾经背离了医学和医院的共同本质,把医院推向市场化。这种错误的改革方向不仅严重损害了广大人民群众的健康状况和健康权益,而且也损害了医患相互信赖的和谐关系,伤害了医院自身的合理性,使得医院的所谓改革完全背离了属于自身的、真正意义上的发展。2009年,中共中央、国务院下发的《中共中央　国务院关于深化医药卫生体制改革的意见》明确提出“坚持以人为本,把维护人民健康权益放在第一位”的改革思想,为我国医疗改革确立了正确的方向,为医院回归自身的本质、实现真正的发展提供了制度保障。因此在随之而来的医院改革发展中,医院如何实现医学人文精神的回归、确立医学人文精神的指导地位就成了医院自身改革发展的突破口和关键点。

在国家制度、医患冲突、自我反思、学术批评等多重力量的交互作用下,我国的广大医院特别是公立医院在近些年已经开始探索回归公益性、重建医学人文精神、践行人文关怀的实践路径和方式方法,并且在人文管理、人文服务、人文环境、人文关怀项目、人文关怀能力培养等方面都取得了可喜的进步。但是在取得进步的同时,医院对回归医学人文关怀本质的探索也暴露出一些问题,如表面化、片面化地理解医学人文精神的本质内涵,教条化、形式化的人文管理,碎片化、仪式化的人文服务等。所有这些问题都集中反映出医院人文建设过程中存

在的理论薄弱和实践无方等问题。

因此,医院人文建设的实践探索不仅为医学人文研究提供了难得的社会试验机会和场所,而且对医学人文研究工作者发出了迫切的呼唤:呼唤医学人文研究工作者投身医院人文建设的实践探索行动中,为医院人文建设提供理论和方法的指导,助力医院人文建设实践,并且在医院人文建设实践中创立、检验和发展属于这个时代的、扎根于我国国情、具有国际领导力的人文医学理论。

【参考文献】

[1] 王禄生,张里程.我国农村合作医疗制度发展历史及其经验教训[J].中国卫生经济,1996(8):14-15.

[2] 王延中.试论国家在农村医疗卫生保障中的作用[J].战略与管理,2001(3):15-24.

[3] 钟裕民.1949年以来中国医改决策的基本历程及其评价[J].天府新论,2011(4):96-100.

[4] 任玉岭.中国医疗改革回顾与展望[J].中国市场,2014(36):3-11

[5] 国务院办公厅.国务院办公厅关于印发深化医药卫生体制改革2014年工作总结和2015年重点工作任务的通知[A/OL].(2005-05-09)[2018-03-20].http://www.gov.cn/zhengce/content/2015-05/09/content_9716.htm.

[6] 邓小平.邓小平文选:第2卷[M].2版.北京:人民出版社,1994:208.

[7] 何建华.略论市场逻辑及其伦理基础[J].道德与文明,2007(4):72-76.

[8] 中华人民共和国国家卫生和计划生育委员会统计信息中心.2013年中国卫生和计划生育统计年鉴[A/OL].(2014-04-26)[2018-05-10].http://www.nhfpc.gov.cn/htmlfiles/zwgkzt/ptjnj/year2013/index2013.html.

[9] 中华人民共和国国家卫生和计划生育委员会统计信息中心.2014年1—11月全国医疗服务情况[A/OL].(2015-01-12)[2018-03-20].http://www.nhfpc.gov.cn/mohwsbw-stjxxzx/s7967/201501/0faf05af332b4f9f83bc1244b84f6dfb.shtml.

[10] 中华人民共和国国家卫生和计划生育委员会统计信息中心.2003年中国卫生统计提要[A/OL].(2003-15-10)[2018-06-04].http://wsb.moh.gov.cn/htmlfiles/zwgkzt/ptjty/digest2003/t28.htm.

[11] 葛延风.医疗卫生领域不应该市场化[J].财经界,2006(6):85-87.

[12] 王根贤.基于医疗服务特异性的政府定位[J].武汉大学学报(哲学社会科学版),2010,63(1):103-108.

[13] 梁中堂.宏观视野下的我国医疗卫生体制改革[J].经济问题,2006(3):12-17.

[14] 赵玉琳,常樵.我国医疗市场化的改革取向不宜改变[J].经济纵横,2006(6):21-24.

[15] 胡颖廉.管制与市场:中国医疗卫生体制改革困境的实证分析及应对策略[J].经济体制

改革,2006(6):34-38.

[16] 陈钊,刘晓峰,汪汇.服务价格市场化:中国医疗卫生体制改革的未尽之路[J].管理世界,2008(8):52-58.

[17] 宋文舸,赵郁馨.医疗服务产品的属性与医院运行机制的选择[J].中国卫生经济,1995(10):34-35.

[18] 李秀英.医疗卫生服务的市场调节与政府作用的界定[J].中国卫生经济,2000(11):16-17.

[19] 顾昕.走向有管理的市场化:中国医疗体制改革的战略性选择[J].经济社会体制比较,2005(6):18-29.

[20] 顾昕.政府转型与中国医疗服务体系的改革取向[J].学海,2009(2):38-46.

[21] 李玲.我国医疗体制改革趋势[J].红旗文稿,2006(10):19-21.

[22] 马戎.医德与中国医疗体制的改革[J].社会科学战线,2009(2):185-193.

[23] 刘虹,张宗明.关于医学人文精神的追问[J].科学技术与辩证法,2006,23(2):28-31.

第三章 医院人文建设的基本内容

医院人文建设不仅可以融洽医患关系,还可以提升医务人员的人文精神,提高其组织支持感与组织承诺,增强医疗团队的凝聚力,提高医院核心竞争力,促进医院建设全面健康发展。而目前医院人文建设理论与实践的研究基本上是基于医院文化建设的实践总结,大都未跳出医院文化建设或人文管理的狭隘视角。[1-2]本章在前两章医院人文建设的理论溯源和历史背景分析的基础上,梳理并界定医院人文建设的内涵,分析其特征,并基于组织支持理论、行为过程理论等人文管理理论,构建医院人文建设的框架,提出医院人文建设的基本原则与路径,为后续医院人文建设评估标准的调研与确定提供理论支撑和指导。

第一节 医院人文建设的内涵

一、医院人文建设的概念

医院人文建设是以"患者利益至上"的核心价值观为基因与驱动,通过内部人文管理对外提供人文服务,营造人文环境,从而彰显医学与医院组织人文本质的新型医院组织模式。

(一)新型组织模式

医院人文建设是一种以彰显医学与医院组织的人文本质为基本特征的新型医院组织模式,是深化公立医院改革,彰显公立医院公益性质和人文性质的重要改革创新。

（二）以"患者利益至上"的核心价值观为基因与驱动

医院人文建设是以"患者利益至上"的核心价值观为基因与驱动,关注患者与医务人员双主体,通过内部的人文管理对外提供人文服务的新型组织形式。医院人文建设以人文管理理念为指导,以具有高度人文性、合作性和极强适应力的可持续发展为战略目标,以"患者利益至上"的核心价值观驱动人文管理、人文服务、人文环境等密切协调与配合的管理模式的构建,并通过管理模式进一步巩固和支撑其价值观和战略的实现。"患者利益至上"的核心价值观并不是忽略对医务人员的人文关怀,而是以患者与医务人员为双主体,通过内部完善的人文管理,增强医务人员的职业认同感、尊严感与荣誉感,从而使医务人员自觉追求和遵守"患者利益至上"的价值目标和标准,并将之外化为医院的人文服务,提高患者满意度,构建和谐医患关系。对医务人员的人文关怀是真正实现对患者人文关怀的前提和基础。

二、医院人文建设的特点

（一）彰显医学的人文本质

"医学的本质属性是社会性和人文性,医学的终极价值是医学人文价值。"[1]抽去医学的人文性,就抛弃了医学的根本。因此,医学是关爱生命的事业,人文精神是其本质内核,人文关怀是其基本职能。医院人文建设应以人文理念为指导,以人为工作主体,以人为服务对象,用内在的人文管理保障人文服务的实现。医院人文建设正是一种以彰显医学人文本质为基本特征的医院管理创新。

（二）回归医院组织的人文属性

医院作为一个组织,因其人员关系、服务方式和协作模式等的特点,使其必然具有了鲜明的人文属性。医院不仅需要提供良好的医疗技术服务,而且也是传递医学大爱的场所。医院管理的内在本质特征在于其人文性——以人为本,即对内管理以员工为本,对外服务以患者为本。理清和认识医院管理的人文内涵与特征,是医院建设的重要认识任务和基本使命。[2]卫生部等五部委在《关于公立医院改革试点的指导意见》中提出:公立医院改革的指导思想是"坚持公立医院的公益性质,把维护人民群众健康权益放在第一位";"公立医院能否回归公益性是决定新医改目标能否实现的关键。"[3]医院人文建设正是一种回归医院组织的人文属性,深化公立医院改革,彰显公立医院公益性质和人文性质的重要管理创新。

（三）建构医院人文管理模式

医院人文建设突破了仅从医院的文化方面进行人文建设与创新的局限，是以全新的视野和理念构建的新型管理模式和组织形式，是一种自觉的创新实践活动。医院人文建设是围绕"患者利益至上"的核心价值观而进行的医院组织的系统变革，它以人文为理念，包括了从管理、服务到环境等的整体变革。医院人文建设将"患者利益至上"的核心价值观植根于人文管理、人文服务、人文环境等相互协调而构成的管理模式中，以完善的管理模式与措施使"患者利益至上"不再停留于口号，而是融入员工的思想与行动中，融入管理与服务的细节中。

医院人文建设是对我国公立医院先后出现的"等级医院""文明医院""平安医院""现代化医院""优质医院"等不同模式的创新与进步。等级医院的建设以床位数和医院规模为重点；文明医院的建设是在创建"文明单位"的背景下，以医院物质文明和精神文明为重点的医院建设；平安医院的建设以创造良好执业环境、改善医患关系为重点；现代化医院的建设以技术、管理、服务、设备、人才等方面现代化程度为重点；优质医院的建设则以安全、质量、服务、效率为重点。这些模式在不同时期应运而生，对我国医院的发展起到了积极的推动作用。但其中心和重点都不是医学的人文关怀。面对当前因医学人文性的缺失而导致尖锐医患矛盾的现状，建设彰显医学人文属性、回归医院组织人文属性的人文医院成为时代的呼唤。医院人文建设可以说是进一步推动公立医院改革和发展的重要举措，是我国医院发展进入新阶段的重要标志。

第二节 "一核四维"：医院人文建设的基本内容

一、医院人文建设的理论依据

医院人文建设应以人文管理理论为依据和指导。医院是给予患者医学人文关怀和医疗技术服务的场所，医院管理归根结底是对人的管理，医院管理的基本目标是通过内部管理实现对患者的诊疗救治和医学人文关怀。医院人文建设是医院管理的一部分，是一种新型组织模式。医院人文建设彰显医学的人文本质，回归医院组织的人文属性，决定了医院人文建设必须以人文管理理论为依据和指导。人文管理是组织管理的最高位格，它突出文化的重要性，指向人性、人心和人生，强调人是目的的哲学理念。人文管理具有亲密、尊重、理解、欣赏和沟通协作等特征，即把员工在工作中的内心感受作为管理的关注点，通过组织文化建设，建立亲密组织和亲密感，使员工感受到被尊重、被理解、被欣赏；激发员工的主动性、创造性和协作精神，使他们心情舒畅地为组织工作的时候获得自身成长的成就感和幸福感。

医院人文管理包含以员工为根本和以患者为中心两个方面。"医院价值观的确立应坚持以人为本原则。以人为本原则中的'人'应当包括两类人：一是医院员工，二是医院的服务对象，主要是病人。这两类人是医院兴衰的决定因素。医院价值观的确立必须以他们为中心，要体现出对他们利益的关心、需要的满足和正确的认识，并用言行一致的方式对待他们的一切要求和所遇到的问题。"[4]因此，医院人文建设一方面要尊重与维护员工的利益，另一方面要重视患者的利益。

基于医院人文管理的特殊性和医院人文建设的特点，组织支持理论、行为过程理论等人文管理理论中的具体理论，成为医院人文建设的理论基础与依据。依据行为过程理论的 SOR（刺激—认知—反应）模型，基于社会交换理论与组织支持理论，医师属于典型的知识型员工，一般有着较高的个人素质和需求层次，有着较强的流动意识。他们更关注组织对自身工作的支持以及组织对自我价值的认可。只有让他们感受到组织对其工作的关心和尊重，才能满足他们高层次的心理需求，提升其组织事业性支持感和情感性支持感，从而增强其对组织的认同感，提升其工作自主感、成就感和尊重感。进而，基于社会交换理论的互惠原则和酬报原则，他们会以积极的医疗服务行为回报组织，从而提高整个医院的服务水平与环境，最终实现患者满意度提高的目标。

基于以上理论，医院人文建设必须充分调动员工的积极性、创造性，最大限度地挖掘员工的潜能，使其在医院建设与发展中发挥最大的效用，取得最大的社会效益。一个能赢得内部员工认同感与归属感的组织，才能更好地激发员工的积极性与创造性，从而为外部消费者（即患者）提供更好的服务，提高组织绩效。如"招聘世界上最优秀的人并让他们快乐地工作，给病人提供最好的服务并让他们满意，这两点是麻省总医院成功之路。只有医院让员工很满意，有良好的声誉，才能将优秀人才源源不断地吸引而至。有了优秀的人才，医院的技术水平、服务质量才会提升，才能做到让病人满意，所以'员工幸福'和'病人满意'这两点是相辅相成的"[5]。

二、医院人文建设的框架构建

（一）"一核四维"框架

医院人文建设必须采取系统思维的方式,以"患者利益至上"的核心价值观为核心和驱动力,通过人文理念、人文管理、人文服务、人文环境等相互联系、共同协作的一体化管理支撑价值观和战略的实现,使"患者为中心"不再仅仅停留于口号,而成为全体员工身体力行的价值目标和追求。具体如图1所示。

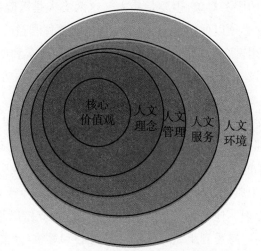

图1 医院人文建设"一核四维"框架

医院人文建设的框架中,"患者利益至上"是核心,人文理念是起点,人文管理是支点,人文服务为焦点,人文环境是触点。在医院人文建设中,应以"患者利益至上"为核心,凝练人文理念并以此为指导来创新管理框架,制定具体管理措施。依据人文管理理论、行为理论框架及组织支持理论等人力资源管理理论,只有以人文管理为支点,通过一系列体现人文性的管理措施才能真正调动医务人员工作的积极性,外化为优质的人文服务。因此,人文服务是焦点,是医院管理、医疗救护、患者关注的焦点。只有优质的人文服务,才能最终营造优质的人文环境。人文环境是触点,是医院人文建设的人文理念、人文管理、人文服务逐层外化后,患者可以直接接触到、感受到的,直接影响着患者对医院的整体评价。因此,"患者利益至上"的核心价值观与人文理念、人文管理、人文服务、人文环境是一个有机的系统整体,紧密相连、环环相扣、逐层推进、互为因果。

（二）结构分析

1. 以"患者利益至上"为核心价值观

医院人文建设的核心价值观是"患者利益至上",即以患者为中心,一切为了患者,一切围绕患者,最大限度地维护患者利益。

世界著名医院成功的根源,无不是牢固树立了"患者利益至上"的核心价值观,并通过各项措施保障其实现。如曾获美国马尔科姆·鲍德里奇国家质量奖的汉密尔顿医院,按照患者关注模型组织工作,并以部门为基础组织和管理职位。患者关注模型的中心是患者。患者处于所有决策和过程的中心位置。紧邻患者的是护理部门（第一层环）,他们直接向患者提供医疗护理服务。其他医务人员和支持人员位于以患者为中心的环形结构的第二层,他们对很多关键过程提供输入信息,协助护理人员向患者及时地传递富有情感关怀、高质量的医疗护理服务。最后,执行管理团队、高层领导团队和管理团队处于模型的最外层,他们向所有员工提供支持以实施过程,并通过使命、愿景和价值观来设定组织的方向和绩效期望。该模型支持对内部患者的关注,促进团队通过合作向患者提供卓越的服务。[6]

再如因实践精益管理思想而铸就医院管理经典的梅森医院,始终站在患者角度思考问题,以患者为中心完善医疗流程。如在手术流程改造中,3P 团队站在患者的角度来审视整个手术流程,以便更好地解决患者的关切。3P 团队在医患沟通、患者心理预期和患者对手术过程的知情权方面做足了功课,理顺了流程。由此,患者家属能够对家人手术的过程了然于心。①梅森医院创新性地推出了《手术日指南》这样一本小册子,其根据不同患者量身定制,在手术登记日当天就发给患者及其家属。这本小册子虽然简洁但很实用,它提供了手术当日的所有要点。一册在手,患者及其家属便可以知道下一步要做什么,它尤其重点告知患者,手术所需的大概时间以及其所处的主要治疗环节。②患者曾抱怨手术过程中跟家人分离得过早。设计团队在改造手术准备区时考虑到了这一点。手术信息登记后,护工将患者和家属迎进手术准备室。这样一来,患者及家属直接入室,取消了一次转手——转手过多也是患者的抱怨之一。③患者也需要隐私,3P 团队在设计时考虑到了这一点。当患者进入手术准备区,那简直就是一间房间。它是私密空间,没有布帘隔断,不会再听到邻床的一些个人情况,也不会感觉自己暴露于他人的视听范围内。④手术室一准备好,患者即从准备室经过走廊推至两三米外的手术室,再也不用走冗长而神秘的过道了——那些越走越担心、越走越害怕的长廊。这时,患者必须与家人分开了,但是这次与以往不同,一些体贴周到的设计改进让家属不再感到手术室大门一关,两眼一抹黑,这也是患者的主要关切点之一。这个改进就是设置电子系统,让家属在手术室门外可以通过电子系统了解手术进度。每个手术患者都有一个专属代码仅供家属查询使用。家属通过类似于机场的电子显示屏一样的屏幕可以私密地了解到患者手术进展的情况。这一电子跟踪系统无须增加工作人手,因为其通过电子临床手术记录系统自动推送。⑤最终,手术结束后,患者直接被推至术后恢复区,每个患者有一个专属恢复隔断。通常,患者家属已经在那里等待。设计中所划定的家属区域既保证了家属的陪伴,又确保了家属不会妨碍到医务人员的工作和通行。⑥考虑到保护患者隐私和提高护士工作效率的需求,3P团队所设计的术后恢复区与通常的病区模式非常不同。它可以保护患者隐私,同时又能方便护士就在患者周围以便实时监护患者情况,由此可以提供更好、更安全的护理。因此,设计团队在设计方案中避免直角的建筑设计方案,带弧度的设计可以使护士从护士站就能直接观察到每个患者的单间,提高了医疗安全。⑦在恢复区,随着患者逐渐苏醒,护士能有时间专注于患者及其家人,以有助于其出院后的康复。⑧当全心关注手术过程及患者感受时,团队把环境也改造得舒适宜人。他们将家属等候区设计成舒缓的起居室风格,而不是让人感觉特别专业或缺乏人情味儿的风格。家属等候区不但配备了互联网和有线电视,还有适合不同体型的座椅。这些减弱了临床感,提升了环境的舒适性,从而减轻了与临床设施相关的焦虑情绪。所有这些以患者为中心的改革环节极大提升了患者体验。患者步行距离缩短了82%;患者的手术流程时间(定义为手术当日从登记到出院这段时间)缩短了40%。[7]

2. 人文理念

人文理念是医院发展中形成的共同的精神现象,即一定时期医院员工对医院人文建设所持的发展思路、观念与价值取向。人文理念包括医院人文建设的宗旨、愿景与战略目标。人文的医院,应以关注医务人员与患者双主体的利益为宗旨,以为患者提供最优质的服务为愿景,以人文建设形成医院持久竞争优势,从而成为行业领导者为战略目标。

人文理念始终贯穿于医院管理、医院服务以及医院环境的方方面面。人文理念是医院人文建设的奠基石,是医院人文建设的内推力与主旋律。

人文理念是医院人文建设的起点,只有在科学的人文理念的指导下,医院才能制定科学的人文管理框架和具体措施,才能通过人文管理调动员工工作的积极性,并将之外化为人文的服务,最终营造人文的环境。所以,人文理念是起点,它可以引领医院人文管理,提升医院人文服务,营造医院人文环境。

2014—2015年度《美国新闻与世界报道》中麻省总医院(MGH)综合排名全美第二。值得指出的是,麻省总医院在美国国立卫生研究院(NIH)科研经费资助方面连续十几年全美排名第一。每当问及麻省总医院的成功之道,他们总会回答:医院文化。MGH的医院文化体现在四个方面:第一,宗旨:一切以病人为中心,为病人提供最高水准服务,通过科研教学提升医疗水平。第二,愿景:成为美国卫生行业质量和安全的领导者。第三,信条:病人是医院的中心,员工是医院的最大资产,工作上要追求卓越,团队沟通非常重要,要分享自己的成功与失败。第四,戒条:不粗鲁待人,不违反制度,不同流合污,不泄露隐私。[8]这充分说明了医院人文建设中人文理念的重要性。

3. 人文管理

医院人文管理是以医学人文理念为核心,对医院管理理念、流程、制度和运行机制进行整合和改造的创新管理,是人文管理理论在医院管理的具体体现和应用,是以彰显医学人文本质为基本特征的医院管理路径。

医院人文管理不同于企业人文管理。就企业管理而言,企业人文管理多处于理想状态,绝大多数企业无法克服企业的人文目标与经济利益之间的分歧,更多倾向于将人文管理作为实现企业经济增长和管理优化的手段,容易与企业的人本管理逐渐趋同。而医院本身并不是企业,尽管借鉴和使用了企业管理的先进经验,公立医院的管理本质上属于公共管理的范畴。正是医院管理本身应当具有公共性、合法性和效率性的价值特征,才使得医院人文管理从理论到现实不仅有其必要性,而且具有现实可行性。

人文管理是以信任和互利为基础,形成医患之间、医院与社会之间良性互动的管理模式。医院人文管理不仅有克服市场失灵和政府失灵的优势,而且有助于克服医院单纯逐利和偏离公益性的发展方向的弊端,回归医院管理的人文本质。人文管理有利于患者权利落到实处,真正实现患者利益至上的管理理念;有利于医院管理模式的创新,实现经济效益和社会效益的统一;有利于医务人员医学人文精神的养成,构建和谐医患关系。

人文管理是医院人文建设的支点。"人文管理的核心是以人为本,其内涵有两个层面:'以医务人员为本'和'以病人为中心'。而医务人员作为医疗服务的具体提供者和实践者,他们在和谐医患关系的构建中作用极为关键。因此,强化'以医务人员为本'的人文管理理念,积极探索医院人文管理的实践,这对于重建和谐医患关系将有积极意义。"[9]"医院实施人文管理是和谐社会的理想与和谐医院的目标之必然要求,医院管理者应始终紧密把握住管理的内在人文本质,把尊重与关爱员工纳入其职责范围和基本使命。医者的人文情怀是医者拥有对人的人生意义、主体价值尊崇的人文精神。医院的人文管理是医者的人文情怀存在的组织软环境,医者的人文情怀则是医院实施人文管理的重要外部表征之一。医院的人文管理与医者的人文情怀互为交融、相得益彰。"[10]因此,人文管理必须关注医院员工和患者双主体,通过制定一系列措施保障员工利益,才能调动员工的主动性与积极性,并将之外化为人文的服务,最终保证患者利益的实现。

4. 人文服务

医院人文服务是指除了医疗技术之外,医院为满足患者生理、心理、伦理等方面需求,以尊重人性为出发点,满足人文关怀的一系列精神的、文化的、情感的服务性行为。其核心就是关心患者的健康需求,尊重患者的生命价值、人格尊严与个人隐私。医院人文服务的内涵是对人的生命的敬畏与尊重,对人的健康权利的重视与维护,对人的身心健康的关爱与呵护。在医院内,除了医院的医疗技术水平外,患者对医院的服务关注度也在逐渐提升,即从单纯地治愈疾病、寻求技术性医疗服务为主,逐渐转变为注重就医感受、环境和流程等人文服务内容。

医院人文服务包括表层、中层、深层服务三层,三者是逐层递进的关系,它包括了三层含义。表层的服务:许多医院已有意识地提供人文性医疗服务,但多数仍属于微笑服务,强调服务态度,提供空姐式服务。中层的服务:少数医院的医务人员在临床工作中已自发产生了对病人的同情心,提供亲友式的服务。深层的服务:医院人文服务的最高境界应是医务人员成为病人的精神支柱,帮助其建立战胜疾病的信心。

医院人文服务的实质是医院以人为载体向患者作出的服务承诺。医院属于服务行业,医疗服务就是医院以病人和一定社会人群为主要服务对象,以医学技术为基本服务手段,向社会提供能满足人们医疗保健需要、为人们带来实际利益的医疗产出和非物质形态的服务。医疗产出主要包括医疗及其质量,它们能满足人们对医疗服务使用价值的需要;非物质形态的服务主要包括服务态度、承诺、医院形象、公共声誉等,可以给病人带来附加利益和心理上的满足感及信任感,具有象征价值,能满足人们精神上的需要。

人文服务是医院人文建设的焦点。医院以患者为主要服务对象,人文服务是医院管理、医疗救护、患者关注的焦点。医院人文服务关注患者社会属性,有针对性地满足患者心理;医院人文服务可以促进医患关系和谐发展;医院人文服务是提升医院核心竞争力及品牌的必然途径。只有优质的人文服务,才能最终营造优质的人文环境。

5. 人文环境

医院人文环境,就是打上医院文化烙印、渗透医学人文精神的生活环境。医院人文环境包括在人文理念指导下,经过人文管理、提供人文服务而后形成的为医院的双主体——员工和患者直接可感触的渗透医学人文精神的人际环境和生态环境两个方面。生态环境包括自然环境、布局环境、流程环境、标识环境等,它是医院人文理念与人文管理的外显载体,是为患者直接可触、感知,影响患者对医院评价的直接因素。人际环境是指人与人之间的关系,在医院里主要表现为医务人员之间、医患之间的关系。在医院人际环境中,医务人员之间的关系是主体,关系到医务人员的团结合作和医疗工作的开展,它还为建立良好的医患关系和良好的社会公共关系奠定了基础。医患关系是医患双方建立在一定权利和义务基础上的相互关系,是一种平等、友爱、互助、合作的新型人际关系,它关系到患者能否积极参与和配合医疗护理工作、医患沟通程度及医患纠纷的多少、医院的服务质量与信誉、社会安定及医院的社会效益等。

医院人文环境应体现人文尺度和环境尺度的统一、人性和自然性的结合,真正科学地做到环境的人文化和人文的环境化。因此,必须坚持以法学、伦理学、心理学、文化学等多学科交融为手段,实现人文环境建设的法治化、德治化和科学化。

人文环境是医院人文建设的触点。它是医院人文建设的人文理念、人文管理、人文服务逐层外化后,患者可以直接接触到、感受到的。因此,人文环境是影响患者对医院人文建设评价的关键因素,在医院人文建设中居于重要的地位,是医院持久竞争优势的来源。良好的医院人文环境有利于提高医疗服务质量,满足多元化的服务需求;有利于提高员工的凝聚力和向心力,调动其工作积极性;有利于树立医院良好的外部形象,提高医院的竞争力。

第三节 医院人文建设的原则与路径

一、医院人文建设的原则

医院人文建设的原则即医院人文建设所依据的准则或规范。根据医院人文建设的内涵及特征，以及"一核四维"框架，医院人文建设应遵循人文性、系统性、多学科交融性和持续性的原则。

（一）人文性原则

医院人文建设应体现鲜明的人文性。医院人文建设归根结底是对人的管理，以人为目的，以员工为根本，以患者为中心。以员工为根本，把医务人员本身作为目的和主体。强调对医务人员的尊重、理解和欣赏，为医务人员提供精神情感支持和事业支持，通过医务人员人生价值的提升，激发他们的主动性、创造性和协作精神，从而实现医学人文观念提升、医学人文素质提升、医学人文行为规范提升的医院人文建设的目标。以患者为中心，强调对患者生命的尊重和关爱，将人文关怀和人文服务贯穿整个医疗服务过程。以优质高效的服务真正满足社会人群的健康需求，实现为患者健康服务的宗旨。

（二）系统性原则

医院人文建设是一个系统工程，需要以"患者利益至上"的核心价值观为内核，贯穿于人文理念、人文管理、人文服务和人文环境的每个环节和细节中。通过人文理念、人文管理、人文服务和人文环境的紧密配合、环环相扣，最终保障"患者利益至上"核心价值观的实现。因此，医院人文建设必须坚持系统性原则，使"一核四维"结构中的方方面面都协调一致，在动态发展中保持平衡。

（三）多学科交融性原则

以前医院人文建设往往侧重于医院文化方面的建设，以医院文化建设代替人文建设，这显然不能满足医院发展的需要。医院人文建设应坚持多学科交融性原则，突破单从医院文化角度建设的局限，从伦理、法律、心理、文化等多学科视角宏观布局、系统思考，使多学科交融于人文理念、人文管理、人文服务和人文环境建设的方方面面。通过多学科的交融，完善医院人文建设。

（四）持续性原则

医院人文建设不是静态、阶段性的工作，而是动态、持续性的管理变革和创新。随着社会经济文化的发展，国家对医疗卫生事业发展战略的调整，以及人们思想观念的转变，医院发展战略也要随之进行调整。因此，医院人文建设是一个长期的持续的系统工程，在"一核四维"框架下，不断完善人文理念、人文管理、人文服务、人文环境的具体制度和规范。

二、医院人文建设的路径

医院人文建设的路径即医院人文建设的措施与方法。根据医院人文建设"一核四维"框架，医院人文建设应立足于人文理念、人文管理、人文服务和人文环境四个方面，制定具体的建设措施与方法。

（一）制定以人为本的发展战略

医院人文建设是一种体现以人为本、以人为目的的组织管理模式，人文理念建设是医院人文建设的起点。人文理念建设首先是观念更新，而观念更新的路径首先是领导者的观念更新，再进一步，领导者的观念更新则不仅要靠领导者的自我学习，更需要医学人文学者和医院领导者的互动、推动，然后把观念转化为制度。其次是制定符合人文理念建设需求的医院发展规划。医院人文理念建设的总体规划应体现立足本院、放眼未来的特点。

以员工为本，尊重医务人员，维护好医院员工的利益。首先，医院领导者要树立正确观念；其次，医院应当成立专门了解员工需求的机构，并配备专门的人员。将了解员工需求与满足需求作为一项长期、系统的工程来落实实施。同时，加强对各科室领导综合素质的考核，将是否尊重、公正公平对待员工、维护员工利益作为考核的重要内容；医院还应当定期开展调查研究，倾听、确定员工需求。要真正做到维护员工利益，必须明确知道员工需要什么，员工真正关心的利益是什么。此外，重视医务人员人文理念培育，完善法治、伦理及医学心理等领域的知识培训制度。

以患者为本，在医疗活动及管理制度中全面贯彻"患者利益至上"的理念。"患者利益至上"是医院价值观的核心，要注重该理念的培育和传承。在医疗活动中全面贯彻"患者利益至上"的服务理念，在医院内努力实现医疗的"全人""全程"的服务目标；充分理解并尊重患者感受，注重病人精神层面的服务。医院内部管理制度建设贯彻"患者利益至上"的理念，将理念贯彻在医疗服务管理制度、人事聘用制度、业绩考核制度乃至设备设施建设制度当中,并使之成为全体员工身体力行的价值目标和追求的关键。

（二）完善以多学科融合为特色的人文管理制度

遵循医院人文建设的相关原则,人文管理的建设应以伦理、法律、心理、文化等多学科融合视角为指导制定相关管理制度。

从医院管理伦理到伦理管理,加强人文管理的伦理建设。医院管理者与医生对涉及人体试验的科研伦理的重要性的认识显著提升,应从管理上加快从制度规范到内心遵从的转变;继续加强保护患者隐私权的管理,不因患者的认知和评价而改变;医院应改变医疗纠纷的管理方式,从单一的经济管理转为人文管理;加强医院伦理行为指南的宣传和试点工作,制定符合本土化特征的伦理指南。

从法制建设到医院管理法治化,加强人文管理的法治建设。树立依法管理的意识;建立相关法律顾问制度;切实遵守行业准入制度,严格管理医务人员的从业资格;完善档案管理制度,正确书写、保管临床病历资料;完善医院内部的患者权利保护机制;保证药物、医疗器械等的财物采购等行为的合规性。

加强医患沟通管理,促进和谐医患关系目标的建设。加强医患沟通管理是构建和谐医患关系的保障;建立和完善医患沟通制度、加强医患沟通考评、提升医务人员素质是构建和谐医患关系的基础;争取患者理解包容是构建和谐医患关系的关键。

加强医务人员自身的人文建设,提高医务人员的人文管理能力。系统化的培训与激励,为员工提供广阔发展空间;构建团队工作模式,促进员工交流,提高员工决策参与度;根据医务人员的差异性,制定有针对性的管理措施;加强医院文化建设与传播的载体平台的建设。

（三）构建以维护患者权利、提升就医体验为宗旨的人文服务体系

树立患者利益至上原则,保证医疗服务在法律框架下运行。首先,医院人文服务要树立"患者权利本位"观念,立足于保护患者权利;其次,遵循"患者生命健康至上"原则,严格依法提供不低于"当时医疗水平"的医疗服务;最后,切实保证患者知情同意权、隐私权及其他权利。

优化流程、重视评价,提高医院人文服务管理绩效。要用价值流程图分析法重建医院诊疗流程,建立融合医院人文服务指标的综合机制,将"反对歧视"及"反对过度医疗"制度化和常态化。

满足个体社会性需求,重视沟通平台建设。要倾听、确定并满足患者的个别化需求;依据医患不同特征,细化人文服务建设标准;建立多种形式的医患沟通平台,注重医患沟通培训系统化。

重视医院环境营造,提高患者体验感。要营造"以病人的需求为关注焦点"的环境,建立各种方便、快捷的信息网络渠道。

(四)营造以和谐人际关系和优美生态环境为重点的人文环境氛围

人文环境是医院人文建设的触点,直接影响患者对医院的感受和评价。人文环境既包括人际环境,又包括生态环境;既包括内部的医际环境,又包括外部的医患关系。因此,医院人文环境建设,不仅要注重客观物的改造,更要注重对人际关系的改善。

加强人文环境的法治化建设。在硬件建设上,要依法从方便、有利于患者就医的角度考虑,适度增加投入,加强医疗、生活基础设施和服务、管理信息化建设,为患者创造一个舒适、优美的就医环境,为开展以人为本的人性化医疗服务打下扎实的基础;依法建立健全科学合理的采购制度,完善医疗设备设施管理的法律法规建设;完善医疗法规,培育理性的医疗法治文化。

建立和完善医患双方的信任机制,营造良好的就医环境。从短期来看,探索性地采取一些管理措施将有益于改善医患信任环境,如医院硬件环境的建设、人性化的设置、清晰而有效的就医流程、医患信任的第三方评价平台等;但从长期来看,只有医院决策者真正将建设人文医院作为愿景,并把它作为系统工程落在实处,才有真正实现的可能。

理解并尊重患者感受,注重病人精神层面服务内涵的建设。在人文医院建设过程中,一定要注重病人精神层面的服务,重点了解病人的心理需要,实行人文关怀服务。

加强管理,注重营造和谐人际环境。加强医院核心价值观的凝练与传承,提高医务人员对医院核心价值观的认同度、遵从度;重视全员教育,加强双向沟通,营造和谐人际环境;完善内部考核机制,尊重和维护员工利益,提高组织凝聚力。

第四节　医院人文建设研究的方法

一、医院人文建设研究的两个基本方法

医院人文建设研究采用定性研究和定量研究相结合的方法。

定性研究方法是建立在人文主义哲学基础上的，用语言文字进行全方位的论证的研究范式。其逻辑方法是归纳抽象、提出概念、思辨推理。定性研究的目的是对研究对象的重要属性和性质进行揭示、解释和说明，其具体方法包括现场体验法、结构式和非结构式访谈法、参与型和非参与型观察法、文献分析法、案例研究法等多种方法；其原始资料包括场地记录、访谈记录、照片、录音等等。定性研究具有探索性、诊断性和预测性等特点，需要有很强的分析、逻辑思辨能力。定性研究强调对社会现象的深入了解，尊重实践者对自己行为的解释，有利于问题的解决和促进相关社会实践的发展，适合于实践性比较强的学科。

定量研究是建立在实证主义哲学基础上的，用数学模型进行推导或者用数据进行论证的研究范式。其逻辑方法是演绎推理，提出假说，分析数据，证实或证伪假说。定量研究的目的是检验假说，其具体过程由收集数据、建立模型、假说检验等组成；其原始资料包括调查问卷、数据库等等。定量研究具有相对精确性、证明性等特点，需要可靠详尽的数据和较强的数据处理能力。定量研究强调事先建立假设并确定具有因果关系的各种变量，然后使用某些经过检测的工具对这些变量进行测量和分析，从而验证研究者预定的假设。它适合于用数学工具来分析的经验的、可定量化的研究。

医院人文建设是多种因素交织在一起的复杂的社会人文现象，既包含着适用于数据分析的基本事实，具有可测量性和客观性，又包含着适用于文字阐述的价值判断，具有历史性和社会性。以定量研究的方法来把握医院人文建设这种人文现象，对其客观元素进行数学化和精确化的描述，是必要的也是可行的。但是仅仅以定量研究的方法来研究医院人文建设，很难揭示医院人文建设的独特性和本质性。数据分析对于人类复杂关系而言并不具有优势，也无法触及医院人文建设的深层次的理论问题。医院人文建设是多层次的、复杂的问题，当人们力求做到客观、精确而从某一角度对它进行有限的研究时，反而会陷落到某种主

观性之中。运用定性研究方法,一方面有利于从整体上把握医院人文建设,另一方面有利于对这种管理行为作比较全面和正确的认识。

医院人文建设研究中定量研究和定性研究单独使用,都无法解释或回答所有的问题。不同的研究方法之间不应该对立,而应是互为补充的、互相支持的。定量研究与定性研究只是从不同的侧面、用不同的方法对同一事物进行的研究。定性研究为定量研究提供框架,而定量研究又为进一步的定性研究创造条件。

二、医院人文建设定性研究

医院人文建设的定性研究采用了半结构式访谈法、非参与型观察法、文献分析法、案例研究法等多种方法,主要研究医院人文建设评估指标、医院人文建设的内容和途径等问题。

半结构式访谈法。访谈,顾名思义,就是研究者"寻访""访问"被研究者并与其进行"交谈"和"询问"的一种活动。半结构式访谈法,按照事前设计好的访谈提纲向对调查者进行直接访谈,然后将不同对象的访谈所获的资料进行整理和比较。本研究邀请了南京地区 12 家医院的 20 多位管理工作者就医院人文建设的内容、途径特别是评价指标进行访谈。

非参与型观察法。南京鼓楼医院在医院人文建设方面已经积累了一定的实践经验,课题组全体成员到南京鼓楼医院进行现场体验观察。

文献分析法。运用学校图书馆数据库平台,广泛检索国内外相关文献并进行梳理,用作医院人文建设研究的借鉴。

个案研究法。对南京鼓楼医院、美国梅奥诊所等国内外多家医院的医学人文建设进行了个案研究。

三、医院人文建设定量研究

医院人文建设定量研究方法主要采用了问卷调查和数据分析的方法,主要探讨研究对象对医院人文建设评估指标的意见。

(一)数据采集和分析的一般情况

本研究利用自行编制的调查问卷进行问卷调查,建立数据库,分析相关数据,对医院人文建设的有关情况进行实证研究。

采用整群随机抽样的方法,抽取南京地区地方和军队共五家三甲医院,南京、苏南(南京除外)、苏中共五家二甲医院的医务人员和患者作为研究对象。对回收所得问卷进行检查,剔除无效问卷。

问卷调查所得数据以 EpiData 3.1 录入,数据录入采用双人双盲法,并抽取1‰进行复核,保证数据录入的质量。运用统计软件 SPSS 21.0 建立数据库,进行统计描述与分析,P≤0.05 具有统计学意义。

(二)被调查医方情况

共发放医方问卷 660 份,回收 616 份,回收率 93.3%;其中有效问卷 435 份,有效率 70.6%。有效问卷的情况见表 3-1:

性别构成:男性员工 143 人,约占 32.9%;女性员工 292 人,约占 67.1%。

年龄分布:30~39 岁之间的被调查员工最多,有 145 人,约占 33.3%;50 岁及以上的被调查员工最少,约占 15.2%。

学历构成:文化程度主要集中在本科学历,约占 59.1%;硕士学历次之,约占20.5%;博士学历约占 4.6%。

工龄分布:21 年及以上的员工约占 33.8%,其次是 6 年以下的员工,约占24.8%。

职称构成:以初级与中级职称为主,分别占 28.0%和 36.6%。

岗位构成:临床医生 133 人,约占 30.6%;医技人员 66 人,约占 15.2%;行政管理人员 125 人,约占 28.7%;护理人员 103 人,约占 23.7%;其他人员 8 人,约占 1.8%。

表 3-1 医务人员基本情况

分类	分组	频数/人	占总人数的百分比/%
性别	男	143	32.9
	女	292	67.1
年龄	30 岁以下	115	26.4
	30~39 岁	145	33.3
	40~49 岁	109	25.1
	50 岁及以上	66	15.2
学历	中专及以下	7	1.6
	大专	62	14.3
	本科	257	59.1
	硕士	89	20.5
	博士	20	4.6

续表 3-1

分类	分组	频数/人	占总人数的百分比/%
工龄	6 年以下	108	24.8
	6~10 年	61	14.0
	11~15 年	61	14.0
	16~20 年	58	13.3
	21 年及以上	147	33.8
职称	初级	122	28.0
	中级	159	36.6
	副高级	93	21.4
	正高级	36	8.3
	无	25	5.7
岗位	临床	133	30.6
	医技	66	15.2
	行政	125	28.7
	护理	103	23.7
	其他	8	1.8
单位归属地	南京	342	78.6
	苏南	59	13.6
	苏中	34	7.8

（三）被调查患方情况

共发放患方问卷 660 份，回收 581 份，回收率 88.0%。因患者流动性较大，对问卷填写的依从性不如医务工作者，问卷数据存在缺失的情况。为了充分利用数据，我们仍将部分虽完整性稍欠缺但质量较高的问卷纳入后期数据分析，导致后续不同因素的总人数在分析时存在差别，这在一定程度上与传统统计学的要求有一定差距，但这仍保证了数据的正确性，与最大可能地利用数据。总体上问卷的情况如下（见表 3-2）：

性别构成：男性 151 人，约占 42.3%；女性 206 人，约占 57.7%。

年龄分布：较为均衡，各组比重占总体的 20%~30%之间。

学历构成：文化程度主要集中在中专及以下学历，约占 47.2%；大专学历次之,约占24.2%;本科及以上学历所占比重较少。可见被调查患者的文化水平总体较低。

就诊科室:被调查患者的主要就诊科室是内科、外科,分别占了35.9%、29.0%。

就诊类别:以住院患者为主,占75.1%;门诊患者仅占24.9%。

患者职业:工人约占33.6%;农民63人,约占16.2%;军人约占1.8%;干部约占13.1%;其他占35.3%。

地区分布:南京226人,占比最多,约58.9%;苏南67人,约占17.4%;苏中42人,约占10.9%;苏北49人,约占12.8%。

婚姻状况:被调查患者中以已婚患者为主,约占84.6%。

费用支付:从患者支付方式上看,以医保患者为主,其中职工医保约占27.2%,居民医保约占27.4%,新农合约占14.1%;自费患者较少,约占17.2%;公费患者约占10%。

表 3-2　患者基本情况

分类	分组	频数/人	占总人数的百分比/%
性别	男	151	42.3
	女	206	57.7
年龄	30 岁以下	98	24.5
	30～39 岁	88	22.0
	40～49 岁	81	20.3
	50 岁及以上	133	33.2
学历	中专及以下	183	47.2
	大专	94	24.2
	本科	93	24.0
	硕士	16	4.1
	博士	2	0.5
就诊科室	内科	139	35.9
	外科	112	29.0
	妇产科	67	17.3

续表 3-2

分类	分组	频数/人	占总人数的百分比/%
	儿科	10	2.6
	其他	59	15.2
就诊类别	门诊	92	24.9
	住院	277	75.1
职业	工人	133	33.6
	农民	64	16.2
	军人	7	1.8
	干部	52	13.1
	其他	140	35.3
户籍	南京	226	58.9
	苏南	67	17.4
	苏中	42	10.9
	苏北	49	12.8
婚姻状况	已婚	331	84.6
	未婚	46	11.8
	离异	10	2.6
	其他	4	1.0
支付方式	自费	67	17.2
	城镇职工基本医疗保险	106	27.2
	城镇居民基本医疗保险	107	27.4
	新农合	55	14.1
	公费	39	10.0
	其他	16	4.1

【参考文献】

[1]　李芳,李义庭,刘芳.医学、医学教育的本质与医学人文精神的培养[J].医学与哲学(人文社会医学版),2009,30(10):66-68.

[2] 林海.论医院管理的人文特征[J].医学与哲学(人文社会科学版),2008,29(17):62-63.

[3] 孔祥金,赵明杰.公立医院改革中几个难点问题的思考[J].中国卫生事业管理,2012(6):
407-410.

[4] 周凤鸣,田文军.医院管理学:医学文化分册[M].2版.北京:人民卫生出版社,2011.

[5] 麻省总医院是如何做到让医院员工幸福的[EB/OL].(2016-07-07)[2017-08-02].
http://www.medsci.cn/article/show_article.do? id=4d36e02158d.

[6] 芮苏敏.卓越的医院管理:美国国家质量奖案例[M].北京:中国标准出版社,2006.

[7] 肯尼.医改传奇:从经典到精益[M].李建军,高钧,阎少年,等译.北京:人民军医出版
社,2014.

[8] 麻省总医院是如何让病人满意的? [EB/OL].(2015-07-05)[2017-08-02].http://mp.
weixin.qq.com/s? __biz=MjM5NzU5NDc0MA==&mid=207838460&idx=3&sn=
c51965de93bce7861e30dd951188bf36&scene=1&from=singlemessage&isappinstalled
=0#rd.

[9] 倪健辉.人本理念引导下的医院人文管理实践探索[J].江苏卫生事业管理,2010,21(5):
53-55.

[10] 林海.医院的人文管理与医者的人文情怀[J].南京中医药大学学报(社会科学版),
2009,10(2):106-109.

第四章　医院人文建设的实践探索

从国内的"文明医院""平安医院""优质医院"到"现代化医院",再到国外的"患者至上""一切以患者为先""以服务达卓越""追求卓越"和"以人为本""患者第一,员工第一"等不同的人性化管理理念,究其本质是医院管理阶段性的产物。国内外医院在人文建设方面进行了长期的探索实践,并从医院文化建设逐渐发展到人文医院的建设。且已取得的实践成果与经验为当前医院人文建设的探索与创新提供了宝贵经验。

第一节　国内医院人文建设的实践探索

追溯我国的人文医院建设,可以发现 20 世纪 80 年代的"文明医院"建设是起点。1984 年,我国医疗体制启动改革,中国医疗体系紧跟着中国经济领域激烈的自由市场化转向而开始全面转向。随着中国由计划经济体制向市场经济体制过渡,政府对医疗体系的控制减弱,向医院提供的资金支持锐减,这迫使公立医院开始像逐利企业般经营医院。在这一阶段,政府只给一部分人提供医疗保险,私营的保险公司根本不存在,致使大部分中国人没有医疗保险覆盖,这也使得这次市场化医疗改革实验造成的动荡更加剧烈。1999 年,中国城市人口中仅公务员、国企员工拥有医保,9 亿农村人口中仅 7‰拥有医保。如此,医患矛盾的对立双方就很清晰了,一方是严重缺乏医疗保险覆盖的病人,另一方是全神贯注"创收入、图生存"的医院。实际上,普遍流行的新经济规则和激励机制,强烈鼓励医生像资本主义经济中的企业主那般行事。到 20 世纪 90 年代晚期,这种市场化医疗改革实验导致了全国范围公众的愤怒和对医院及医疗从业者的不信任,甚至还发展成广泛的、针对医生的暴力袭击。在一些不发达的农村地区,看不起病导致的不满,引发了公开的抗议,这威胁到了社会的稳定。在此种社会背景下,我国"五讲四美三热爱"——建设社会主义精神文明的一项重要工作开始进行。随着"五讲四美三热爱"活动在社会各领域,尤其是在医疗卫生领域的不断推进,医院把创建"文明医院"作为一项重要的医院管理工作。

一、文明医院

1981 年 2 月,全国总工会等九个单位发出《关于开展文明礼貌活动的倡议》以后,各地各业纷纷响应,积极行动,在全国范围内掀起了建设精神文明国家的运动。同年 2 月 28 日,中央宣传部、教育部、文化部、卫生部和公安部又发出通知,结合当时国内紧张的医患关系现状,要求卫生部门所属单位和医药院校都要把"五讲四美"列为常态工作。这一要求有力地推动医疗卫生领域各级医院以"文明医院"为导向深入开展"五讲四美"活动。各级医院采取多种形式,结合医院实际,深入开展"五讲四美"和医学伦理道德教育的活动。在这一历史背景下,全国文明医院建设研讨会于 1987 年 11 月 25 日至 30 日在浙江省宁波市召开。包括当时卫生部相关部门负责人张自宽、才生嘎在内的各级卫生行政管理部门负责人、医院院长、医科大学学者以及《健康报》社、《中国医院管理》杂志社等单位的代表共计 93 人参加会议。会议期间,代表们修改了《医院工作人员医德规范及实施细则》和《文明医院标准》。哈尔滨医科大学贺志忠认为文明医院可以从医务人员的医疗技术水平、思想道德观念和医院的科学管理状况三个维度进行评判。他认为,文明医院建设是医院精神文明程度不断提高的过程,而医疗技术水平是核心,医务人员的医学知识和医疗技术水平是衡量医院精神文明程度的一个重要标志。在分析国内就医现状的基础上,他认为不断提高医务人员的医学知识和技术水平是医院精神文明建设的主要内容之一。医疗机构要加强医务人员的智力投资,不断提高其医疗技术水平,这是进一步开发卫生资源的有效措施。文明医院建设的另一个重要内容是提高医务人员的思想道德素质。结合改革开放和医疗体制改革的时代背景,对医务人员开展不同层次的有效的思想教育,尤其是进行爱国主义、集体主义和共产主义的思想教育,能激发医务人员的主人翁精神,调动其积极性和创造性。另外,对医务人员进行医德教育同样是文明医院建设的一项重要内容。医德包括医疗职业的责任、权利、义务、情感、良心、荣誉和功利等方面。从精神层面培养医务人员全心全意为人民服务的意识，使医务工作者能够在其工作过程中自觉遵守社会主义医德规范。会议形成了全国范围的《文明医院标准》，该标准从领导管理、人才管理、信息管理、医疗质量和基础设施等5个维度对全国文明医院建设提出了评判依据。

文明医院建设客观上提升了我国医务人员的医疗水平，一定程度上改善了医患关系，缓解了医患矛盾，但是其存在重医务人员的专业素质轻人文素质、重医院业务管理理念轻人文管理理念、重医院外在环境轻医院人文环境等诸多方面的不足仍然存在。

二、平安医院

改革开放以来，我国医药卫生事业进行了一系列改革，取得了巨大成就，人民群众健康水平显著提高，主要卫生指标位于发展中国家前列。比如，针对卫生资源严重短缺导致的"看病难、住院难、手术难"问题，通过鼓励多渠道筹资、多种形式办医，逐步形成以公有制为主体，多种形式、多种渠道办医的新格局。医疗机构通过一系列激励措施，明显调动了医疗机构和医务人员的积极性，使我国医疗服务规模、条件、水平和能力有了明显改善，医疗卫生服务供给大幅度增加，有效缓解了由于卫生资源短缺造成的"看病难、住院难、手术难"等突出矛盾。再比如，针对职工医疗保险基本由国家和企事业单位包揽的弊端，对公费医疗和劳保医疗制度进行改革，建立了城镇职工基本医疗保险制度。同时，逐步建立了新型农村合作医疗制度、城镇居民基本医疗保险制度和城乡医疗救助制度，初步形成我国医疗保障体系。但是，医药卫生体制深层次的一些问题依然没有得到根本解决，并出现了一些新的问题：城乡和区域医疗卫生事业发展不平衡，药品生产流通秩序不规范，医院管理体制和运行机制不完善，政府卫生投入不足，医药费用快速上涨，医疗保障制度不健全、保障范围小、保障水平较低，居民个人负担过重，出现了新形势下的"看病难"和"看病贵"问题。[1]在此种背景下，虽然医院经营的总体环境是好的，医患关系总体是向更加和谐的方向发展的，但是由于多种原因，医患关系紧张、医闹和伤医事件仍然存在，在部分地方还比较严重，给医院综合治理带来不利影响。此种医患关系引起了我国政府的关注。2007年4月，卫生部、中央综治办等7部门联合出台《关于开展创建"平安医院"活动的意见》，在全国范围内部署开展"平安医院"创建活动，加强医患纠纷调解工作。这一活动为扎实推进医疗机构治安综合治理工作、切实解决医疗机构执业环境面临的突出问题作出了贡献。2009年11月,卫生部会同中央综治办、公安部、司法部、中国保监会联合召开全国创建"平安医院"、推动医疗纠纷人民调解工作会议,再次对平安医院创建工作进行全面部署。各级卫生行政部门作为主管部门加强组织领导,促进医疗卫生体制改革,加大医德医风建设力度,使得医患关系进一步和谐。与此同时,医院作为创新全国文明城市的重要窗口单位,要求全院干部职工积极参与创建全国文明城市活动,圆满完成全国文明城市创建工作目标任务。如江苏省淮安市第一人民医院按照《全国文明城市测评体系》和《淮安市创建全国文明城市实施方案》要求,根据市委、市政府和市卫生局的总体部署,结合医院实际,制定"平安医院"实施方案,创建"平安医院",践行社会主义核心价值观,积极开展志愿服务,弘扬新淮安精神,提升员工素质,坚持以人为本,强化服务质量,提高服务水平,充分发挥职能作用,开展扎实有效的创建活动。在创建"平安医院"的同时,它也为淮安创建全国文明城市工作作出积极贡献。通过开展"平安医院"创建活动,该院医疗质量显著提高,服务水平稳步提升。

虽然部分"平安医院"的创建使医院服务理念、管理水平和医疗水平等有一定程度的提升,但是"平安医院不平安"依然存在,医患纠纷、医患矛盾激化仍然是社会不和谐的一个重要方面。由于直接涉及群众生命权和健康权,焦点集中尖锐,情况复杂多样,突发性、专业性强,涉及面广,处理难度大,医患纠纷、医患矛盾激化已经成为影响社会和谐稳定的突出问题。为指导推动全国"平安医院"创建工作,2008年3月全国创建"平安医院"活动协调小组在深入调研并征求有关地区和部门意见的基础上,制定了《全国"平安医院"创建工作考核办法及考核标准(试行)》。"平安医院"的创建了一定程度上缓解了全国的医患矛盾,但是医患纠纷依然呈上升趋势。全国法院一审受理的医患纠纷损害赔偿案件也呈逐年上升趋势,2008年受理13 875起,2009年受理16 448起,2010年受理17 243起。2012年全国共发生恶性伤医案件11起,造成35人伤亡,其中死亡7人,受伤28人(其中患者及陪护人员11名、医务人员16名、保安1名),涉及北京、黑龙江等8省市。仅2015年6月第一周在全国范围内就发生了7起严重的伤医事件。

由此可以看出,恶性的医患纠纷案件并没有随着"平安医院"的创建而减少。尽管各地普遍进行"平安医院"建设,但是成效依然不大,恶性涉医事件仍有发生,医患纠纷、医患矛盾仍然突出,客观上要求医院安全防范能力进一步加强。

三、优质医院

1982 年,卫生部颁布《全国医院工作条例》,以行政法规形式明确了对医院管理工作的要求。1984 年 4 月 28 日,卫生部和财政部联合发出《卫生部、财政部关于进一步加强公费医疗管理的通知》,提出要积极慎重地改革公费医疗制度,开始政府对传统公费医疗制度改革探索的新阶段。在此基础之上,以三级医院为代表的医疗机构开展不同形式的医院管理体制和运行机制的探索。以山西省眼科医院为代表,它积极尝试"优质医院"服务,对医院的管理体制和运行机制进行全方位、多层次的探索,实行院长负责制和院科两级聘任制。到 1999 年,该院为实现"优质医院"的目标,以综合任务承包制为抓手,实行院科两级责任承包、以法治院和"全程优质服务"三大步。原卫生部部长崔月犁同志来此医院视察时认为"优质医院"的建设是"管理工作的模范、高尚医德的模范"。

1992 年 9 月,卫生部下发《卫生部关于深化卫生改革的几点意见》,卫生部为贯彻文件提出的"建设靠国家,吃饭靠自己"的精神,在卫生部门工作会议中要求医院要在"以工助医、以副补主"等方面取得新成绩。这项卫生政策刺激了医院以创收弥补收入不足,同时,也影响了医疗机构公益性的发挥。此次卫生医疗体制改革酿成了"看病问题"突出、群众反映强烈、医患关系紧张的后患。1993年,中共十四届三中全会通过了《中共中央关于建立社会主义市场经济体制若干问题的决定》,进一步明确社会主义市场经济体制和社会主义基本制度密不可分的关系,同时指出要建立适应市场经济要求,产权清晰、权责明确、政企分开、管理科学的现代企业制度。在卫生医疗领域,继续探索适应社会主义市场经济环境的医疗卫生体制。[2]2005 年被确定为医院管理年,同年 3 月卫生部发布了《医院管理评价指南(试行)》,细化了医院的评价指标。2006 年,卫生部和国家中医药管理局决定要在全国继续深入开展"以病人为中心,以提高医疗服务质量为主题"的医院管理年活动。"医院管理年活动"对于促进医院摆正办院方向,牢记服务宗旨,树立"以病人为中心"的理念,规范医疗行为,改善服务态度,提高医疗质量,降低医疗费用,发挥了重要作用。[3]为建立中国特色医药卫生体制,逐步实现人人享有基本医疗卫生服务的目标,提高全民健康水平,中共中央、国务院于2009 年 3 月 17 日下发《中共中央　国务院关于深化医药卫生体制改革的意见》,要求深化医药卫生体制改革,加快医药卫生事业发展,适应人民群众日益增长的医药卫生需求,不断提高人民群众健康素质,维护社会公平正义、提高人民生活质量,并将其作为全面建设小康社会和构建社会主义和谐社会的一项重大任务。2011年5月卫生部下发《优质医院创建工作方案》,要求医院结合自身特点扎实开展"创先争优"和"三好一满意"活动,在全国范围内开展"以病人为中心,以保障安全、提升质量、改善服务、提高效率为主题"的"优质医院"创建活动。至2012年12月,在全国范围内创建100所"国家级优质医院"、300所"区域优质医院"和500所"优质县医院"。

虽然在全国范围内创建了多所优质医院,但是由于没有具体细化的"以病人为中心"的具体医院管理举措,"优质医院"最后依然着力于从医院的角度出发,以控制医疗质量为主线,忽视了患者的切身人文感受。

四、现代化医院

在计划经济时期,由于政府坚持预防为主、以农村为重点、中西医结合等一系列正确的方针路线,建立的农村和城市医疗卫生服务网络较为完善,取得的成就也较为显著。据统计,中国人均期望寿命从新中国成立前的35岁提高到1981年的67.8岁,新生儿死亡率从新中国成立前的20.0%降低到2013年的3.76%,孕妇死亡率大幅度降低。但是在"文化大革命"时期,卫生事业发展受到严重的影响,卫生费用紧缺;医疗卫生队伍青黄不接,领导水平、技术水平、工作效率低下。从粉碎"四人帮"到1978年期间,政府各级管理部门虽然做出过一些努力,但是积重难返,医疗卫生事业没有得到很好的恢复。全国范围医疗机构硬件设施普遍落后,医生护士比例失调,护理人员不足,专家、学者、专业人员知识老化;许多地方疾病多发,卫生状况差。与此同时,卫生系统内长期只重数量不重质量的问题一直没有得到控制,导致人文医院建设基本处于停滞状态。1978年,党的十一届三中全会提出全党工作重点转移到现代化建设上来,卫生部门也以此作为契机,根据党的建设路线开始加强对卫生事业的管理,"现代化医院"通过医疗卫生现代化建设得以体现。1979年,当时的卫生部部长钱信忠在接受采访时提出"运用经济手段管理卫生事业",全国卫生厅局长会议提出"卫生工作重点转移到医疗卫生现代化建设上,建设全国三分之一重点县"。改革开放40多年以来,中国人获取信息的方式发生了巨大的变化,同时也给医院信息化建设带来了巨变。

随着信息技术不断向医疗卫生领域渗透,现代化医院从技术向管理迈进,医院不再单纯依据现代化设备仪器体现其管理水平,更重要在于运用现代化管理理念与手段完成医院治病救人的使命。现代化医院的重要标志为优质、高效与公平,这一标志也被视为考评医院绩效的核心指标。优质意味着质量好,它可以通过结构、过程、结果等客观指标辅以患者满意度等主观指标完成评估。对于医患双方而言,临床疗效最为重要,但因受患者个体差异、医院质量差异等因素影响,未经标准化和校正的指标无法客观反映医院的实际水平,医院疗效并不能简单运用生存率、死亡率等客观指标呈现。以徐烨博士为核心成员的哈佛团队与中国医院管理研究所合作研究开发的三个重要指标,主要采用疾病别标化死亡率、患者意外并发症发生率、并发症抢救成功率对"现代化医院"进行质量评价。[4]HIS(医院信息系统)、EMR(电子病历系统)、RIS(放射科信息管理系统)、LIS(检验科信息管理系统)、PACS(医学影像归档和通信系统)和 DSS(决策支持系统)等不同医院信息系统在武装医院的同时,呈现医疗业务的专业化和主体化,这一过程以医生为中心淡化了患者的体验。北京协和医学院公共卫生学院院长刘远立指出,随着社会的发展,医疗卫生形态也有了新的动向,需要医院业务的开展具有服务协同化、行业自主化、管理团队化的新面貌。

现代化医院建设客观上快速推进医院各项业务信息化,使医院管理朝着专业化与个性化方向发展。但是,由于缺乏医院信息系统规划,随着现代化医院建设的不断深入,信息孤岛、服务孤岛大量涌现,医院管理中出现医疗业务信息"碎片化"、医院业务管理缺失协同性等问题,导致医疗业务差错频现。同时,由于缺乏有效的医患沟通与人文关怀,医患纠纷与医患矛盾仍然大量存在。这就需要医院由"以医生体验为中心"向"以患者为中心"的"人文医院"模式转变。

五、人文医院

对医学人文性的强烈需求与现实缺失之间的矛盾,客观上需要建设彰显医学人文属性、回归医院组织人文属性的人文医院。医院人文建设应该如何开展?从哪些角度切入?"文明医院""平安医院""优质医院"和"现代化医院"等带有人文医院特质的人文医院建设实践曾经都是医院建设者与研究者关注的重要内容,成为卫生系统干部群众关心的一件大事和人们心目中价值观念的重要组成部分。虽然这些不同模式的医院一定程度上都具有人文内涵的创新与进步,但是对于如何才能彰显医院的人文关怀的实质并没有找到一个理想的解决之道。

我国香港的"全人关顾"理念"以尊重人的价值和尊严,维护个人身体、心理、社交及心灵的健康为福祉,使患者受到优质服务,员工得到全面发展,机构获得良好声誉"的工作模式,体现"以人为本,以病人为中心"的人性化及个性化服务意识与内涵。

而我国台湾的"以人为本"理念从医院建设到医院设计,再到医患关系无不体现以患者为中心的理念。医院环境优美,建筑高大宽敞,室内干净整齐,各种标志明显清楚,就医环境人性化,如无障碍设施、防滑设施及自动挂号机等,医院设有画廊,有各种油画、水墨画和雕塑,借艺术之美陶冶心灵,缓解医院的紧张气氛,减轻患者候诊时的焦虑情绪。医院病区充满着温馨的人文关怀气氛,有为患者和家属设置的茶室、餐厅、接待室、祈祷室和佛堂,为临终患者专设的安宁病房。医院的电梯和厕所也拥有文化气息,使人感到温暖。医患关系中医务人员"视病犹亲",已经成为台湾医务人员的自觉行动。医院各项工作制度流程围绕"以人为本"理念,充分考虑到患者的方便和利益。护士永远不拒绝患者的需求,上班时对所分管患者尽心尽责,用爱用心去完成对患者的治疗护理工作,护理过程中十分注意保护患者的隐私,病床之间都有布帘,护士在操作前都会拉上布帘,操作中随时遮盖患者身体暴露部位。医院各部门之间相互配合,围绕患者开展各项医护活动且十分到位,各自严守工作职责。

2006 年,威海市立医院的帅政开启了国内研究"人文医院"的先河。帅政对该院实施人文化服务、培育医务人员的人文理念和人文素质方面进行了研究。研究表明该院通过医院的人文建设,使医务人员的人文理念得到提升,并使"百年老院"的人文关怀和人文化的亲情服务成为该院医务人员的自觉行为。"一切为了病人"真正深入医务人员的内心深处,融入每一个职工的一言一行当中。

2006 年,绍兴市人民医院的人文医院建设围绕"使群众有地方看病、看得起病、看得好病"的工作目标,始终把追求社会效益、保障人民群众身体健康放在首位,继续秉承"以病人为中心,以质量为核心,病人满意高于一切"的服务理念,努力创建"和谐、节约、规范、创新、学术"型医院,使绍兴市人民医院真正成为人民信任和放心的医院。绍兴市人民医院从患者心理入手,认为患者来医院就医在心理上是焦躁、不安的,所以医院首先要考虑到患者的感受,尽量减少医院的"味道",增强人文的内容。医院要在视、听等方面给患者温馨、温暖的良好感受。另外,对医院的医务人员也要实施人文关怀,给员工营造宽松的工作环境,培养员工的兴趣、爱好,减轻职业压力。

2012 年,南京鼓楼医院打造"人文医院"。结合南京鼓楼医院发展特色,其从人文环境的角度将人文医院定义为"医院在经营管理规范、综合实力增强的基础上,通过人文精神的弘扬,营造医院内部以人为本的人文环境,在对员工实施人文管理的同时激发员工的人文道德关爱,运用体现人文关怀的服务手段去解除病人痛苦的一种医院发展模式"。在此模式下,南京鼓楼医院提出让服务真正实现从"一切以医疗为中心"到"一切以病人为中心"的设想。

不难发现,国内医院的上述管理行为从不同角度实践医院人文建设的相关内容,探讨医院人文建设路径,当然这也表明医院人文建设的初步成果具有一定的理论与实践意义。我国对于人文医院建设的理念探索与实践尝试已经在医院管理中有所展开,但是人文医院研究基本上是以医院文化建设的实践总结为主,大都未跳出医院文化建设或人文管理的狭隘视角。人文医院建设需要以全新的视角和系统的思考,深入探讨医院人文建设的内涵与特征,探索医院人文建设的标准与实施路径。

第二节　国外医院人文建设的实践探索

除国内开展的人文医院建设的实践与研究之外,国外医院也在人文建设方面不断尝试与变革,如美国较有影响力的梅奥诊所、梅森医院、汉密尔顿医院和圣鲁克医院等,它们将其核心管理理念与人文建设相融合,并在医院管理的各个环节一以贯之,如,这四家医院分别将"患者至上""一切以患者为先""以服务达卓越"和"追求卓越"作为各自的办院宗旨。另外,日本"以人为本"的人性化管理理念,从人性化就医环境、医患关系和医疗服务等方面都给我们带来了有益启迪:改善医疗环境,创造人文关怀的温馨氛围;改善医患关系,尊重患者权利与隐私;改进服务理念,树立以人为本的医院管理;等等。新加坡随着其国内公立医院体制的改革也确立了"患者第一,员工第一"的人性化管理医院的理念,即以患者为中心的服务理念和以员工为主体的管理思想,重视员工优质人性化服务理念的教育和培养,创建了"以顾客为中心"的医院文化,将患者等同于一般商业活动之顾客本身是一种人文关怀。这种医院文化体现在每家医院的服务愿景、使命和价值观之中。同时要求医务人员必须立志保持最高水准的医疗道德,同情遭受疾病折磨的患者,竭尽全力为其解除疾苦。新加坡的医院从设计、布局到医务人员的教育、实践乃至营造的温馨氛围,都体现对患者的仁爱之心,体现医疗服务以人为本的价值理念。而且新加坡医院注重科学高效的流程管理,关注医疗质量的形成过程,从患者的入院到出院,每一步流程都严格标准化,规定质量控制的最低容许限度,实现医疗质量的全程控制,通过控制流程,使管理者达到管理的目的。这些服务理念和宗旨被制成宣传画,不断提醒工作人员,也便于患者和家属以此进行监督。韩国医院的管理与新加坡一样,"以人为本"的服务理念贯穿于整个医院文化之中,并将医务人员与患者都作为医院的重要主体。医院的服务宗旨是让患者满意,同时也为医务人员创造工作便利以使其提高效率。韩国医院空气中少了呛人的消毒水味,多了令人惬意的咖啡香,这既为在院人员提供了便利,也缓解了患者和家属紧张不安的情绪;在医院设计的细微之处彰显人文关怀,如在病房内每张病床均配备淋浴头,病床下有随员床及一次性生活用品,床单元间有遮挡帘以便医疗检查时保护患者隐私;在门诊处设有免费使用的自动血压计,在方便受检者监测血压的同时也减轻了工作人员的劳动强度。医院设有残疾人专用的电梯、救护车、体重秤等一系列的服务设施。[5]人文关怀作为韩国护理学科的核心和精髓,直接影响着护士的职业状态。韩国医院管理的人文理念源于韩国的教育理念——"要立业先立人"的原则,将人文教育纳入医务人员的教育之中,如护理专业的医学生在学校时都要接受为期1年的人文课学习,因此在人性化服务方面的认识和起点比较高。

"我愿尽余之能力与判断力所及,遵守为病家谋利益之信条……无论至于何处,遇男或女,贵人及奴婢,我之唯一目的,为病家谋幸福。"1948年,世界医学会在《希波克拉底誓言》的基础上制定了《日内瓦宣言》,将其作为医生的道德规范——"我在行医中一定要保持端庄和良心。我一定把病人的健康和生命放在一切的首位,病人吐露的一切秘密,我一定严加信守,决不泄露。我一定要保持医生职业的荣誉和高尚的传统。我待同事亲如弟兄。我决不让我对病人的义务受到种族、宗教、国籍、政党和政治或社会地位等方面的考虑的干扰。对于人的生命,自其孕育之始,就保持最高度的尊重。即使在威胁之下,我也决不用我的知识做逆于人道法规的事情。"[6]无论是《希波克拉底誓言》还是《日内瓦宣言》,都为国外的医院管理者在建设与管理各自医院时找到了行为准则——以人为本,以患者利益为先。限于篇幅,下文将以上文所述美国梅奥诊所、梅森医院、汉密尔顿医院和圣鲁克医院四家医院为例,介绍国外人文医院建设的相关内容。[7]

一、梅奥诊所"患者至上"

梅奥诊所是一所历经百年、服务精良的医疗组织,年收诊患者多达500 000

以上,堪称世界医学和护理领域的圣地。梅奥诊所的创始人就是医疗组织管理的专家,除了在合伙模式、资产协会、理事会等制度方面有着精良的运行,在高水准服务质量的追求、苛刻的细节要求、重视员工价值等方面无不体现梅奥诊所是一所具有丰厚组织文化和价值观底蕴的医疗组织,其中患者至上的核心理念更是梅奥诊所经久不衰的源泉,从员工发展到雇佣制度、从薪酬制度到团队合作,无不体现其人文医院之本质。"患者至上"的理念与梅奥诊所的成就息息相关,"患者至上"这一理念也深深地融入 42 000 多名医生、护士和医技人员的工作之中。他们向患者提供最优质的服务,并因此体会到自身工作的崇高意义。正是梅奥诊所医务人员对患者及其家属无时无刻的贴心服务,才得以使"患者至上"理念不断深入其医务人员的价值观,使梅奥诊所的核心价值观历久弥新,代代相传。

梅奥诊所制定的员工管理制度明确规定了员工需求层次,员工在此制度下,贯彻组织"患者至上"的核心价值观,将最好的服务奉献给患者,患者接受到良好的医疗卫生服务,则更加看重和信赖梅奥诊所,进而形成良性循环。对于医生的行为,梅奥诊所有着明确的医生行为指南,要求医生在工作中做到"自信、感情投入、仁慈、因人而异、直率、尊重患者和全力以赴"等,并从患者的角度对其行为指南进行定义。自信是指医生确认的方式令患者信任,给患者信心。感情投入是指医生从生理和心理上去理解患者的感受和经历,并且用患者能够理解的方式进行医患沟通。仁慈是指医生在诊治过程中对患者要富有同情心,并且友善。因人而异是指医生对患者应进行个性化服务。直率是指医生用平实的语言和直率的方式与患者进行沟通,并把患者欲获知的信息向患者坦诚相告。全力以赴是指医生应尽职尽责,坚持不懈。自员工进入梅奥诊所以后,由雇佣制度营造的内部环境提供给员工一种安全、乐业的感受。梅奥诊所不会随意解雇任何一名员工,即使是在新医院开业,不再需要那么多员工的情况下,梅奥诊所仍然为他们谋求合适职位。因此,梅奥诊所内的员工会因此获得极大的安全感,并且始终感觉他们是诊所的一分子,他们会被尊重,不会被抛弃,更愿意为梅奥诊所的"患者至上"愿景服务。

梅奥诊所的薪酬制度,一方面满足了诊所员工的需求,梅奥诊所的医生的薪资水平高于市场同行条件下其他医疗机构医生的薪资水平;另一方面,通过制度设计保证医生在面对更大利益诱惑时,不会损害患者利益。医生无论声望如何,所诊治的患者无论数量多寡,都与收入无关,由此使医生能够将所有的精力集中于患者。在良好的内部制度环境之中,梅奥诊所的医生之间的团队合作也是梅奥诊所核心战略表现。梅奥诊所的医生们通过团队合作,来解决棘手的医疗纠纷,建立温馨和谐的人际关系。这不仅可以在组织内形成一个相互交流、相互切磋、相互提高的机制,而且也体现了梅奥诊所患者至上的价值观。

协作、协力和协调是支撑梅奥诊所的三驾马车。它保证了"患者至上"理论的贯彻,保证了即使前来就诊的患者以千万计,梅奥诊所依然能够为患者提供个性化的医疗服务。为了患者利益,所有医务人员都能够积极参与到医疗护理活动当中。梅奥诊所"患者至上"的行为准则与方式,为业界提供了重要的人文医院建设范例。

二、梅森医院"一切以患者为先"

弗吉尼亚·梅森医疗中心(以下简称"梅森医院")是美国华盛顿州西雅图市的一家著名医院,已经有 90 多年的历史了,现在已经拥有 300 多张病床、400 多位医生、多个分支机构和门诊部。20 世纪末,梅森医院也曾经连续 2 年亏损,此外还发生了令人头痛的医疗质量问题。为了追求卓越,就要实施改革。这些迫使梅森医院系统地、可持续地改善。经过 10 余年,坚持一套有效的管理系统,同时建立一个真正的患者优先的医疗文化,将医生、医院和保险公司协同配合起来,共同为患者提供最佳的医疗服务,梅森医院发生了奇迹,使其成为医疗界的一个典范。

梅森医院为了体现一切以患者为先的理念,梅森医院采用"丰田方法"来改善医疗服务。这是一个科学的、可持续的、理念强大的方法。这个方法对于医疗行业来讲,无疑是一条新路。梅森医院的领导者们不满足于传统的医疗管理方法,深入探究丰田管理方法,几百名骨干医生和中层领导,坚持不懈地去研究丰田管理方法,甚至对外公开宣讲丰田方法就是其管理方法。丰田方法集领导思想之大成、管理方法之大成、生产工艺之大成。为了使丰田方法能够适用于医疗行业,被医院员工接受,梅森医院不断改进丰田方法,改丰田方法为"弗吉尼亚·梅森生产系统"(以下简称"梅森生产系统")。梅森生产系统将工业企业中的概念运用到医疗卫生服务行业,为体现"一切以患者为先"的理念,提出"现场"的概念。"现场"就是工作的一线。"现场"是患者需求与医疗服务系统对接的地方,"现场"就是战场上的前线,是真正诞生价值的地方。针对传统的医疗服务系统在整体上受制于上层管理者与医务人员的脱节,造成医疗机构各类资源的大量耗费,体现为整体的医疗系统对医务人员和患者的需求反应迟钝,因而医疗服务的现场就变得无用而游离,也就不能实现预期的经济效益和社会效益,最终的结局就是各种浪费、各种混乱、各种误解、各种自卑和各种无聊。而梅森医院的医疗工作者始终站在患者角度思考问题,以患者为中心完善医疗流程。如手术流程改造中的 3P 团队在医患沟通、患者心理预期和患者对手术过程的知情权方面优化流程;根据不同患者,3P 团队量身定制《手术日指南》,告知患者手术事项;在关注患者隐私方面,3P 团队设计了私密空间以防止患者隐私暴露于他人的视听范围内。以上措施减弱了患者的临床感,提升了环境的一致性,从而减轻患者与临床设施相关的焦虑情绪。所有这些以患者为中心的改革环节极大提升了患者体验。

梅森医院为不计其数的患者提供了优质医疗服务,经过 10 余年的坚守造就了梅森的方法变革、理论变革和能力变革,最终实现变革的终极目标——"世界最佳医院"。

三、汉密尔顿医院"以服务达卓越"

建于 1940 年的罗伯特·伍德·约翰逊大学附属汉密尔顿医院(以下简称"汉密尔顿医院"),是一家位于美国新泽西州,占地 34 万平方英尺(约 31 587m²),每年接诊 10 万人次,是美国第一家获得国家优质奖章的医院。长期以来,汉密尔顿医院在改善社区居民健康上扮演了独特、重要的角色——通过广泛的医疗护理人员网络向 35 万社区居民提供"以服务达卓越"的医疗服务。"以服务达卓越"的医疗服务一切以社区居民的健康为中心任务,以社区延伸服务促进社区居民健康,以诊断、治疗和预防性医疗服务保持社区居民健康,以综合的住院、门诊和急救医疗服务重建社区居民健康。

围绕"以服务达卓越",汉密尔顿医院在组织关系方面,医院内部成立有针对性的专业委员会,本地化地治理和管理医务人员以最好地满足患者对医疗服务的需求。如成立医师委员会,进行医疗集成和循证实践,提高医生的诊疗服务水平;成立护理人员委员会,提高患者对护理的满意度;成立伦理委员会,保证在患者接受医疗服务过程中医生能保持符合伦理的行为,汉密尔顿医院坚持对不符合伦理行为的"零容忍"政策。医院鼓励所有医务人员报告任何潜在的违背伦理的行为,设立监察热线,让员工进行匿名举报。患者和亲属,或者任何直接接触患者的医疗服务人员都可以要求伦理委员会提供咨询服务。患者的"权利清单"

张贴于医院各处,并且在每张病床旁的《患者服务指南》中都有"权利清单"的内容。

围绕"以服务达卓越",汉密尔顿医院在营造组织文化方面有以下三个特点:一是提升医疗服务标准,积极热情地向所有社区居民提供医疗服务;二是全院医务人员通过基于事实的决策确定关键业务和服务过程,为社区居民提供医疗服务;三是为社区居民营造一种良好的关心人、理解人和富有情感的就医环境。汉密尔顿医院关心一切就医的患者,以五星级的服务标准关爱患者,如所有的员工都会给就医者做向导,以对待家人的方式对待所有的患者。

围绕"以服务达卓越",汉密尔顿医院在技术、设备和设施方面,通过对技术资源、尖端设施的大量投资,极大发挥了信息系统的技术作用。医院的信息系统可以帮助决策层有效决策,协助临床医师改进医疗服务质量,尤为关键的是通过医院信息系统有效地提高了医生与患者之间的沟通。如通过生物识别系统,改善患者案例和关键医疗服务过程,还在药品、血液产品和放射等检验检查等项目中运用信息技术,实现电子病历与 PACS 系统无缝对接。

围绕"以服务达卓越",汉密尔顿医院在医疗服务方面,致力于成为患者的第一选择(对医院服务、医疗信息和支持的选择)。汉密尔顿医院通过致力于成为社区医疗中心,从一家传统医院转变为社区综合医疗信息和服务的来源;通过广泛的社区健康教育活动,成为以服务文化著称的社区居民的贴心医院。

围绕"以服务达卓越",汉密尔顿医院在绩效改进方法上,为了支持医院的卓越组织文化,持续关注绩效改进,通过一个综合性的方法将战略计划过程、组织绩效改进和患者安全计划以及年度目标结合起来。汉密尔顿医院采用 PDCA(计划—实施—检查—行动)循环对医院的战略与战术进行系统评价,执行管理层在年度战略计划过程中不断改进医疗服务行为,通过完全的 PDCA 循环,并结合六西格玛分析工具来分析医疗服务的薄弱环节及其原因所在,发现医疗服务中的问题,并分析问题、解决问题,最后为患者提供卓越的医疗服务。

四、圣鲁克医院"追求卓越"

圣鲁克医院于 1882 年成立于美国堪萨斯市,是一家教会附属医院,同时也是一家教学医院,隶属于圣鲁克医疗集团,信用等级为穆迪 A+ 级。"追求卓越"是圣鲁克医院的核心理念。在"追求卓越"的过程中,为平衡患者需求,并向关键患者群体提供卓越服务,圣鲁克医院每年 9 月份都举行患者、临床医师和行政管理人员都参加的"退思会"。在退思会上,医院的高层领导团队倾听、评审患者意见,分析患者群体并根据患者群体对医疗市场进行细分,确认或提炼现有患者群体需求。通过倾听患者诉求,建立识别出的新患者群体的需求,评审与顾客相关的绩效数据,并将这种患者需求反映在医院的战略行动纲领中。同时,为了更好地实现"追求卓越"的目标,圣鲁克医院建立专门伦理建议委员会。伦理建议委员会帮助医院保持与医疗护理和组织伦理相关的高标准,该委员会由董事会、员工、社区居民以及宗教代表组成,经常举行会议来听取各个社区组织代表和内部利益相关方对医院面临的伦理问题的建议。患者、患者家属、患者的朋友或者任何与患者直接相关的医疗服务提供者都可以通过联系牧师或者患者服务人员来委员会进行咨询。患者的权利清单张贴于医院所有的重要场所,并写入病床边放置的《患者服务指南》中。医院也会在患者办理入院手续时向其告知相关的权利。

　　圣鲁克医院在"追求卓越"的过程中,明确定义了医院的领导层对员工的期望和对社区的支持。医院采取多种工具来识别社区居民的医疗服务需求。这些工具包括正式的社区医疗服务需求评估、董事会与社区领导人正式和非正式会谈、地区性和全国性的 CEO 合作项目,以及向包括患者在内的医院利益集团进行开放式的患者满意度调查。圣鲁克医院将患者群体分为住院患者、门诊患者和急诊患者,并将这三类患者作为医院的关键合作群体之一,在医院战略规划过程中将其统一纳入评审。患者满意度调查内容包括:不同患者群体之间是否存在显著差异的新需求,满意度调查结果是否表明不同患者群体之间存在差异,医院是否能够针对不同的患者群体提供差异化的医疗服务。对调查所得的信息,医院的执行委员会会在医院战略规划与具体战术实施过程中加以利用,以达到"追求卓越"的宗旨。圣鲁克医院的管理者相信只有向患者提供个性化的医疗服务才能建立和保持良好的医患关系。

　　为了更好地为患者提供个性化的医疗服务,圣鲁克医院创立了"患者临床路径"来友好地向患者介绍治疗的内容,实施了管理层 24 小时候召制度,建立了专门的患者协助部门。"患者临床路径"能够让患者及其家属更好地了解医疗是如何进行的,并让患者及其家属共同参与制定个性化的治疗方案。管理层候召制度是指医院安排执行委员会的成员随时接听患者与患者家属的电话,并将接听电话人员的联系方式公布于众。患者协助部门的员工会在患者入院第一天、第五天和第十天造访患者及其家属。2003 年以来,患者协助部门可以为患者提供电话预约。为了更好地为患者提供卓越服务,患者在入院时就可以获得一个小册子和路径卡。患者协助部门可以超越部门限制,对患者的表扬和担心事项做出反应、调查抱怨、收集信息并传递给相关人员。为了更好地掌握患者的信息与需求,圣鲁克医院采取多种形式的调查方法来获取患者对医院服务的反馈信息。每年圣鲁克医院都会开展"以患者为中心"的评估。医院在非正式的日常基础上收集"顾客接触表",并通过每季度进行的正式患者满意度调查来收集该方面的信息。医院对调查结果进行分析并寻找改进机会。圣鲁克医院还对患者的投诉进行实时的反应,使得患者在任何时候提出的投诉都会得到及时处理。为了更好地了解患者,圣鲁克医院还开展一个正式的患者满意度研究项目,即以患者维度为导向,研究患者在最近一次就医过程中对医院的总体感知。每周该研究项目都会将调查结果分发给各个部门及相关人员。

虽然以上四家医院对各自的核心价值观描述略有不同,但是可以看出它们基本的出发点是医学人文精神。彰显医学人文精神关系患者的生命安危。以上四家医院虽然没有明确标榜其为"人文医院"建设,然而其管理的理念、制度和执行力,医患沟通的要求,诊疗服务等无不体现人文关怀。同时,从以上四家医院的案例我们也不难发现,其医院建设都包含人文基因,但是没有一家医院提出具体人文建设的标准。

无论是国内的文明医院、平安医院、优质医院、现代化医院和人文医院建设,还是国外的以人为本的医院建设,这些实践与研究在系统性、创新性、可操作性和管理学的理论层次上尚没有达到相应的高度;对公立医院改革、对医院的可持续性发展的作用的研究也没有达到应有的深度;对医院人文建设的内涵、价值、标准、路径等重要问题的研究没有达到应有的广度。这些不足掣肘医院人文建设的进一步深入,同时这也是本课题力求研究并有所突破的关键问题。

第三节　人文医院建设探微

国务院在"十二五"医改规划中提出的需要重点推动的四个转变之一就是医疗卫生体系建设由"重硬件"向"重服务"转变,充分体现了重视服务的趋势。习近平在"全国卫生与健康大会"上指出,推进健康中国建设,坚持中国特色卫生与健康发展道路是根本。在实践中坚持基本医疗卫生事业的公益性不动摇,坚持提高医疗卫生服务质量和水平不松劲。这些都为人文医院建设奠定了政策基础。因此,"人文医院建设"作为进一步推动公立医院改革和发展的重要举措,是我国医院发展进入新阶段的重要标志。人文医院建设是文化建设的深入发展(高级阶段)和创新探索,使柔性的医院文化和刚性的发展模式相融合,将文化建设落到实处,彰显医院的人文特性。

国内外医院人文建设理论与实践的研究基本上是基于医院文化建设实践。国内从医院面临的实际问题出发,创建"文明医院""平安医院""优质医院""现代化医院"和"人文医院"等,国外基于《希波克拉底誓言》与《日内瓦宣言》探索"患者至上""一切以患者为先""以服务达卓越""追求卓越""以人为本"和"患者第一,员工第一"等,突出以人为本,以患者利益为先。国内外医院管理者与实践者不断探索人文医院建设的理论与实践。文明医院是对医院在物质文明和精神文明建设上的成绩进行的评估;平安医院是以创造良好的执业环境、改善医患关系为触点的评估;优质医院是"以病人为中心,以保障安全,提升质量,改善服务,提高效率为主题"的评估活动;现代化医院是从医院技术、管理、服务、设备、人才和文化等方面现代化程度进行的综合评估。这些评估方式结合政府和医疗机构工作的重点,针对当时医院发展中面临的重点问题,从不同的角度选取了不同的评估内容,对我国医院的发展产生了重要的作用,但是针对当前医患关系紧张、医务人员职业倦怠现象日益突出的严峻现实,医院管理者仍在不断探索医院管理的方向与路径。国外医院也在人文建设方面不断尝试与变革,如前文所述美国的医院追求的"患者至上""一切以患者为先""以服务达卓越"和"追求卓越",日本与韩国的医院追求的"以人为本",新加坡的医院"患者第一,员工第一"等都是以人性化管理医院的理念指导医院管理实践,在一定程度上弥补了我国医院管理的短板,为我国的医院管理者与实践者进行人文管理提供了依据。然而,这些理念在运用到中国的医院管理实践中时,在适应我国医疗卫生实际环境,尤其是在医院管理文化、人性化服务理念解读等方面存在着难以在中国本土化的问题。

如何彰显医学本质? 如何使医院和谐发展? 公立医院的改革不仅需要改革体制和机制,更需要提升医院管理水平和医务人员的医学人文素质。良好的医院人文建设,不仅可以融洽医患关系,还可以增强医疗团队的凝聚力,提高医院核心竞争力,促进医院科学高效管理。医院人文建设可以说是进一步推动公立医院改革和发展的重要举措,是我国医院发展进入新阶段的重要标志。医院人文建设贯穿于人文理念、人文管理、人文服务和人文环境的每个环节和细节中。通过四个环节的紧密配合、环环相扣,最终保障"患者利益至上"核心价值观的实现。人文医院建设是一种以彰显医学与医院组织的人文本质为基本特征的新型医院组织模式,是深化公立医院改革、彰显公立医院公益性质和人文性质的重要改革创新。因此,我们认为人文医院建设应体现以下几个方面的特色。

1. 人文医院建设体现医学使命

公立医院改革的指导思想是"坚持公立医院的公益性质,把维护人民健康权益放在第一位",深刻揭示了医院人文建设是解决公立医院改革深层次问题的重要举措。公立医院作为我国医疗卫生事业的主要力量,发挥着保护人民群众身心健康、防治疾病的重要作用。在市场经济的背景下,公立医院的改革和发展出现了技术主义盛行和趋利性张扬的令人担忧的危险倾向。紧张的医患关系已经成为影响社会和谐的重大民生问题。医学、医院、医务人员的形象受到社会公众的强烈质疑,学术界批评蜂起。医患矛盾是转型期社会矛盾在卫生系统的集中,其成因是多方面的,既有医疗服务自身的问题,又有体制机制、医疗保障、舆论监督和社会环境等方面的问题。要解决这个问题,从根本上讲需要从两个方面努力:一是要深化医药卫生体制改革,把人民群众关注的看病就医问题解决好;二是要加强医院本身的人文建设。

2. 人文医院建设彰显医学本质

"医学的本质属性是社会性和人文性,医学的终极价值是医学人文价值。"抽去医学的人文性,就抛弃了医学的根本。因此,医学是关爱生命的事业,人文精神是其本质内核,人文关怀是其基本职能。人文医院应以人文理念为指导,以人为工作主体,以人为服务对象,用内在的人文管理保障人文服务的实现。人文医院建设正是一种以彰显医学人文本质为基本特征的医院管理创新。[8]从人文管理理念的建构、人文素质的培养、人文技能的训练和人文环境的营造等医院人文建设等内容不难发现,这些正是彰显医学人文本质的基本特征。医院开展人文建设,不仅可以融洽医患关系,还可以增强医疗团队的凝聚力,提高医院核心竞争力,促进医学事业本身的发展。

3. 人文医院建设突出医学关怀

"医院人文建设"的价值和评估标准研究的理论创新之处体现为:突出医学人文关怀本质的弘扬;突出医院人文形象的塑造;突出医务人员人文素质的提升;突出医院人文建设对医院管理及改革发展的价值和作用。医院人文建设评估标准既区别于"等级医院""文明医院""平安医院""现代化医院"和"优质医院"等不同模式,又区别于"患者至上""一切以患者为先""以服务达卓越""追求卓越"等,其突出以人为本,是单纯以患者利益为先的人文管理的模式。不同的评估标准重点各异,具有不同的时代特征。这些评估标准结合政府和医疗机构工作的重点,针对当时医院发展中面临的重点问题,从不同的角度选取了不同的评估内容,对医院的发展产生了重要的作用;但其中心和重点都不是完整的医院人文关怀。国内外已经开展的人文医院创建活动缺乏系统理论指导和评审标准,难以大范围规范运作和推行。医学是关爱生命的事业,人文精神是其本质内核,人文关怀是其基本职能。医院不仅需要提供良好的医疗技术服务,而且也是传递医学大爱的场所。社会需要的是德艺双馨、具有医学人文素质的医务人员,需要的是远离趋利性、走向人文性的医疗卫生服务。医院人文建设是一种以彰显医学与医院组织的人文本质为基本特征的新型医院组织模式,是深化公立医院改革、彰显公立医院公益性质和人文性质的重要改革创新。因此,医院人文建设进一步突出医学关怀,成为推动公立医院改革和发展的动力,"人文医院"也将成为我国医院发展进入一个新阶段的重要标志。

医院人文建设是以"患者利益至上"的核心价值观为基础与驱动力,关注患者与医务人员双主体,通过内部的人文管理对外提供人文服务的新型组织形式。纵观我国30余年医院管理之历程不难发现,虽然经过不同方式的医院建设,医院的内外环境取得了一定的改善,但是医患关系仍然紧张,医务人员职业倦怠的现象日益突出。在严峻的医患关系现实下,无论是医院管理实践者还是研究者都在重新评估与思考。自20世纪80年代开始,我国将医院推向市场,迫使公立医院逐利经营,医院管理者便在探索一条良性发展之路,但无论是"五讲四美",还是平安建设,都没有从根本上找到医院的发展之路。必须从人文医学的角度探索医院管理改革的方向与路径,从医院生态的角度提出人文医院建设。现阶段有关人文医院建设的研究已经在若干家医院进行尝试,但是不难看出这些尝试还处于初级发展阶段,并没有深入到医院管理的内核。本书在文献调研,并结合专家访谈的基础之上一致认为医院人文建设是一项系统工程,医院本身是一个相关主体与医院之间的生态系统。医院人文建设应以人文管理理念为指导,以建设具有高度人文性、合作性和极强适应力的可持续发展为战略目标,构建以"患者利益至上"为核心价值观,关注患者与医务人员双主体,使人文理念、人文管理、人文服务、人文环境等密切协调与配合的管理模式,并通过管理模式进一步巩固和支撑其价值观和战略的实现。

　　人文医院建设是医院管理的阶段性产物,本书开展此研究的意义为:宏观上,引入系统理论对人文医院建设进行全面、系统研究,从伦理、法律、文化和心理等多个方面、多样本地进行调查研究与评价,以彰显公立医院的公益性质,落实公立医院改革"将人民健康利益放在第一位"的指导思想,促进公立医院改革的深入开展,有利于凸显医学、医院的人文本质。微观上,从人文理念、人文管理、人文服务和人文环境等四个维度对医院进行系统研究,彰显以医学人文本质为基本特征的医院内部管理的组织行为。通过人文医院建设研究,突出以患者与医务人员为双主体,通过医院内部完善的人文管理,增强医务人员的职业认同感、尊严感与荣誉感,从而使其自觉追求"患者利益至上"的价值目标和标准,并将之外化为医院的人文服务,提高患者满意度,构建和谐医患关系。

【参考文献】

[1]　卫生部.继续深入开展"以病人为中心,以提高医疗服务质量为主题"的医院管理年活动[J].中国护理管理,2006(6):5-8.

[2]　杨春旭.医院核心竞争力分析与综合评价体系研究[D].长沙:中南大学,2011.

[3]　浩然.三十年医改形式回顾及探索[J].人才开发,2009(11):11-13.

[4]　刘远立.三问现代化医院建设[J].中国医院院长,2014(22):70-71.

[5]　夏立海.浅谈韩国医院的人文护理理念[J].中国实用医药,2014(29):262-263.

[6]　张玲.公立医院人力资源管理问题与对策研究——以J市中心医院为例[D].沈阳:沈阳师范大学,2014.

[7]　贝瑞,赛尔曼.向世界最好的医院学管理[M].张国萍,译.北京:机械工业出版社,2009.

[8]　陈洁.人文医院的内涵与管理模式探析[J].中国卫生事业管理,2014,31(9):663-665.

第五章　人文理念:医院人文
建设的起点

　　理念,有时也称观念,是人们在思想深处对事物及社会现象的认知和态度。在人文医院建设活动中,人文理念建设居于起点的位置。脱离了人文理念建设的医院,即便医院管理制度再完善,医疗服务流程设计再精致,医院环境再整洁,也不能保证这些管理制度、服务流程或环境能够保持人性的温度。唯有保证人文理念建设措施到位,将人文理念全面融入管理制度、服务规范及医院环境建设中,才能让医务人员工作舒心,让患者及患者家属在医院能够如沐春风,让医患双方在一片温暖的空间中和谐相处,携手共同对抗病魔。人文理念的贯彻和实现,离不开医院管理制度的人文化建设、医疗服务规范人文化建设和医院环境人文化建设。[1]缺少制度和环境支撑的人文理念只会停留于标语和口号,变成空中楼阁,变得软弱无力。

第一节　人文理念的概念、地位和作用

一、人文理念的概念

　　人文理念作为人文形式要件和实质要件的综合反映,是人文的指导思想和精神支柱,是人类共同的精神现象。它反映一定时期人们的思想观念、道德标

准、价值取向,其科学性和普及程度决定人文的形象和生命力,其含义的核心是"人":重视人、尊重人、珍爱生命、关爱生命。

在医院人文建设过程中,人文理念是反映人文建设的性质、宗旨、结构、功能和价值取向的一些达到理性具体的观念和信念,是医院人文建设的起点,是医院人文建设体系的精髓和灵魂。人文理念具有丰富的内涵,是一种属性、一种精神、一种素质、一种知识、一种能力、一种关怀、一种信仰。

(一)人文理念的本质属性

人文理念的核心是"以人为中心",对于医院人文建设而言,人文理念的核心即"以患者为中心",一切服务于人,一切服务于人类健康,做到患者权益至上。

医学不仅仅是疗伤、治病和护理的技术,医学是关爱人的艺术。[2]美国纽约东北部的撒拉纳克湖畔,医生特鲁多的墓碑上镌刻着这样一段铭文:Sometimes cure;usually help;always comfort.(有时,去治愈;常常,去帮助;总是,去安慰。)特鲁多告诉我们,医学的职责不仅仅是治疗或治愈,更多的是缓解和安慰。帮助患者,是医学的本质行为,更是医学的繁重任务。其社会意义蕴含着"治愈",医务人员除提供医学技术服务之外,常常要用温情去安慰患者;医院管理者常常要在细节上处处以人为本,进行人性温暖的传递。

(二)人文理念的具体表现

人文理念是医院人文建设的基石,集中体现在医院管理过程中,对患者的同情之心、怜悯之心和关爱之心,对医务人员及卫生行政管理人员的服务管理、人性管理、和谐管理,对医院环境的人性化打造、温暖化打造、舒适化打造,等等;体现在任何情况下贯彻患者利益至上、医务人员安全至上、医院环境舒适至上。

希波克拉底说过,"哪里有医学之爱,哪里就有人类之爱"。人文理念不是抽象的,而是触手可及的、生动的、可感的。它体现在每一个工作环节中,体现在医务人员的一个微笑、一个表情、一声问候、一个动作,体现在用心(专心、细心、贴心、关心、耐心和诚心)去爱患者;它也体现在每一个管理环节中,体现在医院管理的一个细节、一个流程、一个空间、一个规章,体现在用心(暖心、贴心、细心、诚心、关心和专心)去对待医务人员。

二、人文理念的地位

人文理念始终贯穿医院管理、医院服务以及医院环境的方方面面,是医院人文建设的核心,是医院人文建设的内推力与主旋律。[3]吴阶平院士说:"医学现代化的一个重要标志就是:医学活动本身是否具有对生命的终极关怀的精神体现。技术只有在这样的精神境界下才有意义和价值;生命只有在这样的氛围下才具有尊严;医生只有在这样的精神支持下才区别于兽医。"[4]

（一）人文理念是医院人文建设的奠基石

患者既然是人,那就理所当然地应在医院受到尊重,得到人所应该得到的特殊关怀。强化人文关怀,体现在尊重病人、体贴病人、关爱病人,在医院服务的全过程中体现出浓厚的人情味,满足病人的心理、社会、文化需求。救死扶伤、实行革命的人道主义,是医院的神圣职责。促使医务人员树立"以患者为中心"树立服务理念,不断强化人文关怀,是医院人文建设的奠基石。

基于人文理念的医学人文建设是医院实现可持续发展的重要支撑。加强医学人文建设是医院紧跟时代发展的必然要求,是医院走向现代化建设之路的重要表征,同时加强医学人文建设也充分体现了医院所承载的社会伦理价值和对生命的尊重。医院文化是医学人文的重要组成部分,加强医学人文建设,有利于培育健康向上的医院文化,医务人员可从中汲取营养,陶冶情操,提升素养,更有利于医院优秀文化的传承发扬,进一步增强医务人员的向心力、凝聚力,并形成医院的核心竞争力。

加强医务人员人文理念的培养是构建和谐医患关系的关键。提升医务人员的人文素养重在人文理念的培养,这需要医务人员不仅要掌握牢固的临床知识,具备熟练的操作技能,更要在工作之余加强人文知识的学习,如学习医学哲学、医学伦理、医事法学等多方面的知识,并在工作中学会换位思考。换位思考可以进一步激发医务人员理解、同情患者及尊重、体贴患者的人文情怀。

在医务人员中加强人文理念培养,引导医务人员在为患者治疗时注重人文关怀,更多地去尊重病人、理解病人和体贴病人,这样既可有效加强医患沟通,改善医患关系,缓解患者心理负担,避免矛盾发生,同时又能增强患者对医务人员的认同感、信任感和安全感,使患者积极配合治疗,加快康复,提高患者的满意度。

（二）人文理念是医院人文建设的内推力

人文知识的灌输有利于树立正确的医学理念,克服功利主义缺陷。医学理念需要借助深厚的人文理念作为载体才能实现"医者仁术"的宗旨。医院文化作为社会文化的一个亚文化,它包括物质文化,即注入医务人员价值取向的"劳动产品"(患者的康复)、各种文体活动、文化设施,又包含精神文明,即医务人员的服务理念、价值观念、道德观念的医院内部组织架构和规章制度等。

在医院文化中不断注入人文理念,通过内在自觉持续的效应产生无限的穿透力,从而在加强医院现代化建设,加强医院文化建设,加强医德医风建设,增强医务人员的凝聚力,促进医务人员树立良好的职业道德,提供优质高效的服务方面,起到巨大的推动作用。

更重要的是,加强医务人员人文理念培养是从医者实现自我价值的需要。现实医疗环境中,医学人文精神的缺失导致医患关系紧张与矛盾对立。加强医学人文精神建设,让医务人员从只会看病中解脱出来,更好地反观和认识自我,更加注重内心的修养,懂得换位思考去尊重和理解患者,真诚地倾听患者的主诉。医务人员应切实懂得,作为一名从医者,不仅要有医术,更要拥有宽广的人文情怀,肩负起应有的社会责任和道德良知。

(三)人文理念是医院人文建设的主旋律

当前,医学模式已由原来的"生物医学模式"转变为"生物—心理—社会医学模式"。在现有模式下,患者不再是单一的个体,医生为患者治疗时只治其病而不顾及患者个人及其所处环境因素的情况已难以满足患者医疗服务需求。[5]在治病的同时,医生不仅要关注人的生物性,更要关注人的社会性,不但要了解健康与疾病问题,还要了解病人、认识社会,充分认识到患者所处的环境因素、社会因素、心理因素对健康的综合作用。[6]可见,医学模式的转变需要丰满的医学人文,需要医生在具备医疗技术的前提下,不断提高自我人文素养,实现医者的价值。

必须建立以人文精神为导引的医院人文管理运行机制。坚持正确的医学人文走向,积极推进医院人文化管理,建立契合医院人文精神的一系列管理制度体系,并不断修改、完善。在医院内部建立"尊重、理解、关怀、发展"为主旨的关爱医务人员的人文环境,在外部建立"体贴、周到、入微、细致"为主线的关爱患者的人文环境,真正将医疗服务中的人文精神体现在具体的管理、考核评价中,落实到医疗服务流程的每个环节上,让饱含人文理念的主旋律在医院人文建设中回荡。

三、人文理念的作用

医院人文建设是围绕"患者利益至上"的核心价值观而进行的医院组织的系

统变革，以人文为理念，包括了从管理、服务到环境等的整体变革。人文理念贯穿医院人文建设全过程，其作用具体为：引领医院人文管理；提升医院人文服务；营造医院人文环境。

（一）人文理念引领先进医院人文管理

医院人文管理是以人为核心进行的管理活动，对患者提供人性化的服务，重视患者的生命价值，尊重生命的尊严和权利；同时，对医务人员进行人性化的管理，即人文医院不仅体现在医务人员对患者的人性化服务和关怀上，也体现在医院领导对医务人员的关心激励、人文管理上。

以人文理念为引领，落实以人为本的科学发展观，是推动医院改革的需要，也是实现医院自身全面可持续发展的必由之路。通过医院人文理念的培育和文化管理模式的推进，在医务人员中形成一致的核心价值观和行为规范，树立社会责任感和"以患者为中心"的理念，从而在医疗服务过程中以人文关怀的精神开展诊疗活动。

最终，医院在经营管理规范、综合实力增强的基础上，通过人文管理，建设人文医院，即从人的情感、需要、发展的角度出发，以人文关怀为主要管理手段，重塑人文理念、弘扬人文精神，营造医院内部以人为本的人文环境，在对医务人员实施人文管理的同时激发医务人员的人文道德关爱，运用体现人文关怀的服务手段去解除病人痛苦。也就是说，人文医院是在医院内部形成良好的理解人、尊重人、满足人、发展人的人文环境，激发医务人员的人文道德关爱，以解除病人痛苦为最高服务宗旨的一种医院组织形式。人文医院建设是文化建设的深入发展和创新探索，使医院文化和发展模式相融合，将人性化的医院文化建设落到实处。

（二）人文理念提升优质医院人文服务

无论是医院管理还是临床工作，医院工作总是围绕着医疗质量。事实上，患者满意不满意是医院服务质量的唯一标准。影响医院服务质量的决定性因素，归根结底还是医务人员的医学人文素质。医学人文素质是医务人员和医学生的医学人文知识内化而形成的、执业必需的、特定的心理品质。而具有医学人文素质的前提条件便是具备人文理念。

突出人文理念，要求医院实行"人性化"服务，提升服务的人文水平。"人性化"服务模式下，医院应提供充满人情味的就诊环境和服务举措，让病人、家属感受人文关怀。"人性化"服务的核心是爱，内涵是文化，主体是人，提高医疗质量、铸造优质医院人文服务的落脚点在于树立医务人员的人文理念,提高医务人员的医学人文素质,包括卫生职业礼仪、卫生职业形象、卫生职业操守以及卫生职业的崇高感、自豪感与归属感。

人文服务要从提供疾病诊疗手段向满足患者多层次需求深入。关爱生命是医学人文价值的核心,医务人员有了关爱之心,同时就会有奉献之心、精益之心、诚信之心、自律之心,就会和患者结成命运共同体,积极地倡导和推行病人需要的人性化服务内容,为患者提供便利化和优惠性的服务、人文性和关怀性的服务、全程性和延伸性的服务,让患者获得生活服务、医疗服务和精神层次服务的"三满意"。

（三）人文理念营造和谐医院人文环境

由于长期以来公立医院的财政补偿机制不健全、医疗服务收费价格不合理和社会主义市场经济体制的影响等,医院需要增加经济收入,以调动医务人员的积极性,增强医院的综合竞争力,不可避免地形成追求经济效益的倾向。而随着医学科学和医院的发展,特别是各种高新诊疗设备的应用,医疗活动过程无形被"物化",医务人员更多地关心各种数据、影像及报告结果,对病人心理、生理的直接关心程度大大降低甚至忽略,存在检查预约时间过长、手术透明性不够、高值耗材使用过多等问题。医疗活动的"物化"引发管理行为的"物化",医院管理者往往只注重引进更多的新技术、新设备来增强医院的整体实力,忽视医院内部人际关系的协调和积极性的发挥,医院内部的凝聚力和协作精神也弱化了。

因此,医院管理者要重视医学人文的氛围。如果医学技术与医学人文发展不平衡必然会导致医疗中人性化的缺失、医患之间对立格局的产生。医院在建设发展上,应从院区环境、诊疗、住院条件、就诊流程环节等方面来体现对患者的人文关怀,在医院文化脉络中不断闪烁着人文情怀,给患者营造一种安心、舒心的就诊环境。只有这样,医院才能被患者所认同、信赖,受到患者的赞许与欢迎。

第二节　医院人文理念评价标准分析

现代医院管理语境下的人文理念建设涉及卫生法学、医学伦理学、医患沟通学、医院文化学等数个学科。从卫生法学的学科视角看，现代医院的人文理念应当是符合社会主义法治精神的，社会主义法治建设的基本要求就是依法办事，医院管理和运行应当符合"法治中国"的建设目标。具体而言，医院管理者在管理制度制定时应当贯彻"依法治院"的方针。同时，符合"法治中国"要求的医院管理制度要想得到切实执行，从根本上说，依赖于每一位医务人员具有良好的法治理念，也就是通常所说的法律意识。从医学伦理学的学科视角看，医院人文理念建设应当贯彻"患者至上"的基本原则，"救死扶伤""以病人为中心"的理念和服务意识应当深深植入医务人员的观念之中。在当前医疗服务市场化的情况下，尤其应当注意优先维护患者的正当利益，而不以医方自己的经济利益为重。从医患沟通学的学科视角看，医院人文观念建设首先应当具有理解、尊重患者感受的意识，把病人当"人"看，不仅看"病"，更要看病"人"，让患者成为诊疗活动的参与者；其次，良好的人文情怀应当体现在医生对患者关心和爱护的活动中，医务人员应当形成良好的"安慰患者"意识。从医院文化学的学科视角看，人文理念建设应当注重人文管理与建设的总体规划，重视"患者利益至上"核心价值观的凝练与传承，也要重视对员工利益的尊重与维护。医院人文观念建设所涉及的上述四门学科，有关的理念之间既有差别，又有联系，从根本上说，这些理念之间是相辅相成的。"依法治院"等法治理念是人文理念建设的基本要求，"患者至上"等伦理理念是人文理念建设的核心所在，"患者在诊疗过程中受到被尊重和被理解"等医患沟通理念既是"患者至上"理念的具体表现，又是实现"患者至上"理念的基本途径之一，而"核心价值观的凝练与传承""员工利益的尊重与维护"等医院文化理念建设则是"患者至上"等人文理念最终实现的手段和保障。

围绕上述思路，研究团队根据医院人文理念评价指标应有的科学性、实用性及可比性，以文献研究法、专家访谈法、德尔菲法等研究方法为基础，在"人文理念"一级指标之下，进一步拟定出医院人文理论建设评价指标体系，包括4个二级指标、9个三级指标（见表5-1）。研究团队以这9个三级指标为基础，有针对性地设计问卷，在医务人员及患者当中进行社会学调查。

表 5-1　医院人文理念评价指标体系

二级指标	三级指标
法治建设	指标 1:医院贯彻"依法治院"的方针
	指标 2:医务人员应当具有良好的法治精神与法律意识
伦理建设	指标 3:当病人和医方利益冲突时,应维护病人正当利益
	指标 4:医务人员有救死扶伤、以病人为中心的理念和服务意识
医患沟通建设	指标 5:理解并尊重患者感受
	指标 6:医生应常常安慰患者
医院文化建设	指标 7:具有体现本院特色的人文管理与建设的总体规划和思路
	指标 8:重视患者利益至上核心价值观的凝练与传承
	指标 9:重视员工利益的尊重与维护

一、数据分析

（一）医务人员问卷数据分析

根据表 5-2,医务人员对"医院贯彻'依法治院'的方针"这一评价标准是高度认可的。在接受调查的 435 人当中,296 人认为"最重要",115 人认为"很重要",20 人认为"重要",4 人认为"比较重要",0 人认为"不重要",即 68.0% 的受访者认为这一标准是"最重要"的,认为该标准"重要""很重要""最重要"的受访者总和占总调查对象的 99.1%。并且数据分析结果表明,受访者的性别、年龄、学历、工龄、职称、岗位、单位归属地等因素对结果没有影响,反映出该标准的重要性得到了普遍认同。

认为此条最重要的人数为 296 人,占管理者和医生受调查总人数的 68.0%,排名第 1。

表 5-2　"医院贯彻'依法治院'的方针"的认知（医方）

分组依据	组别	医院贯彻"依法治院"的方针					合计	χ^2 (LR)[a]	P
		不重要	比较重要	重要	很重要	最重要			
性别	男	0(0.0%)	0(0.0%)	7(4.9%)	33(23.1%)	103(72.0%)	143(100.0%)	4.652	0.199
	女	0(0.0%)	4(1.4%)	13(4.5%)	82(28.1%)	193(66.1%)	292(100.0%)		
年龄	30 岁以下	0(0.0%)	0(0.0%)	3(2.6%)	38(33.0%)	73(64.3%)	114(100.0%)	11.909	0.219

续表 5-2

分组依据	组别	医院贯彻"依法治院"的方针					合计	χ^2 (LR)[a]	P
		不重要	比较重要	重要	很重要	最重要			
	30～39岁	0(0.0%)	1(0.7%)	6(4.1%)	38(26.2%)	100(69.0%)	145(100.0%)		
	40～49岁	0(0.0%)	2(1.8%)	4(3.7%)	25(22.9%)	78(71.6%)	109(100.0%)		
	50岁及以上	0(0.0%)	1(1.5%)	7(10.6%)	14(21.2%)	44(66.7%)	66(100.0%)		
学历	中专及以下	0(0.0%)	0(0.0%)	2(28.6%)	0(0.0%)	5(71.4%)	7(100.0%)	16.975	0.151
	大专	0(0.0%)	1(1.6%)	1(1.6%)	20(32.3%)	40(64.5%)	62(100.0%)		
	本科	0(0.0%)	3(1.2%)	15(5.8%)	65(25.3%)	174(67.7%)	257(100.0%)		
	硕士	0(0.0%)	0(0.0%)	2(2.2%)	24(27.0%)	63(70.8%)	89(100.0%)		
	博士	0(0.0%)	0(0.0%)	0(0.0%)	6(30.0%)	14(70.0%)	20(100.0%)		
工龄	6年以下	0(0.0%)	0(0.0%)	3(2.8%)	35(32.4%)	70(64.8%)	108(100.0%)	15.026	0.240
	6～10年	0(0.0%)	1(1.6%)	2(3.3%)	22(36.1%)	35(59.0%)	60(100.0%)		
	11～15年	0(0.0%)	0(0.0%)	2(3.3%)	16(26.2%)	43(70.5%)	61(100.0%)		
	16～20年	0(0.0%)	1(1.7%)	4(6.9%)	14(24.1%)	39(67.2%)	58(100.0%)		
	21年及以上	0(0.0%)	2(1.4%)	9(6.1%)	28(19.0%)	108(73.5%)	147(100.0%)		
职称	初级	0(0.0%)	0(0.0%)	4(3.3%)	40(32.8%)	78(63.9%)	122(100.0%)	20.183	0.064
	中级	0(0.0%)	0(0.0%)	9(5.7%)	39(24.5%)	111(69.8%)	159(100.0%)		
	副高级	0(0.0%)	1(1.1%)	5(5.4%)	18(19.4%)	69(74.2%)	93(100.0%)		
	正高级	0(0.0%)	2(5.6%)	2(5.6%)	12(33.3%)	20(55.6%)	36(100.0%)		
	无	0(0.0%)	1(4.0%)	0(0.0%)	6(24.0%)	18(72.0%)	25(100.0%)		
岗位	临床	0(0.0%)	2(1.5%)	6(4.5%)	34(25.6%)	91(68.4%)	133(100.0%)	10.227	0.596
	医技	0(0.0%)	0(0.0%)	3(4.5%)	18(27.3%)	45(68.2%)	66(100.0%)		
	行政	0(0.0%)	1(0.8%)	8(6.4%)	31(24.8%)	85(68.0%)	125(100.0%)		
	护理	0(0.0%)	0(0.0%)	3(2.9%)	29(28.2%)	71(68.9%)	103(100.0%)		
	其他	0(0.0%)	1(12.5%)	0(0.0%)	3(37.5%)	4(50.0%)	8(100.0%)		
单位归属地	南京	0(0.0%)	3(0.9%)	15(4.4%)	99(28.9%)	225(65.8%)	342(100.0%)	7.191	0.304
	苏南	0(0.0%)	1(1.7%)	4(6.8%)	10(16.9%)	44(74.6%)	59(100.0%)		
	苏中	0(0.0%)	0(0.0%)	1(2.9%)	6(17.6%)	27(79.4%)	34(100.0%)		

　　a 当数据不符合卡方检验(χ^2)标准，即1/5以上理论频数＜5时，选用似然比检验(LR)分析。

根据表 5-3,医务人员对"医务人员应当具有良好的法治精神与法律意识"这一评价标准是高度认可的。在 435 位受访者当中,有 271 人认为此项指标应当居于"最重要"的地位,占 62.3%;认为"重要""很重要"的受访者分别为 25 人、137 人,分别占 5.7%、31.5%。持上述三项意见之一者合计为 433 人,占比为 99.5%。

通过数据统计分析发现,受访者的性别、年龄、学历、工龄、职称、岗位等因素对受访者的态度未产生明显影响。统计分析结果同时也显示,受访者所在地区对调查结果的影响具有统计学意义(P 值为 0.033,小于 0.05),提示我们不同单位归属地的医务人员对这个问题的重要性认识不同。从数据看,苏中地区,有 76.5% 的医方受访人员认为该指标最重要,苏南为 64.4%,南京则为 60.5%。这种差异存在的原因可能与各地区医务人员法律意识的状况有关,在法律意识已经相当普及的省会城市南京,法律意识与法治素养培养的重要性已经逐渐下降,关注度降低也属正常。

认为此条最重要的人数为 271 人,占管理者和医生受调查总人数的 62.3%,排名第 2。

表 5-3 "医务人员应当具有良好的法治精神与法律意识"的认知(医方)

分组依据	组别	医务人员应当具有良好的法治精神与法律意识					合计	χ^2(LR)[a]	P
		不重要	比较重要	重要	很重要	最重要			
性别	男	0(0.0%)	1(0.7%)	7(4.9%)	42(29.4%)	93(65.0%)	143(100.0%)	1.089	0.780
	女	0(0.0%)	1(0.3%)	18(6.2%)	95(32.5%)	178(61.0%)	292(100.0%)		
年龄	30 岁以下	0(0.0%)	0(0.0%)	3(2.6%)	31(27.0%)	81(70.4%)	115(100.0%)	15.105	0.088
	30~39 岁	0(0.0%)	1(0.7%)	9(6.2%)	44(30.3%)	91(62.8%)	145(100.0%)		
	40~49 岁	0(0.0%)	1(0.9%)	4(3.7%)	39(35.8%)	65(59.6%)	109(100.0%)		
	50 岁及以上	0(0.0%)	0(0.0%)	9(13.6%)	23(34.8%)	34(51.5%)	66(100.0%)		
学历	中专及以下	0(0.0%)	0(0.0%)	1(14.3%)	1(14.3%)	5(71.4%)	7(100.0%)	8.956	0.707
	大专	0(0.0%)	0(0.0%)	3(4.8%)	21(33.9%)	38(61.3%)	62(100.0%)		
	本科	0(0.0%)	2(0.8%)	13(5.1%)	88(34.2%)	154(59.9%)	257(100.0%)		
	硕士	0(0.0%)	0(0.0%)	7(7.9%)	20(22.5%)	62(69.7%)	89(100.0%)		

续表 5-3

| 分组依据 | 组别 | 医务人员应当具有良好的法治精神与法律意识 | | | | | 合计 | χ^2 (LR)[a] | P |
		不重要	比较重要	重要	很重要	最重要			
工龄	博士	0(0.0%)	0(0.0%)	1(5.0%)	7(35.0%)	12(60.0%)	20(100.0%)	20.463	0.059
	6 年以下	0(0.0%)	0(0.0%)	5(4.6%)	25(23.1%)	78(72.2%)	108(100.0%)		
	6~10 年	0(0.0%)	1(1.6%)	1(1.6%)	25(41.0%)	34(55.7%)	61(100.0%)		
	11~15 年	0(0.0%)	0(0.0%)	4(6.6%)	16(26.2%)	41(67.2%)	61(100.0%)		
	16~20 年	0(0.0%)	1(1.7%)	2(3.4%)	24(41.4%)	31(53.4%)	58(100.0%)		
	21 年及以上	0(0.0%)	0(0.0%)	13(8.8%)	47(32.0%)	87(59.2%)	147(100.0%)		
职称	初级	0(0.0%)	1(0.8%)	5(4.1%)	30(24.6%)	86(70.5%)	122(100.0%)	17.139	0.144
	中级	0(0.0%)	0(0.0%)	10(6.3%)	55(34.6%)	94(59.1%)	159(100.0%)		
	副高级	0(0.0%)	1(1.1%)	4(4.3%)	32(34.4%)	56(60.2%)	93(100.0%)		
	正高级	0(0.0%)	0(0.0%)	6(16.7%)	12(33.3%)	18(50.0%)	36(100.0%)		
	无	0(0.0%)	0(0.0%)	0(0.0%)	8(32.0%)	17(68.0%)	25(100.0%)		
岗位	临床	0(0.0%)	1(0.8%)	8(6.0%)	36(27.1%)	88(66.2%)	133(100.0%)	6.326	0.899
	医技	0(0.0%)	0(0.0%)	4(6.1%)	22(33.3%)	40(60.6%)	66(100.0%)		
	行政	0(0.0%)	1(0.8%)	7(5.6%)	44(35.2%)	73(58.4%)	125(100.0%)		
	护理	0(0.0%)	0(0.0%)	5(4.9%)	34(33.0%)	64(62.1%)	103(100.0%)		
	其他	0(0.0%)	0(0.0%)	1(12.5%)	1(12.5%)	6(75.0%)	8(100.0%)		
单位归属地	南京	0(0.0%)	0(0.0%)	18(5.3%)	117(34.2%)	207(60.5%)	342(100.0%)	13.687	0.033
	苏南	0(0.0%)	1(1.7%)	5(8.5%)	15(25.4%)	38(64.4%)	59(100.0%)		
	苏中	0(0.0%)	1(2.9%)	2(5.9%)	5(14.7%)	26(76.5%)	34(100.0%)		

　　a 当数据不符合卡方检验(χ^2)标准,即 1/5 以上理论频数<5 时,选用似然比检验(LR)分析。

　　根据表 5-4,在 435 位受访者中,有 116 人认为该指标"最重要",占总人数的 26.7%;认为"重要""很重要"的受访者分别为 128 人、137 人,分别占 29.4%、31.5%,认为该指标"重要""很重要"及"最重要"的受访者占总人数的 87.6%。可以发现,医务人员对"当病人和医方利益冲突时,应维护病人正当利益"这一评价标准认同度较高。

　　通过数据统计分析发现,年龄、工龄、职称、岗位等这些分类因素的 P 值均大于 0.05,无统计学差异,说明这些因素对医务人员的认知没有影响。而性别、学历、单位归属地的 P 值均小于 0.05(P 值分别为<0.001、0.015、0.023),有统计学差异,说明不同性别、学历与单位归属地的医务人员对该评价标准的认知有差异。在性别这一分类因素中,认为"最重要"的男性为 51 人,占男性总人数的 35.7%,认为"很重要"的男性为 31 人,占男性总人数 21.7%,认为"最重要"的女性为 65 人,占女性总人数的 22.3%,认为"很重要"的女性为 106 人,占女性总人数的 36.3%。男性认为"最重要"的比例高于女性,女性认为"很重要"的比例高于男性,说明男性总体对理念的重视程度高于女性。在学历这一分类因素中,大专学历的认为"最重要"的人数只占其总人数的 12.9%,认为"重要"的比例最高,为 43.5%;本科学历的认为"最重要"的人数占其总人数的 26.8%,认为很重要的比例为 32.3%;硕士学历的认为"最重要"的人数占其总人数的 36.0%,比例为最高;博士学历的认为"最重要"的人数占其总人数的 35.0%,比例比硕士稍低。这说明随着学历的增高,对该条的重要性认识程度基本逐渐增强,硕士的认识程度最高。在单位归属地这一分类因素中,南京地区认为"最重要"的人数占其总人数的 28.4%,认为"很重要"的比例为 31.9%;苏南地区认为"最重要"的人数只占其总人数的 13.6%,认为"重要"的比例最高,为 39.0%,苏中地区认为"最重要"的人数只占其总人数的 32.4%,认为"重要"的比例,为 35.3%,苏北地区无统计数据。这说明南京、苏南地区医务人员对该评价标准的重要性的认知程度要好于苏中地区。

认为此条最重要的人数为 116 人,占管理和医生受调查总人数的 26.7%,排名第 8。

表 5-4 "当病人和医方利益冲突时,应维护病人正当利益"的认知(医方)

分组依据	组别	当病人和医方利益冲突时,应维护病人正当利益					合计	χ^2(LR)[a]	P
		不重要	比较重要	重要	很重要	最重要			
性别	男	5(3.5%)	15(10.5%)	41(28.7%)	31(21.7%)	51(35.7%)	143(100.0%)	20.006	<0.001
	女	1(0.3%)	33(11.3%)	87(29.8%)	106(36.3%)	65(22.3%)	292(100.0%)		
年龄	30 岁以下	1(0.9%)	11(9.6%)	25(21.7%)	39(33.9%)	39(33.9%)	115(100.0%)	18.646	0.097
	30~39 岁	1(0.7%)	18(12.4%)	39(26.9%)	50(34.5%)	37(25.5%)	145(100.0%)		
	40~49 岁	2(1.8%)	11(10.1%)	35(32.1%)	30(27.5%)	31(28.4%)	109(100.0%)		
	50 岁及以上	2(3.0%)	8(12.1%)	29(43.9%)	18(27.3%)	9(13.6%)	66(100.0%)		

续表 5-4

分组依据	组别	当病人和医方利益冲突时,应维护病人正当利益					合计	χ^2 (LR)[a]	P
		不重要	比较重要	重要	很重要	最重要			
学历	中专及以下	0(0.0%)	4(57.1%)	1(14.3%)	2(28.6%)	0(0.0%)	7(100.0%)	30.709	0.015
	大专	1(1.6%)	5(8.1%)	27(43.5%)	21(33.9%)	8(12.9%)	62(100.0%)		
	本科	2(0.8%)	32(12.5%)	71(27.6%)	83(32.3%)	69(26.8%)	257(100.0%)		
	硕士	2(2.2%)	6(6.7%)	23(25.8%)	26(29.2%)	32(36.0%)	89(100.0%)		
	博士	1(5.0%)	1(5.0%)	6(30.0%)	5(25.0%)	7(35.0%)	20(100.0%)		
工龄	6 年以下	1(0.9%)	9(8.3%)	21(19.4%)	38(35.2%)	39(36.1%)	108(100.0%)	20.571	0.196
	6~10 年	1(1.6%)	10(16.4%)	15(24.6%)	23(37.7%)	12(19.7%)	61(100.0%)		
	11~15 年	0(0.0%)	7(11.5%)	18(29.5%)	17(27.9%)	19(31.1%)	61(100.0%)		
	16~20 年	1(1.7%)	7(12.1%)	19(32.8%)	19(32.8%)	12(20.7%)	58(100.0%)		
	21 年及以上	3(2.0%)	15(10.2%)	55(37.4%)	40(27.2%)	34(23.1%)	147(100.0%)		
职称	初级	1(0.8%)	17(13.9%)	29(23.8%)	37(30.3%)	38(31.1%)	122(100.0%)	23.825	0.093
	中级	1(0.6%)	16(10.1%)	48(30.2%)	55(34.6%)	39(24.5%)	159(100.0%)		
	副高级	2(2.2%)	8(8.6%)	33(35.5%)	25(26.9%)	25(26.9%)	93(100.0%)		
	正高级	2(5.6%)	4(11.1%)	16(44.4%)	8(22.2%)	6(16.7%)	36(100.0%)		
	无	0(0.0%)	3(12.0%)	2(8.0%)	12(48.0%)	8(32.0%)	25(100.0%)		
岗位	临床	5(3.8%)	15(11.3%)	42(31.6%)	33(24.8%)	38(28.6%)	133(100.0%)	20.252	0.209
	医技	0(0.0%)	4(6.1%)	16(24.2%)	24(36.4%)	22(33.3%)	66(100.0%)		
	行政	1(0.8%)	18(14.4%)	33(26.4%)	40(32.0%)	33(26.4%)	125(100.0%)		
	护理	0(0.0%)	10(9.7%)	34(33.0%)	37(35.9%)	22(21.4%)	103(100.0%)		
	其他	0(0.0%)	1(12.5%)	3(37.5%)	3(37.5%)	1(12.5%)	8(100.0%)		
单位归属地	南京	4(1.2%)	39(11.4%)	93(27.2%)	109(31.9%)	97(28.4%)	342(100.0%)	17.734	0.023
	苏南	0(0.0%)	5(8.5%)	23(39.0%)	23(39.0%)	8(13.6%)	59(100.0%)		
	苏中	2(5.9%)	4(11.8%)	12(35.3%)	5(14.7%)	11(32.4%)	34(100.0%)		

a 当数据不符合卡方检验(χ^2)标准,即 1/5 以上理论频数<5 时,选用似然比检验(LR)分析。

根据表 5-5,在 435 位受访者中,有 199 人认为该指标"最重要",占总人数的 45.7%;认为"重要""很重要"的受访者分别有 57 人、172 人,分别占 13.1%、

39.5%,认为该指标"重要""很重要"及"最重要"的受访者占总人数的98.4%。可以发现,医务人员对"理解并尊重患者感受"这一评价标准是高度认可的。

通过数据统计分析发现,性别、工龄、职称、岗位、单位归属地这些因素的 P 值均大于0.05,无统计学差异,说明这些因素对医务人员的认知没有影响。年龄和学历这两个因素对认知结果有显著差异性($P<0.05$,P 值分为0.020,0.029)。这说明在医院建设方面,除年龄和学历因素外,医务人员普遍认同"理解并尊重患者感受"这一理念的重要性。在年龄方面,小于30岁的医务人员认为"理解并尊重患者感受"这一标准"很重要"和"最重要"的比例合计为91.3%,而在50岁及以上的医务人员中,这两个比例合计为74.3%。在学历方面,中专及以下学历的人员认为"最重要"的比例为28.6%,大专的为32.3%,本科的为46.3%,硕士的为58.4%,博士的为30.0%,而认为"很重要"的比例依次为42.9%、54.8%、36.2%、33.7%、60.0%。这说明随着学历的增高,对该条的重要性认识程度基本逐渐增强,硕士的认识程度最高。

认为此条最重要的人数为199人,占管理和医生受调查总人数的45.7%,排名第4。

表5-5 "理解并尊重患者感受"的认知(医方)

分组依据	组别	理解并尊重患者感受					合计	χ^2(LR)[a]	P
		不重要	比较重要	重要	很重要	最重要			
性别	男	0(0.0%)	3(2.1%)	20(14.0%)	46(32.2%)	74(51.7%)	143(100.0%)	5.107	0.164
	女	0(0.0%)	4(1.4%)	37(12.7%)	126(43.2%)	125(42.8%)	292(100.0%)		
年龄	30岁以下	0(0.0%)	0(0.0%)	10(8.7%)	40(34.8%)	65(56.5%)	115(100.0%)	19.747	0.020
	30~39岁	0(0.0%)	1(0.7%)	16(11.0%)	64(44.1%)	64(44.1%)	145(100.0%)		
	40~49岁	0(0.0%)	4(3.7%)	16(14.7%)	44(40.4%)	45(41.3%)	109(100.0%)		
	50岁及以上	0(0.0%)	2(3.0%)	15(22.7%)	24(36.4%)	25(37.9%)	66(100.0%)		
学历	中专及以下	0(0.0%)	0(0.0%)	2(28.6%)	3(42.9%)	2(28.6%)	7(100.0%)	22.799	0.029
	大专	0(0.0%)	1(1.6%)	7(11.3%)	34(54.8%)	20(32.3%)	62(100.0%)		
	本科	0(0.0%)	6(2.3%)	39(15.2%)	93(36.2%)	119(46.3%)	257(100.0%)		
	硕士	0(0.0%)	0(0.0%)	7(7.9%)	30(33.7%)	52(58.4%)	89(100.0%)		
	博士	0(0.0%)	0(0.0%)	2(10.0%)	12(60.0%)	6(30.0%)	20(100.0%)		
工龄	6年以下	0(0.0%)	0(0.0%)	9(8.3%)	39(36.1%)	60(55.6%)	108(100.0%)	19.756	0.072

续表 5-5

分组依据	组别	理解并尊重患者感受					合计	χ^2 (LR)[a]	P
		不重要	比较重要	重要	很重要	最重要			
	6~10年	0(0.0%)	1(1.6%)	6(9.8%)	27(44.3%)	27(44.3%)	61(100.0%)		
	11~15年	0(0.0%)	0(0.0%)	7(11.5%)	28(45.9%)	26(42.6%)	61(100.0%)		
	16~20年	0(0.0%)	2(3.4%)	7(12.1%)	27(46.6%)	22(37.9%)	58(100.0%)		
	21年及以上	0(0.0%)	4(2.7%)	28(19.0%)	51(34.7%)	64(43.5%)	147(100.0%)		
职称	初级	0(0.0%)	1(0.8%)	13(10.7%)	49(40.2%)	59(48.4%)	122(100.0%)	9.461	0.663
	中级	0(0.0%)	2(1.3%)	25(15.7%)	63(39.6%)	69(43.4%)	159(100.0%)		
	副高级	0(0.0%)	3(3.2%)	11(11.8%)	34(36.6%)	45(48.4%)	93(100.0%)		
	正高级	0(0.0%)	1(2.8%)	7(19.4%)	15(41.7%)	13(36.1%)	36(100.0%)		
	无	0(0.0%)	0(0.0%)	1(4.0%)	11(44.0%)	13(52.0%)	25(100.0%)		
岗位	临床	0(0.0%)	2(1.5%)	19(14.3%)	47(35.3%)	65(48.9%)	133(100.0%)	11.308	0.503
	医技	0(0.0%)	0(0.0%)	7(10.6%)	23(34.8%)	36(54.5%)	66(100.0%)		
	行政	0(0.0%)	4(3.2%)	20(16.0%)	48(38.4%)	53(42.4%)	125(100.0%)		
	护理	0(0.0%)	1(1.0%)	10(9.7%)	50(48.5%)	42(40.8%)	103(100.0%)		
	其他	0(0.0%)	0(0.0%)	1(12.5%)	4(50.0%)	3(37.5%)	8(100.0%)		
单位归属地	南京	0(0.0%)	3(0.9%)	41(12.0%)	134(39.2%)	164(48.0%)	342(100.0%)	8.599	0.197
	苏南	0(0.0%)	3(5.1%)	11(18.6%)	25(42.4%)	20(33.9%)	59(100.0%)		
	苏中	0(0.0%)	1(2.9%)	5(14.7%)	13(38.2%)	15(44.1%)	34(100.0%)		

a 当数据不符合卡方检验(χ^2)标准,即 1/5 以上理论频数＜5 时,选用似然比检验(LR)分析。

根据表5-6,在 435 位受访者中,有 154 人认为该指标"最重要",占总人数的 35.4％;认为"重要""很重要"的受访者分别为 90 人、171 人,分别占 20.7％、39.3％,认为该指标"重要""很重要"及"最重要"的受访者占总人数的 95.4％。可以发现,医务人员高度认同"医生应常常安慰患者"这一评价标准。

通过数据统计分析发现,性别、学历、工龄、岗位及单位归属地这些因素的 P 值均大于 0.05,无统计学差异,说明这些因素对医务人员的认知没有影响。而年龄、职称这两个因素的 P 值均小于 0.05(P 值分别为 0.037、0.033),有统计学差异。结果表明,在对待医院人文建设方面,医务人员普遍认同"医生应常常安慰患者"的重要性,不受医务人员的性别、学历、工龄、岗位及单位归属地这些因素的影响。但不同年龄、职称的医务人员对该评价标准的认知有差异。在年龄方面,小于30岁的医务人员认为"重要""很重要"及"最重要"的比例为97.4%,而50岁及以上的医务人员的这三个比例合计为95.4%;在职称方面,初级和中级职称的受访者认为该指标"重要""很重要"及"最重要"的比例为94.7%,相对应的副高和高级职称的比例为96.1%。这说明小于30岁的医务人员和高级职称的医务人员更加认同常常安慰病人的重要性。可能的解释是,小于30岁的医务人员更多从认知层面上觉得安慰患者非常重要,而高级职称的医务人员可能更多从临床实践上觉得安慰患者的重要性。

认为此条最重要的人数为154人,占管理者和医生受调查总人数的35.4%,排名第6。

表5-6 "医生应常常安慰患者"的认知(医方)

分组依据	组别	医生应常常安慰患者					合计	χ^2 (LR)[a]	P
		不重要	比较重要	重要	很重要	最重要			
性别	男	0(0.0%)	3(2.1%)	27(18.9%)	51(35.7%)	62(43.4%)	143(100.0%)	7.760	0.051
	女	0(0.0%)	17(5.8%)	63(21.6%)	120(41.1%)	92(31.5%)	292(100.0%)		
年龄	30岁以下	0(0.0%)	3(2.6%)	17(14.8%)	56(48.7%)	39(33.9%)	115(100.0%)	17.881	0.037
	30~39岁	0(0.0%)	9(6.2%)	27(18.6%)	62(42.8%)	47(32.4%)	145(100.0%)		
	40~49岁	0(0.0%)	5(4.6%)	24(22.0%)	34(31.2%)	46(42.2%)	109(100.0%)		
	50岁及以上	0(0.0%)	3(4.5%)	22(33.3%)	19(28.8%)	22(33.3%)	66(100.0%)		
学历	中专及以下	0(0.0%)	0(0.0%)	2(28.6%)	2(28.6%)	3(42.9%)	7(100.0%)	13.943	0.304
	大专	0(0.0%)	5(8.1%)	14(22.6%)	26(41.9%)	17(27.4%)	62(100.0%)		
	本科	0(0.0%)	11(4.3%)	53(20.6%)	106(41.2%)	87(33.9%)	257(100.0%)		
	硕士	0(0.0%)	4(4.5%)	14(15.7%)	29(32.6%)	42(47.2%)	89(100.0%)		
	博士	0(0.0%)	0(0.0%)	7(35.0%)	8(40.0%)	5(25.0%)	20(100.0%)		
工龄	6年以下	0(0.0%)	4(3.7%)	14(13.0%)	51(47.2%)	39(36.1%)	108(100.0%)	13.891	0.308
	6~10年	0(0.0%)	4(6.6%)	12(19.7%)	27(44.3%)	18(29.5%)	61(100.0%)		
	11~15年	0(0.0%)	2(3.3%)	13(21.3%)	25(41.0%)	21(34.4%)	61(100.0%)		
	16~20年	0(0.0%)	2(3.4%)	11(19.0%)	24(41.4%)	21(36.2%)	58(100.0%)		
	21年及以上	0(0.0%)	8(5.4%)	40(27.2%)	44(29.9%)	55(37.4%)	147(100.0%)		

续表 5-6

分组依据	组别	医生应常常安慰患者					合计	χ^2 (LR)[a]	P
		不重要	比较重要	重要	很重要	最重要			
职称	初级	0(0.0%)	4(3.3%)	21(17.2%)	60(49.2%)	37(30.3%)	122(100.0%)	22.385	0.033
	中级	0(0.0%)	11(6.9%)	37(23.3%)	57(35.8%)	54(34.0%)	159(100.0%)		
	副高级	0(0.0%)	5(5.4%)	17(18.3%)	30(32.3%)	41(44.1%)	93(100.0%)		
	正高级	0(0.0%)	0(0.0%)	13(36.1%)	11(30.6%)	12(33.3%)	36(100.0%)		
	无	0(0.0%)	0(0.0%)	2(8.0%)	13(52.0%)	10(40.0%)	25(100.0%)		
岗位	临床	0(0.0%)	8(6.0%)	20(15.0%)	50(37.6%)	55(41.4%)	133(100.0%)	12.689	0.392
	医技	0(0.0%)	1(1.5%)	17(25.8%)	22(33.3%)	26(39.4%)	66(100.0%)		
	行政	0(0.0%)	8(6.4%)	29(23.2%)	51(40.8%)	37(29.6%)	125(100.0%)		
	护理	0(0.0%)	3(2.9%)	21(20.4%)	45(43.7%)	34(33.0%)	103(100.0%)		
	其他	0(0.0%)	0(0.0%)	3(37.5%)	3(37.5%)	2(25.0%)	8(100.0%)		
单位归属地	南京	0(0.0%)	15(4.4%)	67(19.6%)	138(40.4%)	122(35.7%)	342(100.0%)	7.113	0.311
	苏南	0(0.0%)	2(3.4%)	18(30.5%)	22(37.3%)	17(28.8%)	59(100.0%)		
	苏中	0(0.0%)	3(8.8%)	5(14.7%)	11(32.4%)	15(44.1%)	34(100.0%)		

　　a 当数据不符合卡方检验(χ^2)标准，即 1/5 以上理论频数＜5 时，选用似然比检验(LR)分析。

　　根据表 5-7，在 435 位受访者中，有 171 人认为该指标"最重要"，占总人数的 39.3%；认为"重要""很重要"的受访者分别为 67 人、187 人，分别占 15.4%、43.0%，认为该指标"重要""很重要"及"最重要"的受访者占总人数的 97.7%。可以发现，医务人员对"具有体现本院特色的人文管理与建设的总体规划和思路"这一评价标准是高度认同的。

　　通过数据统计分析发现，性别、年龄、学历、工龄、职称、岗位这些分类因素的 P 值均大于 0.05，无统计学差异，说明这些因素对医务人员的认知没有影响。而单位归属地的 P 值小于 0.05，有统计学差异，说明不同单位归属地的医方人员对该评价标准的认知有差异。

　　认为此条最重要的人数为 171 人，占管理者和医生受调查总人数的 39.3%，排名第 5。

表 5-7 "具有体现本院特色的人文管理与建设的总体规划和思路"的认知(医方)

分组依据	组别	具有体现本院特色的人文管理与建设的总体规划和思路					合计	χ^2 (LR)[a]	P
		不重要	比较重要	重要	很重要	最重要			
性别	男	1(0.7%)	2(1.4%)	20(14.0%)	60(42.0%)	60(42.0%)	143(100.0%)	1.196	0.879
	女	1(0.3%)	6(2.1%)	47(16.1%)	127(43.5%)	111(38.0%)	292(100.0%)		
年龄	30岁以下	2(1.7%)	2(0.9%)	18(15.7%)	48(41.7%)	46(40.0%)	115(100.0%)	12.409	0.413
	30~39岁	0(0.0%)	3(2.1%)	17(11.7%)	63(43.4%)	62(42.8%)	145(100.0%)		
	40~49岁	0(0.0%)	2(1.8%)	16(14.7%)	50(45.9%)	41(37.6%)	109(100.0%)		
	50岁及以上	0(0.0%)	2(3.0%)	16(24.2%)	26(39.4%)	22(33.3%)	66(100.0%)		
学历	中专及以下	0(0.0%)	1(14.3%)	2(28.6%)	1(14.3%)	3(42.9%)	7(100.0%)	18.417	0.300
	大专	0(0.0%)	3(4.8%)	10(16.1%)	26(41.9%)	23(37.1%)	62(100.0%)		
	本科	1(0.4%)	4(1.6%)	37(14.4%)	115(44.7%)	100(38.9%)	257(100.0%)		
	硕士	1(1.1%)	0(0.0%)	13(14.6%)	34(38.2%)	41(46.1%)	89(100.0%)		
	博士	0(0.0%)	0(0.0%)	5(25.0%)	11(55.0%)	4(20.0%)	20(100.0%)		
工龄	6年以下	2(1.9%)	1(0.9%)	17(15.7%)	43(39.8%)	45(41.7%)	108(100.0%)	11.514	0.777
	6~10年	0(0.0%)	2(3.3%)	7(11.5%)	25(41.0%)	27(43.3%)	61(100.0%)		
	11~15年	0(0.0%)	1(1.6%)	7(11.5%)	28(45.9%)	25(41.0%)	61(100.0%)		
	16~20年	0(0.0%)	2(3.4%)	9(15.5%)	27(46.6%)	20(34.5%)	58(100.0%)		
	21年及以上	0(0.0%)	2(1.4%)	27(18.4%)	64(43.5%)	54(36.7%)	147(100.0%)		
职称	初级	2(1.6%)	3(2.5%)	21(17.2%)	46(37.7%)	50(41.0%)	122(100.0%)	16.220	0.438
	中级	0(0.0%)	2(1.3%)	21(13.2%)	75(47.2%)	61(38.4%)	159(100.0%)		
	副高级	0(0.0%)	2(2.2%)	11(11.8%)	43(46.2%)	37(39.8%)	93(100.0%)		
	正高级	0(0.0%)	0(0.0%)	11(30.6%)	12(33.3%)	13(36.1%)	36(100.0%)		
	无	0(0.0%)	1(4.0%)	3(12.0%)	11(44.0%)	10(40.0%)	25(100.0%)		
岗位	临床	2(1.5%)	2(1.5%)	22(16.5%)	49(36.8%)	58(43.6%)	133(100.0%)	19.058	0.266
	医技	0(0.0%)	2(3.0%)	8(12.1%)	27(40.9%)	29(43.9%)	66(100.0%)		
	行政	0(0.0%)	3(2.4%)	20(16.0%)	56(44.8%)	46(36.8%)	125(100.0%)		
	护理	0(0.0%)	1(1.0%)	13(12.6%)	54(52.4%)	35(34.0%)	103(100.0%)		
	其他	0(0.0%)	0(0.0%)	4(50.0%)	1(12.5%)	3(37.5%)	8(100.0%)		

续表 5-7

分组依据	组别	具有体现本院特色的人文管理与建设的总体规划和思路					合计	χ^2 (LR)[a]	P
		不重要	比较重要	重要	很重要	最重要			
单位归属地	南京	0(0.0%)	4(1.2%)	49(14.3%)	153(44.7%)	136(39.8%)	342(100.0%)	17.369	0.026
	苏南	2(3.4%)	2(3.4%)	13(22.0%)	24(40.7%)	18(30.5%)	59(100.0%)		
	苏中	0(0.0%)	2(5.9%)	5(14.7%)	10(29.4%)	17(50.0%)	34(100.0%)		

a 当数据不符合卡方检验(χ^2)标准,即 1/5 以上理论频数＜5 时,选用似然比检验(LR)分析。

根据表 5-8,在 435 位受访者中,有 120 人认为该指标"最重要",占总人数的 27.6％;认为"重要""很重要"的受访者分别为 108 人、189 人,分别占 24.8％、43.4％,认为该指标"重要""很重要"及"最重要"的受访者占总人数的 95.9％。可以发现,医方人员对"重视患者利益至上核心价值观的凝练与传承"这一评价标准是高度认同的。

通过数据统计分析发现,性别、学历、工龄、职称这些分类因素的 P 值均大于 0.05,无统计学差异,说明这些因素对医务人员的认知没有影响。而年龄、岗位、单位归属地的 P 值均小于 0.05,有统计学差异,说明不同年龄、岗位和单位归属地的医务人员对该评价标准的认知有差异。

认为此条最重要的人数为 120 人,占管理者和医生受调查总人数的 27.6％,排名第 7。

表 5-8 "重视患者利益至上核心价值观的凝练与传承"的认知(医方)

分组依据	组别	重视患者利益至上核心价值观的凝练与传承					合计	χ^2 (LR)[a]	P
		不重要	比较重要	重要	很重要	最重要			
性别	男	4(2.8%)	6(4.2%)	34(23.8%)	58(40.6%)	41(28.7%)	143(100.0%)	6.666	0.155
	女	1(0.3%)	7(2.4%)	74(25.3%)	131(44.9%)	79(27.1%)	292(100.0%)		
年龄	30 岁以下	0(0.0%)	2(1.7%)	23(20.0%)	50(43.5%)	40(34.8%)	115(100.0%)	26.509	0.009
	30～39 岁	2(1.4%)	3(2.1%)	29(20.0%)	73(50.3%)	38(26.2%)	145(100.0%)		
	40～49 岁	3(2.8%)	5(4.6%)	29(26.6%)	40(36.7%)	32(29.4%)	109(100.0%)		
	50 岁及以上	0(0.0%)	3(4.5%)	27(40.9%)	26(39.4%)	10(15.2%)	66(100.0%)		
学历	中专及以下	0(0.0%)	1(14.3%)	2(28.6%)	3(42.9%)	1(14.3%)	7(100.0%)	16.132	0.444
	大专	1(1.6%)	4(6.5%)	14(22.6%)	26(41.9%)	17(27.4%)	62(100.0%)		

续表 5-8

| 分组依据 | 组别 | 重视患者利益至上核心价值观的凝练与传承 | | | | | 合计 | χ^2 (LR)[a] | P |
		不重要	比较重要	重要	很重要	最重要			
工龄	本科	1(0.4%)	7(2.7%)	68(26.5%)	110(42.8%)	71(27.6%)	257(100.0%)		
	硕士	3(3.4%)	1(1.1%)	17(19.1%)	40(44.9%)	28(31.5%)	89(100.0%)		
	博士	0(0.0%)	0(0.0%)	7(35.0%)	10(50.0%)	3(15.0%)	20(100.0%)		
	6年以下	0(0.0%)	3(2.8%)	20(18.5%)	47(43.5%)	38(35.2%)	108(100.0%)	24.618	0.077
	6~10年	1(1.6%)	2(3.3%)	11(18.0%)	32(52.5%)	15(24.6%)	61(100.0%)		
	11~15年	1(1.6%)	0(0.0%)	12(19.7%)	30(49.2%)	18(29.5%)	61(100.0%)		
	16~20年	2(3.4%)	3(5.2%)	14(24.1%)	23(39.7%)	16(27.6%)	58(100.0%)		
	21年及以上	1(0.7%)	5(3.4%)	51(34.7%)	57(38.8%)	33(22.4%)	147(100.0%)		
职称	初级	1(0.8%)	4(3.3%)	26(21.3%)	49(40.2%)	42(34.4%)	122(100.0%)	19.374	0.250
	中级	1(0.6%)	6(3.8%)	33(21.4%)	79(49.7%)	39(24.5%)	159(100.0%)		
	副高级	3(3.2%)	2(2.2%)	29(31.2%)	32(34.4%)	27(29.0%)	93(100.0%)		
	正高级	0(0.0%)	0(0.0%)	12(33.3%)	18(50.0%)	6(16.7%)	36(100.0%)		
	无	0(0.0%)	1(4.0%)	7(28.0%)	11(44.0%)	6(24.0%)	25(100.0%)		
岗位	临床	4(3.0%)	5(3.8%)	34(25.6%)	54(40.6%)	36(27.1%)	133(100.0%)	27.216	0.039
	医技	0(0.0%)	1(1.5%)	11(16.7%)	31(47.0%)	23(34.8%)	66(100.0%)		
	行政	0(0.0%)	6(4.8%)	39(31.2%)	50(40.0%)	30(24.0%)	125(100.0%)		
	护理	1(1.0%)	1(1.0%)	19(18.4%)	53(51.5%)	29(28.2%)	103(100.0%)		
	其他	0(0.0%)	0(0.0%)	5(62.5%)	1(12.5%)	2(25.0%)	8(100.0%)		
单位归属地	南京	3(0.9%)	5(1.5%)	85(24.9%)	151(44.2%)	98(28.7%)	342(100.0%)	17.417	0.026
	苏南	0(0.0%)	6(10.2%)	15(25.4%)	22(37.3%)	16(27.1%)	59(100.0%)		
	苏中	2(5.9%)	2(5.9%)	8(23.5%)	16(47.1%)	6(17.6%)	34(100.0%)		

　　a 当数据不符合卡方检验(χ^2)标准,即 1/5 以上理论频数＜5 时,选用似然比检验(LR)分析。

　　根据表 5-9,在 435 位受访者中,有 259 人认为该指标"最重要",占总人数的 59.5%;认为"重要""很重要"的受访者分别为 26 人、145 人,分别占 5.9%、33.3%,认为该指标"重要""很重要"及"最重要"的受访者占总人数的 98.9%。可以发现,医务人员对"重视员工利益的尊重与维护"这一评价标准是高度认同的。

通过数据分析发现,性别、学历、工龄、职称、岗位、单位归属地这些分类因素的 P 值均大于 0.05,无统计学差异,说明这些因素对医务人员的认知没有影响。而年龄的 P 值小于 0.05,有统计学差异,说明不同年龄段的医务人员对该评价标准的认知有差异。

认为此条最重要的人数为 259 人,占管理者和医生受调查总人数的 59.5%,排名第 3。

表 5-9 "重视员工利益的尊重与维护"的认知(医方)

分组依据	组别	重视员工利益的尊重与维护					合计	χ^2 (LR)[a]	P
		不重要	比较重要	重要	很重要	最重要			
性别	男	1(0.7%)	0(0.0%)	12(8.4%)	47(32.9%)	83(58.0%)	143(100.0%)	4.707	0.319
	女	1(0.3%)	3(1.0%)	14(4.8%)	98(33.6%)	176(60.3%)	292(100.0%)		
年龄	30 岁以下	1(0.9%)	0(0.0%)	5(4.3%)	29(25.2%)	80(69.6%)	115(100.0%)	31.795	0.001
	30~39 岁	1(0.7%)	1(0.7%)	10(6.9%)	41(28.3%)	92(63.4%)	145(100.0%)		
	40~49 岁	0(0.0%)	2(1.8%)	2(1.8%)	44(40.4%)	61(56.0%)	109(100.0%)		
	50 岁及以上	0(0.0%)	0(0.0%)	9(13.6%)	31(47.0%)	26(39.4%)	66(100.0%)		
学历	中专及以下	0(0.0%)	0(0.0%)	2(28.6%)	1(14.3%)	4(57.1%)	7(100.0%)	16.748	0.402
	大专	0(0.0%)	1(1.6%)	6(9.7%)	21(33.9%)	34(54.8%)	62(100.0%)		
	本科	0(0.0%)	2(0.8%)	14(5.4%)	86(33.5%)	155(60.3%)	257(100.0%)		
	硕士	2(2.2%)	0(0.0%)	3(3.4%)	28(31.5%)	56(62.9%)	89(100.0%)		
	博士	0(0.0%)	0(0.0%)	1(5.0%)	9(45.0%)	10(50.0%)	20(100.0%)		
工龄	6 年以下	2(1.9%)	0(0.0%)	6(5.6%)	28(25.9%)	72(66.6%)	108(100.0%)	25.635	0.059
	6~10 年	0(0.0%)	0(0.0%)	5(8.2%)	20(32.8%)	36(59.0%)	61(100.0%)		
	11~15 年	0(0.0%)	1(1.6%)	1(1.6%)	15(24.6%)	44(72.1%)	61(100.0%)		
	16~20 年	0(0.0%)	1(1.7%)	4(6.9%)	18(31.0%)	35(60.3%)	58(100.0%)		
	21 年及以上	0(0.0%)	1(0.7%)	10(6.8%)	64(43.5%)	72(49.0%)	147(100.0%)		
职称	初级	1(0.8%)	1(0.8%)	8(6.6%)	25(20.5%)	87(71.3%)	122(100.0%)	20.354	0.205
	中级	1(0.6%)	0(0.0%)	9(5.7%)	61(38.4%)	88(55.3%)	159(100.0%)		
	副高级	0(0.0%)	2(2.2%)	5(5.4%)	37(39.8%)	49(52.7%)	93(100.0%)		

续表 5-9

分组依据	组别	重视员工利益的尊重与维护					合计	χ^2 (LR)[a]	P
		不重要	比较重要	重要	很重要	最重要			
岗位	正高级	0(0.0%)	0(0.0%)	2(5.6%)	13(36.1%)	21(58.3%)	36(100.0%)	18.474	0.297
	无	0(0.0%)	0(0.0%)	2(8.0%)	9(36.0%)	14(56.0%)	25(100.0%)		
	临床	2(1.5%)	1(0.8%)	8(6.0%)	41(30.8%)	81(60.9%)	133(100.0%)		
	医技	0(0.0%)	0(0.0%)	2(3.0%)	18(27.3%)	46(69.7%)	66(100.0%)		
	行政	0(0.0%)	0(0.0%)	11(8.8%)	50(40.0%)	64(51.2%)	125(100.0%)		
	护理	0(0.0%)	2(1.9%)	4(3.9%)	34(33.0%)	63(61.2%)	103(100.0%)		
	其他	0(0.0%)	0(0.0%)	1(12.5%)	2(25.0%)	5(62.5%)	8(100.0%)		
单位归属地	南京	1(0.3%)	2(0.6%)	19(5.6%)	111(32.5%)	209(61.1%)	342(100.0%)	5.423	0.712
	苏南	1(1.7%)	1(1.7%)	5(8.5%)	23(39.0%)	29(49.2%)	59(100.0%)		
	苏中	0(0.0%)	0(0.0%)	2(5.9%)	11(32.4%)	21(61.8%)	34(100.0%)		

a 当数据不符合卡方检验(χ^2)标准,即 1/5 以上理论频数<5 时,选用似然比检验(LR)分析。

（二）患者问卷数据分析

根据表 5-10,依据性别分组,在 357 位受访患者中,认为"医院贯彻'依法治院'方针"这一指标"最重要"者为 192 人,占 53.8%;认为"很重要""重要"者分别为 121 人、31 人,各占 33.9%、8.7%,认为"重要""很重要""最重要"的受访者总人数为 344,占 96.4%。可以发现,患方对"医院贯彻'依法治院'的方针"这一评价标准是高度认同的。此外,有 1 名受访者认为此项指标"不重要",占比为 0.3%。

对调查数据进行统计分析后发现,患者的性别、年龄、学历、就诊科室、就诊类别、职业、户籍、婚姻状况、支付方式对认知状况没有影响,数据差异无统计学意义(P 值均大于 0.05)。患者的性别、年龄、学历、地区等因素对患者认知度并没有明显影响,这可能与我国长期以来的普法活动有关。以央视《今日说法》为代表的法制教育类栏目长期以来深受大众喜爱,法治思想经由大众传媒等途径已经为普通百姓所理解。

依据性别分组,认为此条最重要的人数为 192 人,占受调查患者总人数的 53.8%,排名第 3。

表 5-10　"医院贯彻'依法治院'的方针"的认知（患方）

分组依据	组别	医院贯彻"依法治院"的方针					合计	χ^2(LR)[a]	P
		不重要	比较重要	重要	很重要	最重要			
性别	男	1(0.7%)	7(4.6%)	9(6.0%)	52(34.4%)	82(54.3%)	151(100.0%)	4.900	0.298
	女	0(0.0%)	5(2.4%)	22(10.7%)	69(33.5%)	110(53.4%)	206(100.0%)		
年龄	30 岁以下	0(0.0%)	3(3.2%)	9(9.5%)	35(36.8%)	48(50.5%)	95(100.0%)	6.915	0.863
	30~39 岁	0(0.0%)	1(1.2%)	7(8.4%)	27(32.5%)	48(57.8%)	83(100.0%)		
	40~49 岁	0(0.0%)	4(5.1%)	8(10.3%)	28(35.9%)	38(48.7%)	78(100.0%)		
	50 岁及以上	1(0.9%)	4(3.8%)	7(6.6%)	33(31.1%)	61(57.5%)	106(100.0%)		
学历	中专及以下	1(0.6%)	8(4.7%)	14(8.2%)	66(38.6%)	82(48.0%)	171(100.0%)	14.947	0.529
	大专	0(0.0%)	3(3.5%)	4(4.7%)	29(33.7%)	50(58.1%)	85(100.0%)		
	本科	0(0.0%)	1(1.3%)	9(11.5%)	22(28.2%)	46(59.0%)	78(100.0%)		
	硕士	0(0.0%)	0(0.0%)	1(6.7%)	5(33.3%)	9(60.0%)	15(100.0%)		
	博士	0(0.0%)	0(3.4%)	1(50.0%)	1(50.0%)	0(0.0%)	2(100.0%)		
就诊科室	内科	0(0.0%)	7(5.8%)	11(9.2%)	40(33.3%)	62(51.7%)	120(100.0%)	11.403	0.784
	外科	1(0.9%)	1(0.9%)	9(8.3%)	39(36.1%)	58(53.7%)	108(100.0%)		
	妇产科	0(0.0%)	2(3.0%)	4(6.1%)	19(28.8%)	41(62.1%)	66(100.0%)		
	儿科	0(0.0%)	0(0.0%)	0(0.0%)	4(44.4%)	5(55.6%)	9(100.0%)		
	其他	0(0.0%)	1(2.1%)	4(8.3%)	20(41.7%)	23(47.9%)	48(100.0%)		
就诊类别	门诊	0(0.0%)	1(1.1%)	8(8.9%)	32(35.6%)	49(54.4%)	90(100.0%)	2.541	0.637
	住院	1(0.4%)	11(4.5%)	22(8.9%)	84(34.0%)	129(52.2%)	247(100.0%)		
职业	工人	0(0.0%)	5(4.1%)	10(8.1%)	45(36.6%)	63(51.2%)	123(100.0%)	22.208	0.137
	农民	1(1.6%)	4(6.5%)	9(14.5%)	25(40.3%)	23(37.1%)	62(100.0%)		
	军人	0(0.0%)	0(0.0%)	0(0.0%)	3(42.9%)	4(57.1%)	7(100.0%)		
	干部	0(0.0%)	1(2.6%)	1(2.6%)	9(23.7%)	27(71.1%)	38(100.0%)		
	其他	0(0.0%)	2(7.8%)	10(7.8%)	40(31.0%)	77(59.7%)	129(100.0%)		
户籍	南京	1(0.5%)	7(3.5%)	21(10.6%)	64(32.2%)	106(53.3%)	199(100.0%)	14.176	0.290
	苏南	0(0.0%)	1(1.6%)	5(7.8%)	30(46.9%)	28(43.8%)	64(100.0%)		
	苏中	0(0.0%)	1(2.5%)	3(7.5%)	7(17.5%)	29(72.5%)	40(100.0%)		

续表 5-10

分组依据	组别	医院贯彻"依法治院"的方针					合计	χ^2 (LR)a	P
		不重要	比较重要	重要	很重要	最重要			
婚姻状况	苏北	0(0.0%)	2(4.3%)	2(4.3%)	18(39.1%)	24(52.2%)	46(100.0%)		
	已婚	1(0.3%)	9(3.0%)	25(8.4%)	105(35.2%)	158(53.0%)	298(100.0%)	3.931	0.985
	未婚	0(0.0%)	2(4.7%)	4(9.3%)	13(30.2%)	24(55.8%)	43(100.0%)		
	离异	0(0.0%)	0(0.0%)	1(10.0%)	4(40.0%)	5(50.0%)	10(110.0%)		
	其他	0(0.0%)	0(0.0%)	0(0.0%)	0(0.0%)	3(100.0%)	3(100.0%)		
支付方式	自费	0(0.0%)	2(3.3%)	5(8.3%)	25(41.7%)	28(46.7%)	60(100.0%)	20.515	0.426
	城镇职工基本医疗保险	0(0.0%)	3(3.0%)	7(7.1%)	28(28.3%)	61(61.6%)	99(100.0%)		
	城镇居民基本医疗保险	0(0.0%)	3(2.9%)	10(9.8%)	32(31.4%)	57(55.9%)	102(100.0%)		
	新农合	1(1.9%)	3(5.6%)	7(13.0%)	23(42.6%)	20(37.0%)	54(100.0%)		
	公费	0(0.0%)	1(4.5%)	1(4.5%)	9(40.9%)	11(50.0%)	22(100.0%)		
	其他	0(0.0%)	0(0.0%)	0(0.0%)	4(25.0%)	12(75.0%)	16(100.0%)		

a 当数据不符合卡方检验(χ^2)标准,即 1/5 以上理论频数<5 时,选用似然比检验(LR)分析。

根据表 5-11,依据性别分组,在 357 位受访者中,认为"重要""很重要""最重要"的分别为 37 人(占比 10.4%)、134 人(占比 37.5%)、178 人(占比 49.9%),认为"重要""很重要"或者"最重要"的总人数为 349 人,占比 97.8%。这说明患方对"医务人员应当具有良好的法治精神与法律意识"这一评价标准是高度认同的。此外,有 2 人认为本项"不重要",6 人认为本项"比较重要"。

经过数据统计分析,受访者学历的分组检验 P 值小于 0.05(P 值为 0.047),有统计学意义。大专及本科学历、硕士及博士学历、中专及以下学历的受访者认为本项"最重要"的比例分别为 58.1%、50.0% 和 43.0%,提示大专及本科学历的受访者最为重视该选项、硕士及博士学历次之、中专及以下学历的更次之。

依据性别分组,认为此条最重要的人数为 178 人,占受调查患者总人数的 49.9%,排名第 5。

表 5-11　"医务人员应当具有良好的法治精神与法律意识"的认知（患方）

分组依据	组别	医务人员应当具有良好的法治精神与法律意识					合计	χ^2(LR)[a]	P
		不重要	比较重要	重要	很重要	最重要			
性别	男	1(1.3%)	3(2.6%)	15(10.3%)	56(36.8%)	76(49.0%)	151(100.0%)	1.336	0.55
	女	1(0.5%)	3(1.4%)	22(10.6%)	78(37.5%)	102(50.0%)	206(100.0%)		
年龄	30 岁以下	0(0.0%)	2(2.1%)	7(7.3%)	30(31.2%)	57(59.4%)	96(100.0%)	12.554	0.402
	30～39 岁	0(0.0%)	0(0.0%)	8(9.5%)	31(36.9%)	45(53.6%)	84(100.0%)		
	40～49 岁	1(1.3%)	3(3.8%)	9(11.5%)	31(39.7%)	34(43.6%)	78(100.0%)		
	50 岁及以上	2(1.8%)	2(1.8%)	14(12.7%)	44(40.0%)	48(43.6%)	110(100.0%)		
学历	中专及以下	2(1.2%)	2(1.2%)	29(16.3%)	66(38.4%)	74(43.0%)	172(100.0%)	26.555	0.047
	大专	0(0.0%)	2(2.3%)	4(4.6%)	33(37.9%)	48(55.2%)	87(100.0%)		
	本科	0(0.0%)	2(2.5%)	3(3.8%)	26(32.5%)	49(61.2%)	80(100.0%)		
	硕士	1(6.2%)	0(0.0%)	3(18.8%)	4(25.0%)	8(50.0%)	16(100.0%)		
	博士	0(0.0%)	0(0.0%)	0(0.0%)	1(50.0%)	1(50.0%)	2(100.0%)		
就诊科室	内科	3(2.4%)	3(2.4%)	11(8.9%)	48(39.0%)	58(47.2%)	123(100.0%)	18.314	0.306
	外科	0(0.0%)	1(0.9%)	8(7.3%)	50(45.5%)	51(46.4%)	110(100.0%)		
	妇产科	0(0.0%)	2(3.0%)	8(11.9%)	17(25.4%)	40(59.7%)	67(100.0%)		
	儿科	0(0.0%)	0(0.0%)	2(20.0%)	3(30.0%)	5(50.0%)	10(100.0%)		
	其他	0(0.0%)	1(2.1%)	7(14.9%)	13(27.7%)	26(55.3%)	47(100.0%)		
就诊类别	门诊	1(1.1%)	0(0.0%)	8(8.8%)	32(35.2%)	50(54.9%)	91(100.0%)	3.982	0.408
	住院	2(0.8%)	7(2.8%)	29(11.5%)	95(37.7%)	119(47.2%)	252(100.0%)		
职业	工人	0(0.0%)	2(1.6%)	16(12.8%)	48(38.4%)	59(47.2%)	125(100.0%)	14.891	0.533
	农民	1(1.6%)	2(3.2%)	9(14.3%)	21(33.3%)	30(47.6%)	63(100.0%)		
	军人	0(0.0%)	0(0.0%)	0(0.0%)	1(14.3%)	6(85.7%)	7(100.0%)		
	干部	1(2.5%)	1(2.5%)	1(2.5%)	20(50.0%)	17(42.5%)	40(100.0%)		
	其他	1(0.8%)	2(1.5%)	12(9.2%)	45(34.6%)	70(53.8%)	130(100.0%)		
户籍	南京	3(1.5%)	4(2.0%)	16(7.9%)	83(40.9%)	97(47.8%)	203(100.0%)	19.635	0.074
	苏南	0(0.0%)	1(1.6%)	8(12.5%)	28(43.8%)	27(42.2%)	64(100.0%)		
	苏中	0(0.0%)	0(0.0%)	8(20.0%)	6(15.0%)	26(65.0%)	40(100.0%)		

续表 5-11

分组依据	组别	医务人员应当具有良好的法治精神与法律意识					合计	χ²(LR)ª	P
		不重要	比较重要	重要	很重要	最重要			
婚姻状况	苏北	0(0.0%)	2(4.3%)	3(6.4%)	18(38.3%)	24(51.1%)	47(100.0%)	4.965	0.959
	已婚	3(1.0%)	6(2.0%)	34(11.2%)	117(38.5%)	144(47.4%)	304(100.0%)		
	未婚	0(0.0%)	1(2.3%)	2(4.7%)	14(32.6%)	26(60.5%)	43(100.0%)		
	离异	0(0.0%)	0(0.0%)	1(10.0%)	3(30.0%)	6(60.0%)	10(100.0%)		
	其他	0(0.0%)	0(0.0%)	0(0.0%)	1(33.3%)	2(67.7%)	3(100.0%)		
支付方式	自费	0(0.0%)	2(3.3%)	6(9.8%)	22(36.1%)	31(50.8%)	61(100.0%)	20.456	0.430
	城镇职工基本医疗保险	1(1.0%)	2(2.0%)	8(7.9%)	37(36.6%)	53(52.5%)	101(100.0%)		
	城镇居民基本医疗保险	0(0.0%)	3(2.9%)	9(8.7%)	37(35.9%)	54(52.4%)	103(100.0%)		
	新农合	1(1.9%)	0(0.0%)	10(18.5%)	22(40.7%)	21(38.9%)	54(100.0%)		
	公费	1(4.2%)		5(20.8%)	9(37.5%)	9(37.5%)	24(100.0%)		
	其他	0(0.0%)	0(0.0%)	0(0.0%)	5(31.2%)	11(68.8%)	16(100.0%)		

a 当数据不符合卡方检验(χ^2)标准,即 1/5 以上理论频数<5 时,选用似然比检验(LR)分析。

根据表 5-12,依据性别分组,在 364 位受访者中,有 204 人认为该指标"最重要",占总人数的 56.0%;认为"重要""很重要"的受访者分别为 47 人、100 人,分别占 12.9%、27.5%,认为该指标"重要""很重要"及"最重要"的受访者占总人数的 96.4%。可以发现,患方对"当病人和医方利益冲突时,应维护病人正当利益"这一评价标准是高度认同的。

通过数据统计分析发现,其中性别、年龄、学历、就诊科室、就诊类别、职业、户籍、婚姻状况、支付方式 P 值均大于 0.05,无统计学差异。且每个分组依据下的受访者认为此评价标准"最重要"的比例均为最高。

依据性别分组,认为此条最重要的人数为 204 人,占受调查患者总人数的 56.0%,排名第 2。

表 5-12 "当病人和医方利益冲突时,应维护病人正当利益"的认知(患方)

| 分组依据 | 组别 | 当病人和医方利益冲突时,应维护病人正当利益 | | | | | 合计 | χ^2 (LR)[a] | P |
		不重要	比较重要	重要	很重要	最重要			
性别	男	1(0.6%)	7(4.5%)	23(14.7%)	37(23.7%)	88(56.4%)	156(100.0%)	7.119	0.130
	女	3(1.4%)	2(1.0%)	24(11.5%)	63(30.3%)	116(55.8%)	208(100.0%)		
年龄	30 岁以下	0(0.0%)	2(2.1%)	12(12.5%)	26(27.1%)	56(58.3%)	96(100.0%)	15.722	0.204
	30~39 岁	0(0.0%)	2(2.4%)	9(10.6%)	20(23.5%)	54(63.5%)	85(100.0%)		
	40~49 岁	2(2.5%)	0(0.0%)	10(12.7%)	30(38.0%)	37(46.8%)	79(100.0%)		
	50 岁及以上	2(1.8%)	5(4.6%)	16(14.7%)	24(22.0%)	62(56.9%)	109(100.0%)		
学历	中专及以下	3(1.7%)	3(1.7%)	18(10.3%)	44(25.1%)	107(61.1%)	175(100.0%)	11.738	0.762
	大专	1(1.2%)	0(0.0%)	10(11.8%)	26(30.6%)	48(56.5%)	85(100.0%)		
	本科	0(0.0%)	3(3.8%)	15(18.8%)	21(26.2%)	41(51.2%)	80(100.0%)		
	硕士	0(0.0%)	1(6.2%)	2(12.5%)	4(25.0%)	9(56.2%)	16(100.0%)		
	博士	0(0.0%)	0(0.0%)	0(0.0%)	1(50.0%)	1(50.0%)	2(100.0%)		
就诊科室	内科	1(0.8%)	4(3.3%)	15(12.4%)	33(27.3%)	68(56.2%)	121(100.0%)	16.219	0.438
	外科	1(0.9%)	2(1.8%)	9(8.0%)	30(26.8%)	70(62.5%)	112(100.0%)		
	妇产科	1(1.5%)	2(3.0%)	5(7.5%)	21(31.3%)	38(56.7%)	67(100.0%)		
	儿科	0(0.0%)	0(0.0%)	2(20.0%)	2(20.0%)	6(60.0%)	10(100.0%)		
	其他	1(2.1%)	1(2.1%)	13(27.1%)	10(20.8%)	23(47.9%)	48(100.0%)		
就诊类别	门诊	2(2.2%)	2(2.2%)	11(12.2%)	22(24.4%)	53(58.9%)	90(100.0%)	1.717	0.788
	住院	2(0.8%)	7(2.8%)	32(12.7%)	71(28.2%)	140(55.6%)	252(100.0%)		
职业	工人	1(0.8%)	2(1.6%)	14(11.0%)	43(33.9%)	67(52.8%)	127(100.0%)	22.686	0.122
	农民	2(3.1%)	4(6.2%)	7(10.9%)	15(23.4%)	36(56.2%)	64(100.0%)		
	军人	0(0.0%)	0(0.0%)	1(14.3%)	0(0.0%)	6(85.7%)	7(100.0%)		
	干部	0(0.0%)	1(2.6%)	10(25.6%)	12(30.8%)	16(41.0%)	39(100.0%)		
	其他	1(0.8%)	2(1.6%)	15(11.6%)	30(23.3%)	81(62.8%)	129(100.0%)		
户籍	南京	1(0.5%)	5(2.5%)	28(13.9%)	63(31.2%)	105(52.0%)	202(100.0%)	16.845	0.156
	苏南	1(1.6%)	2(3.1%)	8(12.5%)	16(25.0%)	37(57.8%)	64(100.0%)		
	苏中	0(0.0%)	2(4.8%)	3(7.1%)	11(26.2%)	26(61.9%)	42(100.0%)		

续表 5-12

分组依据	组别	当病人和医方利益冲突时,应维护病人正当利益					合计	χ^2 (LR)[a]	P
		不重要	比较重要	重要	很重要	最重要			
婚姻状况	苏北	2(4.3%)	0(0.0%)	5(10.6%)	6(12.8%)	34(72.3%)	47(100.0%)	6.774	0.872
	已婚	3(1.0%)	8(2.6%)	39(12.8%)	86(28.2%)	169(55.4%)	305(100.0%)		
	未婚	1(2.3%)	0(0.0%)	7(16.3%)	10(23.3%)	25(58.1%)	43(100.0%)		
	离异	0(0.0%)	0(0.0%)	0(0.0%)	2(20.0%)	8(80.0%)	10(100.0%)		
	其他	0(0.0%)	0(0.0%)	1(33.3%)	1(33.3%)	1(33.3%)	3(100.0%)		
支付方式	自费	2(3.2%)	2(3.2%)	6(9.7%)	15(24.2%)	37(59.7%)	62(100.0%)	29.530	0.078
	城镇职工基本医疗保险	0(0.0%)	0(0.0%)	12(11.9%)	30(29.7%)	59(58.4%)	101(100.0%)		
	城镇居民基本医疗保险	0(0.0%)	4(3.9%)	13(12.6%)	25(24.3%)	61(59.2%)	103(100.0%)		
	新农合	0(0.0%)	1(1.8%)	7(12.7%)	15(27.3%)	32(58.2%)	55(100.0%)		
	公费	2(8.7%)	1(4.3%)	5(21.7%)	7(30.4%)	8(34.8%)	23(100.0%)		
	其他	0(0.0%)	0(0.0%)	4(25.0%)	5(31.2%)	7(43.8%)	16(100.0%)		

a 当数据不符合卡方检验(χ^2)标准,即 1/5 以上理论频数<5 时,选用似然比检验(LR)分析。

根据表 5-13,依据性别分组,在 366 位受访者中,有 254 人认为该指标"最重要",占总人数的 69.4%;认为"重要""很重要"的受访者分别为 21 人、86 人,分别占 5.7%、23.5%,认为该指标"重要""很重要"及"最重要"的受访者占总人数的 98.6%。可以发现,患方对"医务人员有救死扶伤、以病人为中心的理念和服务意识"这一评价标准是高度认同的。

通过数据统计分析发现,其中性别、年龄、学历、就诊科室、就诊类别、职业、户籍、婚姻状况、支付方式 P 值均大于 0.05,无统计学差异。且每个分组依据下的受访者认为此评价标准"最重要"的比例均为最高。

依据性别分组,认为此条最重要的人数为 254 人,占受调查患者总人数的 69.4%,排名第 1。

表 5-13 "医务人员有救死扶伤、以病人为中心的理念和服务意识"的认知(患方)

分组依据	组别	医务人员有救死扶伤、以病人为中心的理念和服务意识					合计	χ^2 (LR)[a]	P
		不重要	比较重要	重要	很重要	最重要			
性别	男	0(0%)	2(1.3%)	10(6.4%)	31(19.7%)	114(72.6%)	157(100.0%)	2.264	0.519
	女	0(0%)	3(1.4%)	11(5.3%)	55(26.3%)	140(67.0%)	209(100.0%)		
年龄	30岁以下	0(0%)	3(3.1%)	2(2.1%)	21(21.9%)	70(72.9%)	96(100.0%)	6.924	0.645
	30~39岁	0(0%)	1(1.2%)	6(7.1%)	21(24.7%)	57(67.1%)	85(100.0%)		
	40~49岁	0(0%)	0(0.0%)	5(6.3%)	19(24.1%)	55(69.6%)	79(100.0%)		
	50岁及以上	0(0%)	1(0.9%)	8(7.2%)	25(22.5%)	77(69.4%)	111(100.0%)		
学历	中专及以下	0(0%)	2(1.1%)	14(8.0%)	36(20.6%)	123(70.3%)	175(100.0%)	11.107	0.520
	大专	0(0%)	1(1.1%)	2(2.3%)	23(26.4%)	61(70.1%)	87(100.0%)		
	本科	0(0%)	2(2.5%)	4(5.0%)	16(20.0%)	58(72.5%)	80(100.0%)		
	硕士	0(0%)	0(0.0%)	0(0.0%)	7(43.8%)	9(56.2%)	16(100.0%)		
	博士	0(0%)	0(0.0%)	0(0.0%)	1(50.0%)	1(50.0%)	2(100.0%)		
就诊科室	内科	0(0%)	1(0.8%)	8(6.5%)	31(25.2%)	83(67.5%)	123(100.0%)	19.943	0.068
	外科	0(0%)	0(0.0%)	5(4.5%)	27(24.1%)	80(71.4%)	112(100.0%)		
	妇产科	0(0%)	3(4.5%)	1(1.5%)	18(26.9%)	45(67.2%)	67(100.0%)		
	儿科	0(0%)	0(0.0%)	0(0.0%)	0(0.0%)	10(100.0%)	10(100.0%)		
	其他	0(0%)	1(2.1%)	6(12.5%)	7(14.6%)	34(70.8%)	48(100.0%)		
就诊类别	门诊	0(0%)	2(2.2%)	3(3.3%)	25(27.5%)	61(67.0%)	91(100.0%)	2.498	0.476
	住院	0(0%)	3(1.2%)	16(6.3%)	56(22.1%)	178(70.4%)	253(100.0%)		
职业	工人	0(0%)	2(1.6%)	7(5.5%)	29(22.8%)	89(70.1%)	127(100.0%)	4.025	0.983
	农民	0(0%)	1(1.6%)	6(9.4%)	15(23.4%)	42(65.6%)	64(100.0%)		
	军人	0(0%)	0(0.0%)	0(0.0%)	2(28.8%)	5(71.4%)	7(100.0%)		
	干部	0(0%)	0(0.0%)	1(2.5%)	11(27.5%)	28(70.0%)	40(100.0%)		
	其他	0(0%)	2(1.5%)	7(5.4%)	29(22.3%)	92(70.8%)	130(100.0%)		
户籍	南京	0(0%)	2(1.0%)	12(5.9%)	54(26.5%)	135(66.7%)	204(100.0%)	6.436	0.696
	苏南	0(0%)	2(3.1%)	4(6.2%)	16(25.0%)	42(65.6%)	64(100.0%)		
	苏中	0(0%)	1(2.4%)	1(2.4%)	7(16.7%)	33(78.6%)	42(100.0%)		

续表 5-13

| 分组依据 | 组别 | 医务人员有救死扶伤、以病人为中心的理念和服务意识 | | | | | 合计 | χ^2 (LR)[a] | P |
		不重要	比较重要	重要	很重要	最重要			
婚姻状况	苏北	0(0%)	0(0.0%)	3(6.4%)	9(19.1%)	35(74.5%)	47(100.0%)		
	已婚	0(0%)	4(1.3%)	18(5.9%)	74(24.1%)	211(68.7%)	307(100.0%)	2.825	0.971
	未婚	0(0%)	1(2.3%)	2(4.7%)	9(20.9%)	31(72.1%)	43(100.0%)		
	离异	0(0%)	0(0.0%)	0(0.0%)	3(30.0%)	7(70.0%)	10(100.0%)		
	其他	0(0%)	0(0.0%)	0(0.0%)	0(0.0%)	3(100.0%)	3(100.0%)		
支付方式	自费	0(0%)	0(0.0%)	4(6.5%)	13(21.0%)	45(72.6%)	62(100.0%)	17.525	0.288
	城镇职工基本医疗保险	0(0%)	0(0.0%)	3(2.9%)	27(26.5%)	72(70.6%)	102(100.0%)		
	城镇居民基本医疗保险	0(0%)	1(1.0%)	4(3.9%)	24(23.3%)	74(71.8%)	103(100.0%)		
	新农合	0(0%)	2(3.6%)	5(9.1%)	10(18.2%)	38(69.1%)	55(100.0%)		
	公费	0(0%)	1(4.2%)	4(16.7%)	6(25.0%)	13(54.2%)	24(100.0%)		
	其他	0(0%)	0(0.0%)	1(6.2%)	4(25.0%)	11(68.8%)	16(100.0%)		

a 当数据不符合卡方检验(χ^2)标准,即 1/5 以上理论频数$<$5 时,选用似然比检验(LR)分析。

根据表 5-14,依据性别分组,在 366 位受访者中,有 191 人认为该指标"最重要",占总人数的 52.2%;认为"重要""很重要"的受访者分别为 49 人、123 人,分别占 13.4%、33.6%,认为该指标"重要""很重要"及"最重要"的受访者占总人数的 99.2%。可以发现,患方对"理解并尊重患者感受"这一评价标准是高度认同的。

通过数据统计分析发现,对"理解并尊重患者感受"的重要性方面,所有的组别卡方检验没有统计学意义($P>$0.05)。这一统计结果表明,对于患者而言,在对待"理解并尊重患者感受"的重要性方面,不管是实践层面还是认知层面,他们认为理解并尊重患者感受对医务人员都是非常重要的。这说明广大患者非常期待医务人员理解并尊重患者感受。

依据性别分组,认为此条最重要的人数为 191 人,占受调查患者总人数的 52.2%,排名第 4。

表 5-14 "理解并尊重患者感受"的认知（患方）

分组依据	组别	理解并尊重患者感受					合计	χ^2(LR)[a]	P
		不重要	比较重要	重要	很重要	最重要			
性别	男	0(0.0%)	1(0.6%)	25(15.9%)	51(32.5%)	80(51.0%)	157(100.0%)	1.615	0.656
	女	0(0.0%)	2(1.0%)	24(11.5%)	72(34.4%)	111(53.1%)	209(100.0%)		
年龄	30 岁以下	0(0.0%)	1(1.0%)	9(9.4%)	28(28.2%)	58(60.4%)	96(100.0%)	6.068	0.733
	30～39 岁	0(0.0%)	0(0.0%)	11(12.9%)	33(38.8%)	41(48.2%)	85(100.0%)		
	40～49 岁	0(0.0%)	1(1.3%)	11(13.9%)	26(32.9%)	41(51.9%)	79(100.0%)		
	50 岁及以上	0(0.0%)	1(0.9%)	18(16.2%)	39(35.1%)	53(47.7%)	111(100.0%)		
学历	中专及以下	0(0.0%)	1(0.6%)	28(16.0%)	56(32.0%)	90(51.4%)	175(100.0%)	9.646	0.647
	大专	0(0.0%)	0(0.0%)	7(8.0%)	35(40.2%)	45(51.7%)	87(100.0%)		
	本科	0(0.0%)	1(1.2%)	8(10.0%)	26(32.5%)	45(56.2%)	80(100.0%)		
	硕士	0(0.0%)	0(0.0%)	3(18.8%)	6(37.5%)	7(43.8%)	16(100.0%)		
	博士	0(0.0%)	0(0.0%)	1(50.0%)	0(0.0%)	1(50.0%)	2(100.0%)		
就诊科室	内科	0(0.0%)	1(0.8%)	19(15.4%)	39(31.7%)	64(52.0%)	123(100.0%)	19.582	0.075
	外科	0(0.0%)	0(0.0%)	14(12.5%)	39(34.8%)	59(52.7%)	112(100.0%)		
	妇产科	0(0.0%)	2(3.0%)	2(3.0%)	24(35.8%)	39(58.2%)	67(100.0%)		
	儿科	0(0.0%)	0(0.0%)	1(10.0%)	4(40.0%)	5(50.0%)	10(100.0%)		
	其他	0(0.0%)	0(0.0%)	13(27.1%)	15(31.2%)	20(41.7%)	48(100.0%)		
就诊类别	门诊	0(0.0%)	0(0.0%)	13(14.3%)	29(31.9%)	49(53.8%)	91(100.0%)	1.508	0.680
	住院	0(0.0%)	3(1.2%)	33(13.0%)	89(35.2%)	128(50.6%)	253(100.0%)		
职业	工人	0(0.0%)	1(0.8%)	17(13.4%)	41(32.3%)	68(53.5%)	127(100.0%)	13.942	0.304
	农民	0(0.0%)	2(3.1%)	12(18.8%)	16(25.0%)	34(53.1%)	64(100.0%)		
	军人	0(0.0%)	0(0.0%)	0(0.0%)	3(42.9%)	4(57.1%)	7(100.0%)		
	干部	0(0.0%)	0(0.0%)	7(17.5%)	17(42.5%)	16(40.0%)	40(100.0%)		
	其他	0(0.0%)	0(0.0%)	13(10.0%)	49(37.7%)	68(52.3%)	130(100.0%)		
户籍	南京	0(0.0%)	1(0.5%)	30(14.7%)	78(38.2%)	95(46.8%)	204(100.0%)	9.563	0.387
	苏南	0(0.0%)	1(1.6%)	9(14.1%)	20(31.2%)	34(53.1%)	64(100.0%)		
	苏中	0(0.0%)	0(0.0%)	5(11.9%)	9(21.4%)	28(66.7%)	42(100.0%)		

续表 5-14

分组依据	组别	理解并尊重患者感受					合计	χ^2(LR)[a]	P
		不重要	比较重要	重要	很重要	最重要			
婚姻状况	苏北	0(0.0%)	1(2.1%)	4(8.5%)	15(31.9%)	27(57.4%)	47(100.0%)	6.749	0.663
	已婚	0(0.0%)	3(1.0%)	42(13.7%)	110(35.8%)	152(49.5%)	307(100.0%)		
	未婚	0(0.0%)	0(0.0%)	5(11.6%)	10(23.3%)	28(65.1%)	43(100.0%)		
	离异	0(0.0%)	0(0.0%)	0(0.0%)	5(50.0%)	5(50.0%)	10(100.0%)		
	其他	0(0.0%)	0(0.0%)	0(0.0%)	1(33.3%)	2(66.7%)	3(100.0%)		
支付方式	自费	0(0.0%)	2(3.2%)	8(12.9%)	15(24.2%)	37(59.7%)	62(100.0%)	21.480	0.122
	城镇职工基本医疗保险	0(0.0%)	0(0.0%)	11(10.8%)	39(38.2%)	52(51.0%)	102(100.0%)		
	城镇居民基本医疗保险	0(0.0%)	1(1.0%)	13(12.6%)	31(30.1%)	58(56.3%)	103(100.0%)		
	新农合	0(0.0%)	0(0.0%)	9(16.4%)	18(32.7%)	28(50.9%)	55(100.0%)		
	公费	0(0.0%)	0(0.0%)	5(20.8%)	14(58.3%)	5(20.8%)	34(100.0%)		
	其他	0(0.0%)	0(0.0%)	1(6.2%)	7(43.8%)	8(50.0%)	16(100.0%)		

a 当数据不符合卡方检验(χ^2)标准,即 1/5 以上理论频数<5 时,选用似然比检验(LR)分析。

根据表 5-15,依据性别分组,在 366 位受访者中,有 149 人认为该指标"最重要",占总人数的 40.7%;认为"重要""很重要"的受访者分别为 52 人、147 人,分别占 14.2%、40.2%,认为该指标"重要""很重要"及"最重要"的受访者占总人数的 95.1%。可以发现,患方对"医生应常常安慰患者"这一评价标准是高度认同的。

通过数据统计分析发现,对"医生应常常安慰患者"的重要性方面,所有的组别卡方检验均没有统计学意义($P>0.05$)。对于患者而言,在对待"医生应常常安慰患者"的重要性方面,不管是实践层面还是认知层面,他们认为安慰患者对医务人员都是非常重要的。这说明广大患者非常期待医务人员能常常对患者给予精神层面上的安慰。

依据性别分组,认为此条最重要的人数为 149 人,占受调查患者总人数的 40.7%,排名第 6。

表 5-15　"医生应常常安慰患者"的认知(患方)

分组依据	组别	医生应常常安慰患者					合计	χ^2(LR)[a]	P
		不重要	比较重要	重要	很重要	最重要			
性别	男	2(1.3%)	6(3.8%)	21(13.4%)	60(38.2%)	69(43.3%)	157(100.0%)	1.838	0.766
	女	1(0.5%)	10(4.8%)	31(14.8%)	87(41.6%)	80(38.3%)	209(100.0%)		
年龄	30 岁以下	2(2.1%)	6(6.2%)	8(8.3%)	39(40.6%)	41(42.7%)	85(100.0%)	14.896	0.247
	30～39 岁	0(0.0%)	4(4.7%)	12(14.1%)	40(47.1%)	29(34.1%)	79(100.0%)		
	40～49 岁	0(0.0%)	2(2.5%)	16(20.3%)	34(43.0%)	27(34.2%)	111(100.0%)		
	50 岁及以上	1(0.9%)	4(3.6%)	16(14.4%)	37(33.3%)	53(47.7%)	111(100.0%)		
学历	中专及以下	2(1.1%)	6(3.4%)	30(17.1%)	62(35.4%)	75(42.9%)	175(100.0%)	18.205	0.312
	大专	0(0.0%)	4(4.6%)	8(8.2%)	39(44.8%)	36(41.4%)	87(100.0%)		
	本科	0(0.0%)	3(3.8%)	13(16.2%)	38(47.5%)	26(32.5%)	80(100.0%)		
	硕士	1(6.2%)	2(12.5%)	1(6.2%)	6(37.5%)	6(37.5%)	16(100.0%)		
	博士	0(0.0%)	0(0.0%)	0(0.0%)	1(50.0%)	1(50.5%)	2(100.0%)		
就诊科室	内科	3(2.4%)	5(4.1%)	23(18.7%)	47(38.2%)	45(36.6%)	123(100.0%)	23.225	0.108
	外科	0(0.0%)	2(1.8%)	13(11.6%)	47(42.0%)	50(44.6%)	112(100.0%)		
	妇产科	0(0.0%)	5(7.5%)	5(7.5%)	24(35.8%)	33(49.3%)	67(100.0%)		
	儿科	0(0.0%)	2(20.0%)	1(10.0%)	4(40.0%)	3(30.0%)	10(100.0%)		
	其他	0(0.0%)	2(4.2%)	8(16.7%)	22(45.8%)	16(33.3%)	48(100.0%)		
就诊类别	门诊	0(0.0%)	5(5.5%)	16(17.6%)	32(35.2%)	38(35.2%)	91(100.0%)	3.851	0.427
	住院	3(1.2%)	9(3.6%)	32(12.6%)	108(42.7%)	101(42.7%)	253(100.0%)		
职业	工人	1(0.8%)	6(4.7%)	22(17.3%)	48(37.8%)	50(39.4%)	127(100.0%)	12.543	0.706
	农民	0(0.0%)	1(1.6%)	5(7.8%)	28(43.8%)	30(46.9%)	64(100.0%)		
	军人	0(0.0%)	0(0.0%)	0(0.0%)	2(28.6%)	5(71.4%)	7(100.0%)		
	干部	0(0.0%)	3(7.5%)	7(17.5%)	18(45.0%)	12(30.0%)	40(100.0%)		
	其他	2(1.5%)	6(4.6%)	18(13.8%)	53(40.8%)	51(39.2%)	130(100.0%)		
户籍	南京	3(1.5%)	11(5.4%)	27(13.2%)	88(43.1%)	75(36.8%)	204(100.0%)	10.295	0.590
	苏南	0(0.0%)	1(1.6%)	11(17.2%)	28(43.8%)	24(37.5%)	64(100.0%)		
	苏中	0(0.0%)	2(4.8%)	7(16.7%)	12(28.6%)	21(50.0%)	42(100.0%)		

续表 5-15

分组依据	组别	医生应常常安慰患者					合计	χ^2 (LR)[a]	P
		不重要	比较重要	重要	很重要	最重要			
婚姻状况	苏北	0(0.0%)	1(2.1%)	7(14.9%)	16(34.0%)	23(48.9%)	47(100.0%)		
	已婚	2(0.7%)	14(4.6%)	47(15.3%)	129(42.0%)	115(37.5%)	307(100.0%)	8.582	0.738
	未婚	1(2.3%)	2(4.7%)	3(7.0%)	15(34.9%)	22(51.2%)	43(100.0%)		
	离异	0(0.0%)	0(0.0%)	1(10.0%)	3(30.0%)	6(60.0%)	10(100.0%)		
	其他	0(0.0%)	0(0.0%)	0(0.0%)	1(33.3%)	2(66.7%)	3(100.0%)		
支付方式	自费	0(0.0%)	5(8.1%)	6(9.7%)	21(33.9%)	30(48.4%)	62(100.0%)	20.260	0.442
	城镇职工基本医疗保险	1(1.0%)	3(2.9%)	15(14.7%)	42(41.2%)	41(40.2%)	102(100.0%)		
	城镇居民基本医疗保险	1(1.0%)	4(3.9%)	10(9.7%)	44(42.7%)	44(42.7%)	103(100.0%)		
	新农合	1(1.8%)	1(1.8%)	11(20.0%)	21(38.2%)	21(38.2%)	55(100.0%)		
	公费	0(0.0%)	3(12.5%)	6(25.0%)	10(41.7%)	5(20.8%)	24(100.0%)		
	其他	0(0.0%)	0(0.0%)	1(6.2%)	7(43.8%)	8(50.0%)	16(100.0%)		

a 当数据不符合卡方检验(χ^2)标准,即1/5以上理论频数<5时,选用似然比检验(LR)分析。

二、讨论

（一）调研数据的总体情况

比较法治理念、伦理理念、医患沟通理念及医院文化理念四组相关指标后发现,无论是医务人员还是患者,对依法治院及医务人员应当具有良好的法治精神与法律意识的指标都是高度认同,认为"重要""很重要"或者"最重要"的总人数所占比例均在96%以上,认为"最重要"的比例均在49%以上。相较而言,患方对此的重视程度略微低于医方的重视程度。而在伦理理念、医患沟通理念的指标上,医患双方呈现出一定的差异,尤其是关于"当病人和医方利益冲突时,应维护病人正当利益"的指标,医务人员认为"重要""很重要"或者"最重要"的总人数所占比例为87.6%,认为"最重要"的人数比例仅为26.7%。而患方人员相应的比例分别为96.4%和56.0%,这种差异反映了医疗服务领域的真实状况,及医患双方对医务人员道德水平要求上的差异。

（二）法治理念相关指标的分析

1. 通过调研发现，依法治院理念、法律意识培养的重要性已经为医务人员及医院其他人员所理解和接受。"依法治院"指标被高度关注与我国政府长期贯彻依法治国方略有关，依法治国已经成为社会各界共识。人文医院法治建设，一定要注重相关主体的"依法治院"意识，并确保医务人员形成正确的法律意识与法律素养。对于医务人员而言，医疗机构长期坚持临床医疗法律知识的宣传和教育，医患关系的持续，都让医务人员对依法治院方针的贯彻和法律素养的培养等问题更为关注。医患双方的受访人员对这两项指标的高度认同也反映了社会对依法治院理念最终贯彻执行的期盼。

2. 相较于医务人员，患者对依法治院理念及医务人员法治素养两项指标重要性的认识略低于医务人员。出现这种状况的可能性原因有：①医务人员及医院管理者近年来有大量的机会接受法治教育，医患关系的紧张局面促使他们思考法治相关问题，他们对依法治院问题有更为深入的反思。在"医暴"现象日益严重的今天，医方对"依法治医"的需求更为迫切。②对社会大众而言，"救死扶伤""医乃仁术"的传统医德文化相比较而言更容易为他们所认同。实际上，人们日常诊疗活动中，大众经常谴责的是医德沦丧的医疗服务行为。③患者作为接受医疗服务的个体，不可能像医院管理者等一样具有全局意识，他们更为关注的是其自身权益在具体医疗行为中的受保护情况，因此对具体的制度建设问题可能有较多关注。

（三）伦理理念指标分析

1. 通过调研发现，医方人员对患者利益优先认识不足，对患者正当利益的重要性缺乏足够重视。尽管大多数医院管理者和医生认为保护患者正当利益很重要或最重要，但是在八项评价指标中，该指标的认同度偏低，医务人员认为该项指标"重要""很重要"或者"最重要"的总人数所占比例仅为87.6%，认为"最重要"的人数比例仅为26.7%。在医学教育中，"以病人为中心""患者利益至上""患者利益优先"是医学的目的和基本理念，是中西方医学教育的共识，本应是所有医务人员的基本理念，医院管理的核心理念，更是人文医院的核心价值观。本书调查对象中，医院管理者和医生的选择结果却与此条重要性完全相反。究其原因：第一，医院管理者和医生对"患者利益优先"的深刻内涵理解不够深入，有把其当作宣传口号来对待的倾向，学历高的调查对象因其医学教育的深入而对此条重要性的认识更加科学。第二，由于医患纠纷在现实医疗实践中频发，个别医疗暴力现象触目惊心,让调查对象对医务人员的自身风险充满担忧,权利保护意识上升,从而容易弱化对患者正当利益的保护。第三,医院管理者并没有在院内教育、管理制度、运行机制等方面真正落实"患者利益至上"的理念,没有在医务人员群体中形成"患者利益至上"的导向和氛围。

2. 患者从自身的视角出发,认为"以病人为中心"和"维护病人的正当利益"至关重要。认为"当病人和医方利益冲突时,应维护病人正当利益"此条最重要的人数为 204 人,占受调查患者总人数的 56.0％,认为"重要""很重要"或者"最重要"的总人数所占比例为 96.4％(医方数据仅为 87.6％)。认为"医务人员有救死扶伤、以病人为中心的理念和服务意识"指标"最重要"的人数为 254 人,占受调查患者总人数 366 人的 69.4％,而认为"重要""很重要"或者"最重要"的总人数所占比例为 98.6％。患者的认识不仅符合医学的本质,也符合患者自身的利益和疾病康复的需要,充分反映了医学实践和医学目的高度一致性的重要意义,在理论和实践层面不仅表明了人文医院基本理念的深刻内涵,而且也反映了人文医院建设的出发点和回归点。

3. 医患之间对基本理念认识重要性的分歧,是造成医患纠纷以及阻碍和谐医患关系建立的根本性因素之一。是否能够真正认识"以病人为中心""患者利益至上"的理念并落实于行动是医院管理者和医生的现实难题。在医疗体制改革中,医院为自负盈亏的法人单位,学术界虽对公立医院"公益性"的实现内容和形式存在争议,但对医院及医务人员在追逐利益的过程中可能伤害患者的合法权益却是共识。如何对待"以病人为中心""患者利益至上"的基本理念,恰巧是评价人文医院或医务人员人文精神的首要标准,这一基本理念在医院和医务人员心中的地位,不仅是一个知易行难的问题,也是医院和医务人员建立自我规范、自我评价、自我监督和自我发展机制的过程。

(四)医患沟通人文理念指标分析

1. 医务人员普遍认同理解患者、尊重病人理念的重要性。年龄方面,小于 30 岁的医务人员认为"理解并尊重患者感受"这一标准"很重要"和"最重要"的比例合计为 91.3％,而 50 岁及以上的医务人员的这两个比例合计为 74.3％。可能的解释是,年轻的医务人员临床实践经验相对较少,更多的是注重从认知层面上理解病人、尊重病人,年长的医务人员可能更多注重从实践层面上来践行理解病人、尊重病人。但不管是实践层面还是认知层面,理解并尊重患者感受对医务人员都是非常重要的。

2. 医务人员普遍认同"医生应常常安慰患者"的重要性，不会受到医务人员的性别、学历、工龄、岗位及单位归属地等因素的影响。但不同年龄、职称的医务人员对该评价标准的认知有差异。在年龄方面，小于30岁的医务人员认为"医生常常安慰患者"该项指标"重要""很重要"和"最重要"的比例合计为97.4%，而50岁及以上的医务人员的这三个比例合计为95.4%；在职称方面，初级和中级职称的受访者认为该项指标"重要""很重要"及"最重要"的比例为94.7%，相对应的副高和高级职称的比例为96.1%。由此说明，小于30岁的医务人员和高级职称的医务人员更加认同常常安慰病人的重要性。可能的解释是小于30岁的医务人员更多从认知层面上觉得安慰患者非常重要，而高级职称的医务人员可能更多从临床实践上觉得安慰患者的重要性。

3. 对于患者而言，在对待"理解并尊重患者感受"的重要性方面，不管是实践层面还是认知层面，他们均认为，理解并尊重患者感受对医院人员都是非常重要的。可见，广大患者非常期待医务人员理解并尊重患者感受。患者在对待"医生应常常安慰患者"的重要性方面，不管是实践层面还是认知层面，都认为医务人员常常安慰患者是非常重要的。这说明广大患者非常期待医务人员能常常对患者给予精神层面上的安慰。

（五）医院文化理念指标分析

1. 患者利益至上核心价值观并未完全深入人心。从整体来看，对此项指标的评价是医院文化理念三项指标中评价最低的。同时，同一年龄层次的医务人员对指标9"重视员工利益的尊重与维护"的评价均高于对指标8"重视患者利益至上的核心价值观的凝练与传承"的评价，对员工利益的重视要高于对患者的。当前，医院医生工作压力大，工作强度高，致使其认为"一切以医疗为中心"，而与医院人文建设所提倡的"以患者为中心"的人文理念有一定差距。这说明患者利益至上的核心价值观并未深入人心。患者利益至上的核心价值观不能流于口号，只有通过一系列制度的保障，才能最终得以实现。关于指标8的评价，南京地区医务人员认同度高于苏南地区及苏中地区。南京地区的医务人员选择"很重要"和"最重要"的比例为72.9%，高于苏南地区的比例64.4%和苏中地区的比例64.7%。随着医院文化建设的不断发展，越来越多的医院将注意力逐步转向回归公立医院的公益性，医院管理者意识到"公益性"是公立医院文化建设的本质要求。南京市作为江苏省的省会城市，医疗卫生经济投入相对较多，高精尖医疗设备较完善，人力资源结构比较合理，对于医院人文建设理念的把握与凝练相对于苏南、苏中地区较早且较成熟。苏中地区因为经济相对落后,医疗卫生经济投入相对较少,很多高层次人才易流失,所以在此方面的认识与建设力度不及南京。

2. 尊重与维护员工利益逐渐受到重视。"重视员工利益的尊重与维护"指标在医院文化理念的三项指标中评价较高,反映出尊重与维护员工利益逐渐受到医院管理者和医务人员的重视。随着我国国民经济的不断发展以及新医改的逐步深入,病人需求和医院所处的环境也随之变得更加动态和复杂,医院间的竞争已逐渐由对人、财、物等传统资本的争夺逐步上升为对智力资本的争夺。员工就是医院的智力资本。由于医院是一个知识密集型的服务组织,相对于劳动密集型组织的员工而言,其员工普遍具有较高的文化素质水平以及较高的思想意识、独立意识和精神追求。医院只有重视员工的利益,树立尊重和维护员工利益的理念,并通过各项制度和措施保障员工利益的实现,才能提升员工的组织支持感,从而提升员工的组织承诺水平,最终才能外化为卓越的医疗服务,真正实现患者利益至上的目标。近年来,医患关系紧张,袭医伤医事件呈上升趋势。我们认为导致这一结果的原因之一,就是医务人员的利益长期得不到尊重与维护,医务人员工作积极性受挫,服务质量得不到有效提升,从而导致矛盾激化。在一些案件中,对袭医伤医事件的处理结果常常是受害医生的利益得不到有效维护,也在一定程度上打击了医务人员对工作的忠诚和热情。综上所述,在当前形势下,尊重与维护员工利益成为医院发展的迫切需要,是医院人文建设的重要内容。

3. 年龄因素是影响医院文化理念建设的主要因素。值得注意的是,中青年医务人员更关注自身利益的尊重与维护。49 岁以下医务人员选择"最重要"的比例明显高于 50 岁及以上的医务人员,前者选择"最重要""很重要"两项占比之和也高于后者。这可能是因为,一方面是 50 岁及以上的医务人员工作时间很长,潜移默化中已经习惯医院的现行状况,另一方面他们大多已经是专家或中层以上管理者,属于既得利益者。而中青年医生,资历尚浅,在医院中缺少一定的话语权,因而更加重视此项指标。因此,重视中青年医务人员利益的尊重与维护是医院人文建设需要关注的一环。39 岁以下员工对指标 8"重视患者利益至上核心价值观的凝练与传承"的评价明显高于 50 岁以上的员工。这反映出,青年医务人员一方面对工作依然保持较高的热情,依然坚守着大学时代的医学职业理想,另一方面,也反映出国家高度重视医院的人文建设,一系列的医学人文培训起到了一定的效果。

第三节 实施路径

一、制定符合人文理念建设需求的医院发展规划

美国一些医院人文建设的成功案例有力地证明，理念建设在医院运行和发展中居于重要地位，医院的总体发展规划应当将人文理念建设作为发展目标之一。罗伯特·伍德·约翰逊大学附属汉密尔顿医院（2004 年医疗保健类）和圣鲁克医院（2003 年医疗保健类）是美国最优秀的两家医疗组织，通过不断追求卓越，先后获得美国马尔科姆·鲍德里奇国家质量奖。汉密尔顿医院承诺向所有的顾客提供卓越的医疗服务，并通过"以服务达卓越"的医院运营理念来建设医院的领导系统，进而明确医院改革的长短期目标，调整医院内部组织的功能和使命，改革绩效期望，重塑医务人员的愿景和价值观，最终保证了其卓越医疗服务承诺的实现。圣鲁克医院是一所非营利性的综合性医院，它的成功也源于医院改革之初包含着对使命、愿景与核心价值观明确表述的改革规划。医院的使命是医院承诺在关心患者的环境中向患者提供最卓越的医疗服务，承诺增强所服务社区的成员的身体、心理和精神健康；愿景是，成为提供医疗服务的最佳场所；价值观是：质量/卓越、以顾客为中心、资源管理、团队合作。

作为医院领导者，必须增强责任感、紧迫感和使命感，充分认识到制定具有本院特色的人文理念建设总体规划在医院人文建设中的重要作用。这是医院人文建设的起点，也是关键点。没有领导的重视，医院人文理念建设及整个人文建设工作都将前途堪忧，领导层的顶层设计直接决定了医院人文建设的成败与优劣。医院领导层必须高度重视医院人文管理和建设的总体规划的制定，必须结合本院实际，体现本院特色，做好顶层设计。同时，医院领导者也应当认识到医院员工作为医院人文建设的主体地位，应当确保医院员工积极参与医院人文理念建设工作。其参与性的高低决定着所制定的管理措施和制度方案最终在员工群体中的响应度和落实度。医院人文建设不是单单靠院领导或是某一职能部门的闭门造车可形成的，脱离了医院广大员工，人文管理和建设就没有了支撑点。因此，医院人文建设的总体规划和思路必须征求广大员工的意见，集思广益，全员参与。

医院人文理念建设的总体规划应体现立足本院、放眼未来的特点。忽视本院实际、盲目追随其他医院的建设规划和发展思路,将会失掉自己的特色和优势。而目光狭隘,只顾眼前利益,医院发展将会贻误时机、迷失方向。在这方面,美国的梅森医院提供了宝贵的经验。梅森医院历经 10 年改革创新,不仅仅是要关注一个患者,或者几个患者,或者医务人员,而是重新思考整个医疗行业的现状,明确地以彻底改革医疗服务为己任。我国的医院人文建设的总体规划必须着眼于未来,根据时代特征及医药卫生改革的发展趋势,结合医院目前的实际情况,全面系统地制定出符合社会需求、政策走向的发展规划和具体措施。

二、在医疗活动中全面贯彻"以病人为中心"的服务理念

坚持"以病人为中心"的服务理念,必须以生物—心理—社会的医学模式为基础建构新型的医疗服务模式。该模式要求医务人员在对患者进行治疗时,应从患者的社会背景和心理变化出发,提高对患者心理社会因素作用的观察和分析能力,以提高治疗效果。而我国现行的医疗模式并未真正符合生物—心理—社会医学模式的要求,普遍存在只注重躯体治疗而忽视心理关怀的问题。医务社会工作就是一种关注患者的社会属性,弥补单纯的生物医学模式的缺陷,强化人文关怀的服务形式。"以病人为中心"的医疗服务模式是对"以疾病为中心"的传统医疗服务模式的创新与变革,其模式的主要内涵与特点在于强调医患之间的相互关系与相互影响。

坚持"以病人为中心"的服务理念,应当在医院内努力实现医疗的"全人""全程"的服务目标。[7]"全人"主要指要对患者全面了解,除了解疾病和患者的发病或患病过程对患者的影响外,还需要进一步了解患者个人的生活习惯与社会环境等,包括了解个人的生命周期及生活背景。个人的生命周期又包括个人发展和家庭发展周期的不同阶段;而生活背景则包括他们的家人、朋友、同事、文化程度、宗教信仰、经济条件、医疗保险情况等。除此之外,还有他们所处的社会环境及文化带来的不同影响。在"以病人为中心"的医疗服务模式下,医生一开始就会认真地了解患者的想法、期望、感觉和疾病对日常生活所产生的影响,由此便可知道疾病的严重程度以及患者对疾病的了解程度;在建立有效的治疗计划之前,医患双方需要尽可能相互交换意见,以在不同的认识观点上达成共识。"全程"服务是指服务关注点和服务内容从传统的医院内的服务范围大大地向外延伸和拓展,从患者进入医院之前(院前)就开始感受到医院的服务;并在离开医院

后(院后)继续得到有关的健康服务。全程服务并非具有固定的模式和内容,只要把社会人群(包括病人和健康者)的需求作为开展服务的出发点,就可以挖掘出无尽的服务方式和内容。

坚持"以病人为中心"的服务理念,应当充分理解并尊重患者感受,注重病人精神层面的服务。当患者患病后,除了疾病本身以外,其在生理、心理上的不适,物质上的需要及知识上的缺乏、困惑已形成一个整体效应,且越来越密不可分,互为影响。因此,医院在负责医治病人的躯体疾病的同时,越来越不能忽视病人的社会、心理问题。这些问题具体包括:因疾病引起的恐惧、失望、沮丧和病人与整个社会的交往能力的下降、个人能力的下降等。因此,在人文医院建设过程中,一定要注重病人精神层面的服务,重点了解病人的心理需要,实行人文关怀服务。医学人文关怀服务着重满足病人精神方面的需要,可以分为三个层次:表层服务(微笑、热情、规范的服务和有问必答)、中层服务(医务人员对患者的尊重和关注)、深层服务(医务人员成为患者及家属战胜疾病的精神支柱)。充分了解患者的心理需求及其心理反应特点,对建立良好的医患关系、加强医患交流和沟通以及避免医患矛盾具有重要意义。医疗服务态度并非只是医务人员呈现出微笑;人文服务首先是医务人员应该设身处地地理解患者、同情患者,由此才能在言语上、行为上表达出对患者的真正的尊重和关注。更深层次的精神服务是医务人员与患者建立共同抗争疾病的情感联盟,医务人员成为患者的精神支柱,帮助患者建立战胜疾病的信心和勇气。

三、医院内部管理制度建设贯彻"患者利益至上"的理念

"患者利益至上"是医院价值观的核心。能否确立"患者利益至上"的核心价值观,直接关系到医院的生存和发展,这已成为绝大多数医院管理者的共识。而"患者利益至上"的理念不仅要凝练,更重在理念的培育和传承。无论是"患者利益至上"理念的凝练,还是它的培育或传承,均离不开管理制度的建设。

"患者利益至上"理念应当贯彻在医疗服务管理制度、人事聘用制度、业绩考核制度乃至设备设施建设制度当中,并成为全体员工努力践行的价值目标。应当将"患者利益至上"的理念植根于组织结构、管理制度、组织文化、技术系统等相互协调而构成的管理模式中,以完善的管理模式与措施使"患者利益至上"融入员工的思想与行动中,融入管理与服务的细节中。在"患者利益至上"核心价值观的培育与传承上,人事管理与制度发挥着重要作用,要将个人价值观与组织

的契合作为选人、用人的关键指标。只有真正树立"患者利益至上"价值观的人，才能在行为上真正将患者利益摆在首位。因此，拥有与组织价值观契合的员工是实现组织战略的重要保证。医院人文建设在人事制度上应制定融入"患者利益至上"价值观的整套人事制度。首先将"患者利益至上"的个人价值观与组织价值观的契合作为聘用的重要依据，并继而通过完善约束机制（培训制度和考核制度）和激励机制（晋升制度和薪酬制度），不断保持并提高契合度。

四、以人为本，尊重医务人员，维护好医院职工的利益

医院管理的内在本质特征在于其人文性——以人为本，即对内管理以员工为本，对外服务以患者为本。理清和认识医院管理的人文内涵与特征，是医院建设的重要认识任务和基本使命。医院价值观的确立应坚持以人为本原则。以人为本原则中的"人"应当包括两类人：一是医院员工；二是医院的服务对象，主要是病人。这两类人是医院兴衰的决定因素。医院价值观的确立必须以他们为中心，要体现出对他们利益的关心、对他们需要的满足以及对他们正确的认识，并用言行一致的方式对待他们的一切要求和所遇到的问题。因此，医院的管理归根结底是对人的管理，必须坚持以人为本。一方面尊重与维护员工的利益，另一方面重视患者的利益。充分调动员工的积极性、创造性，最大限度地挖掘员工的潜能，使其在医院建设与发展中发挥最大的效用，取得最大的社会效益。一个能赢得内部员工认同感与归属感的组织，才能更好地激发员工的积极性与创造性，从而为外部消费者（即患者）提供更好的服务，提高组织绩效。如"招聘世界上最优秀的人并让他们快乐地工作""给病人提供最好的服务并让他们满意"，这两点是麻省总医院成功之路。医院只有让员工很满意，有良好的声誉，才能将优秀人才源源不断地吸引而至。有了优秀的人才，医院的技术水平、服务质量才会提升，才能做到让病人满意，所以"员工幸福"和"病人满意"这两点是相辅相成的。尊重与维护员工的利益，不是一句口号，要落到实处，要求领导者必须在正确观念的指导下了解员工的需求，通过设立专门机构，加强领导考核，开展调查研究等措施，满足员工的需求，维护员工的利益，并通过反馈、持续改善的循环过程，确保员工利益的真正满足与实现。

首先要树立正确观念。医院员工是医院最重要的资源，能否给员工提供一个合适发展的良好环境，能否给他们的发展创造一切可能的条件，是衡量一家医院优劣的根本标志。因此，要做到以医院员工为本，就要树立正确的观念。例

如:①平等的观念。在医院内部,不管是高层领导还是一般员工,都是一个整体,目标协同、利益一致,自己的利益与医院的整体利益休戚相关。②融洽的观念。领导与员工之间要建立一种亲密无间的关系。这种关系不是仅仅靠施予物质利益,而是要建立在相互尊重、彼此独立、相互关切的基础上。③尊重的观念。尊重知识、尊重人才,将人作为自由的、自立的个体加以尊重,激发个体的创造力。④参与观念。即全院员工人人参与医院的管理。

其次,医院应当成立专门了解员工需求的机构,并配备专门的人员。将了解员工需求与满足需求作为一项长期、系统的工程来落实实施。同时,加强对各科室领导综合素质的考核,将是否尊重、公正公平对待员工、维护员工利益作为考核的重要内容。这方面麻省总医院提供了很好的借鉴。麻省总医院认为,一位员工能否快乐地工作,他的直接领导特别重要。直接领导可以是科主任,也可以是实验室主任等等。麻省总医院为实现员工幸福的目标,构建了一个包括人员管理、流程管理、沟通管理、财务管理、领导力等方面内容的总共32个模块的领导力模型。每位管理者都要参加这样的培训。年终对各级领导进行考核时,跟员工相关的有三个指标,即本部门员工的满意度、离职率和多元化(如:有无种族歧视)。

此外,医院还应当定期开展调查研究,倾听、确定员工需求。要真正做到维护员工利益,必须明确知道员工需要什么,员工真正关心的利益是什么。因此,医院必须定期开展专项调查研究,多渠道、多方法倾听、确定员工需求。员工的需求既有来自工作的,也有来自生活的,只有平衡好工作和生活的关系,才能提高员工的主人翁意识,提高对医院的忠诚度。目前,医务人员的工作需求是多样的,如参与管理、公平的内部考核、平衡科研与临床的关系、发展空间、薪酬福利、医患纠纷的正确处理、工作与生活的平衡、自由的时间等,因此,必须及时掌握他们的需求,这是实现员工利益尊重与维护的前提。调查后还要制定正式行动计划和反馈研讨会,这显示了医院对倾听员工声音并采取行动的承诺。

五、重视医务人员人文理念培育,完善法治、伦理及医学心理等领域的知识培训制度

医院人文理念建设既离不开医疗领域医学人文发展的大环境,也与医院内部医务人员整体的医学人文素质的现状密切相关。面对人文医院建设的任务,我们必须有意识地对医务人员加强人文理念培育,对医务人员开展专门的培训是十分必要的。通过培训,加快人文理念"入脑""入心"的步伐,而不能一味地依赖于医务人员的自我成长。当前,我国医疗领域普遍开展了临床医师规范化培训制度,全面贯彻了执业医师资格考试制度,卫生法律、医学伦理及医学心理学等数个人文学科都是考试的基本内容,在医务人员人文理念培育中应当注意与上述课程培训的有机衔接。

在培训活动中,为了提高培训的有效性,应当分析、掌握不同年资医务人员的利益需求,制定针对性措施。如中青年医务人员更加看重发展的平台和机会,更重视薪酬水平。因此,管理者应针对这些迫切需求制定一系列具体方案,在资金、时间、制度上给予培训进修、出国交流、职称晋升等方面的有效帮助,最大限度地满足他们的需求。

医院人文培训工作应当与其他形式的人文理念宣传活动相互衔接,促进学习方式的多样性和灵活性,可以以人文知识竞赛、典型案例学习、社会热点问题分析等形式来宣传医学人文理念与知识。以法治素养的培养为例,医院可以在医务人员办公室等场所的醒目位置张贴法学格言、重点法律规范,以强调医疗质量与医疗安全,并以文字、图画的形式将安全、人性、人文、法治的理念展示在医院的醒目位置,借助广播、电视等各类传播载体开展法治文化教育,组织撰写编排寓教于乐的法制文艺节目,组织观看法律文学作品、影视作品。

医院人文培训工作应当制度化、规范化,制定完整的人文教育方案,持续提升中青年医务人员的人文素养。为达到持续提升的目的,必须把医务人员的人文理念教育当作一项系统工程进行建设。中青年医务人员是医院发展的生力军,决定着医院的未来,是医院的持久竞争力的来源。因此,要更加重视中青年医务人员的利益维护与人文理念的培育。

【参考文献】

[1] 杜治政.当代医学人文理念与实践论纲[J].医学与哲学(人文社会医学版),2009(1):2-7,80.

[2] 刘虹.医学哲学范畴[M].北京:科学出版社,2014:57.

[3] 陈炳锡.人文医院核心价值观的培育和实践[J].中国医院管理,2014(5):68-69.

[4] 陈晓红,刘振立,江朝光.医学人文演讲录[M].北京:商务印书馆,2006:1.

[5] 尹庄.医学人文建设与医院可持续发展[J].中国医学人文,2015(9):7-9.

[6] 郎景和.医生的哲学理念与人文修养[J].上海交通大学学报(医学版),2007(1):1.

[7] 张品南,谢璟,陈燕.论人文精神在医学中的作用[J].医院管理论坛,2012(3):10-13.

第六章　人文管理：医院人文
建设的支点

　　医学的发展历史一直都伴随着人文,医学的本质属性之一就是其内在的人文性。在近代医院向现代医院转变的过程中,不仅表现为现代管理理论向医院管理的广泛渗透、影响和迅速发展,而且在医疗服务供求关系紧张及优质医疗资源稀缺的背景下,要求人们重新审视医学和医院管理的目的。将人文融入医院管理全过程,不仅是医院人文建设的内在需要,也是现代医院管理的发展趋势。

第一节　人文管理的概念、地位和作用

一、人文管理的概念

(一) 管理与人文管理

　　把管理作为一门独立的学科进行系统研究,只有近一二百年的历史,但管理实践却与人类的历史一样悠久。自泰罗和法约尔开创出管理学以来,学术界从不同的视角对"管理"进行了不同的定义。如法约尔认为管理是由计划、组织、指挥、协调及控制等职能为要素组成的活动过程。彼得·德鲁克则认为管理是一种以绩效、责任为基础的专业技能。赫伯特·A.西蒙则以提出"管理就是决策"而闻名于世。国内学术界在综合研究多种管理定义后,目前为大多数学者所接受的管理定义是："为了有效地实现组织目标,由专门的管理人员利用专门的知识、技术和方法对组织活动进行计划、组织、领导与控制的过程。"[1]

由于市场经济诞生于西方,西方管理思想发展迅速,经历了科学管理、行为科学到现代管理思想林立阶段,其发展趋势是不再局限于人的经济性,而是越来越全面地认识人及认识人所具有的人文性。全面质量管理、人本管理、学习型组织等理论都或多或少涉及人的人文性。人文管理并非人本管理,而是超越人本管理。通观20世纪的百年管理史,可以将其划分为五个阶段,"即以绩效为中心的科学管理,以人本为中心的行为科学管理,以技术为中心的现代管理,以东方文化为中心的柔性管理,以及以流程整合为中心的创新管理"[2]。人文管理是将东方伦理型管理、西方法理性管理、管理心理等融为一体的创新管理,正如托夫勒曾言"西方管理文明如果没有东方哲学的注入,是没有灵魂的;而东方文明如果没有西方科学文化的注入,就会缺乏科学支撑,缺乏制度效应"[3]。

人文管理本质上是管理创新,其现代管理使命是实现人的自由和全面发展,追求人与人、人与自然以及人与自身的和谐。人文管理通过整合资源,创新需求,以人本身的价值为出发点。其管理特征必然具有人与人的亲密特征,尊重、理解和欣赏的特征,以及沟通协作的特征,此外,还具有人与自然的和谐共生特征,人与自身的身心健康和谐特征。

（二）医院人文管理

医院人文管理是以医学人文理念为核心,对医院管理理念、流程、制度和运行机制进行整合和改造的创新管理,是人文管理理论在医院管理的具体体现和应用,是以彰显医学人文本质为基本特征的医院管理路径。

医院人文管理不同于企业人文管理。就企业管理而言,企业人文管理多处于理想状态,绝大多数企业无法克服企业的人文目标与经济利益之间的分歧,更多倾向于将人文管理作为实现企业经济增长和管理优化的手段,容易与企业的人本管理逐渐趋同。而医院本身并不是企业,尽管借鉴和使用了企业管理的先进经验,公立医院的管理本质上仍属于公共管理的范畴。正是医院管理本身应当具有公共性、合法性和效率性的价值特征,才使得医院人文管理从理论到现实不仅有其必要性,而且具有现实可行性。

医院人文管理本身体现了公共性的价值特征。公共性是现代公共管理的首要的规范性取向。[4]医院人文管理的"公共性"应当体现为两点:一是以公益为目标,公立医院的公益性体现的是所有合法公民的利益,而非某一个或一些阶层的特殊利益。二是要求民主参与价值在公共管理过程中实现，医务人员以及患者等应当以多种形式参与医院管理。

医院人文管理本身体现了合法性的价值特征。医院人文管理的目标不仅体现为公共性，而且必须与社会的认同、价值观和法律的原则保持一致，具有合法性。合法性将对医院管理在权利义务和社会责任方面产生约束，不仅为医院带来良好的医疗秩序和效率，而且还体现社会的公正。这不仅保持了医院价值的正当性，而且使得医院的绩效可高效地实现其公益性。

医院人文管理本身体现了效率性的价值特征。医院管理的目标之一正是研究如何将有限的医疗资源进行高效的使用以实现组织目标。只是医院人文管理的效率性价值特征并非仅限于一般经济效率的理解，而是在实现医院人文管理目标即公益性前提下的效率。在这一层面上来理解，医院管理者及医务人员不应仅认为有效率的才是合人文的，而应是合人文的才是有效率的。医院人文管理的效率一般体现在两个方面：一是组织取向，即组织效率；二是结果取向，即管理效率。医院组织效率是通过内部管理和资源的内部配置而实现的效率，为医院提供高质量的医疗服务及实现人文管理目标创造了可能性的前提，而医院管理效率则侧重于组织外和服务对象，从结果上看实现医院高质量医疗服务及人文管理目标实现的效率。

二、人文管理的地位和作用

人文管理是在"人本来该是什么"这个本源问题解决以后，能够在实践中真正"把人当人"的管理理念和哲学[5]，它是以信任和互利为基础，形成医患之间、医院与社会之间的良性互动的管理模式。医院人文管理不仅有克服市场失灵和政府失灵的优势，而且有助于克服医院单纯逐利和偏离公益性的发展方向，回归医院管理的人文本质。

医院人文管理的作用机制体现在医务人员和患者两个方面。一是医院内部管理应以员工为根本，强调对医务人员的尊重、理解和欣赏，为医务人员提供精神和情感支撑，通过医院人文管理使员工的自我受到肯定，价值得以实现，人性获得升华；二是医院医疗服务应以患者为中心，强调对患者生命的尊重和关爱，将人文关怀和人文服务贯穿整个医疗服务过程的始终，真正实现为患者健康服务的宗旨。医院人文管理的作用机制是把人文作为管理目的而非手段，超越了医院的人性化管理和人本管理。

（一）有利于患者权利落到实处，真正实现患者利益至上的管理理念

患者的道德和法律权利不能仅仅停留在语言和文字上，也不能作为装饰医院的物品，只有将人文作为医院管理的出发点和归宿点，才能真正将人文融入管理之中，真正实现患者的各项权利，实现医院患者利益至上的管理理念，这是人文管理与人本管理区别的试金石。否则，医院人文建设始终在人本管理的视域里，只能成为实现医院经济利益的手段，当医学人文与经济利益发生冲突时，医学人文常常被抛弃。当然，人本管理视域下的医院建设相对于忽视这方面建设的医院来说还是具有极大进步性的。同时，人文管理也要培养患者的参与精神和权利意识，培养患者尊重、理解和信任医务人员的公民精神。

（二）有利于医院管理模式的创新，实现经济效益和社会效益的统一

医院人文管理并非简单地理解为回归计划经济时期以公益性为主导的医院管理，那是对医院人文管理的误读。经历了传统行政模式下的医院管理、市场经济下企业化式的医院管理发展阶段后，公立医院管理正在经历"何为公益性"的反思，这与公共管理中对传统公共行政"效率至上"观念的批判和反思是相一致的，医院人文管理作为创新管理，是对传统行政模式下公益性为主导医院管理的继承和批判，同时吸取和扬弃了企业化式医院管理的优缺点，不仅实现了公益性的真正回归，而且进行了管理流程再造，以人文融入管理，以人文引领医院管理的公益性，以人文促进医院管理效率的提高，实现经济效益和社会效益的有机结合。

（三）有利于医务人员医学人文精神的养成，构建和谐医患关系

医务人员医学人文精神的养成不仅依靠医学人文知识的认知、教育和自我的人文修养，而且需要以人文为基础的管理制度、工作流程和环境氛围，这点显得尤为重要，这恰恰是医院人文管理的内在要求，正如我们要求医生的思维不能再停留于生物医学模式，我们对医务人员的评价也不能仅仅停留在技术因素的考核上。很难想象一个医疗回扣、红包和过度医疗盛行的医院能真正践行医学人文理念。正如经济学家阿罗指出，"医疗市场中医患双方处于信息不对称状态，从而使购买医疗服务出现很大的风险和不确定性"[6]。当我们在使用制度约束医务人员滥用私人信息的同时，也需要制定制度肯定医务人员自身的价值，公开化和透明化地支付符合市场经济的合理薪酬。在医院人文管理的模式下，医务人员的医学人文精神与医院管理的人文目标有机结合，保持一致，提高了医疗服务质量，达成和谐医患关系。

第二节　医院人文管理评价标准分析

现代医院管理语境下的人文管理评价涉及管理中伦理、法律、沟通、心理、文化等多个人文要素。研究团队根据医院人文管理评价指标应有的科学性、实用性及可比性，以文献研究法、专家访谈法、德尔菲法等研究方法为基础，在"人文管理"这个一级指标之下，进一步拟定出医院人文管理评价指标体系，包括 4 个二级指标、15 个三级指标（见表 6-1）。

表 6-1　医院人文管理评价指标体系

二级指标	三级指标
伦理管理规范	指标 1：尊重患者的隐私权，设施、诊疗行为及制度上予以保障
	指标 2：在涉及人体试验的研究中，严格恪守科研伦理
	指标 3：发生医疗纠纷时，医方能公平合理承担自身责任
	指标 4：为医院、医务人员制定明确而系统的医学伦理行为指南，并定期检查、反馈和考核
法治管理制度	指标 5：医院及医务人员应当获得执业许可证件，并依照范围执业
	指标 6：医务人员依法书写、保管病历资料，依法出具医学证明文件
	指标 7：医院建立保护患者权利的内部制度
	指标 8：医院应当设置纠纷投诉的专门科室，具有完备的处理流程
沟通管理机制	指标 9：医院建立以院领导参与、院内各相关部门参与的医患沟通协调机制
	指标 10：医院对投诉事项进行定期分析，查找原因并及时整改，防止类似情况重复发生
	指标 11：医生坦率面对自己业务上的不足
文化管理战略	指标 12：重视医院文化建设与传播的载体平台建设
	指标 13：重视员工参与管理的程度
	指标 14：重视促进科室内及科室间的交流与协作
	指标 15：重视员工发展空间和机会

在调查中，研究团队以这 15 项三级指标为基础，有针对性地设计问卷，分别从伦理管理规范、法治管理制度、沟通管理机制和文化管理战略 4 个二级指标的

视角对医务人员和患者分别进行调查、分析和评价。

一、数据分析

（一）医务人员问卷数据分析

根据表 6-2，其中性别、学历、岗位、单位归属地 P 值均大于 0.05，无统计学差异。

其中，年龄、工龄、职称 P 值均小于 0.05，有统计学差异。

年龄上，30 岁以下的受访者认为"最重要"的人数占其总人数的 63.5%，比例为最高；30～39 岁的受访者认为"最重要"的人数占其总人数的 49.0%，认为"很重要"的比例最高，为 42.1%；40～49 岁的受访者认为"最重要"的人数占其总人数的 50.5%；50 岁及以上的受访者认为"最重要"的人数占其总人数的 39.4%。这说明 50 岁以下的受访者在认知上对患者隐私权的尊重和保护要好于 50 岁以上的医务人员。

工龄上，6 年以下的受访者认为"最重要"的人数占其总人数的 63.0%，比例为最高；6～10 年的受访者认为"最重要"的人数占其总人数的 52.5%；11～15 年的受访者认为"最重要"的人数占其总人数的 59.0%；16～20 年的受访者认为"最重要"人数占其总人数的 37.9%，认为"很重要"的比例最高，为 50.0%；21 年及以上的受访者认为"最重要"的人数占其总人数的 45.6%。这说明 16～20 年工龄的医务人员对患者隐私权的认知和其他工龄的医务人员存在差异。

职称上，初级职称的受访者认为"最重要"的人数占其总人数的 61.5%，比例为最高；中级职称的受访者认为"最重要"的人数占其总人数的 44.7%，认为"很重要"的比例最高，为 46.5%；副高级职称的受访者认为"最重要"的人数占其总人数的 48.4%；正高级职称的受访者认为最重要的人数占其总人数的 52.8%；无职称的受访者认为"最重要"人数占其总人数的 60%。这说明中级职称的医务人员对患者隐私权的认知和其他职称的医务人员存在差别。

认为此条最重要的人数为 225 人，占管理者和医生受调查总人数 435 人的 51.7%，排名第 4。

表 6-2　尊重患者的隐私权,设施、诊疗行为及制度上予以保障(医方)

| 分组依据 | 组别 | 尊重患者的隐私权,设施、诊疗行为及制度上予以保障 | | | | | 合计 | χ^2 (LR)[a] | P |
		不重要	比较重要	重要	很重要	最重要			
性别	男	0(0.0%)	2(1.4%)	12(8.4%)	51(35.7%)	78(54.5%)	143(100.0%)	0.883	0.829
	女	0(0.0%)	3(1.0%)	26(8.9%)	116(39.7%)	147(50.3%)	292(100.0%)		
年龄	30岁以下	0(0.0%)	1(0.9%)	2(1.7%)	39(33.9%)	73(63.5%)	115(100.0%)	27.108	0.001
	30~39岁	0(0.0%)	3(2.1%)	10(6.9%)	61(42.1%)	71(49.0%)	145(100.0%)		
	40~49岁	0(0.0%)	1(0.9%)	13(11.9%)	40(36.7%)	55(50.5%)	109(100.0%)		
	50岁及以上	0(0.0%)	0(0.0%)	13(19.7%)	27(40.9%)	26(39.4%)	66(100.0%)		
学历	中专及以下	0(0.0%)	0(0.0%)	2(28.6%)	2(28.6%)	3(42.9%)	7(100.0%)	15.033	0.240
	大专	0(0.0%)	2(3.2%)	3(4.8%)	28(45.2%)	29(46.8%)	62(100.0%)		
	本科	0(0.0%)	3(1.2%)	25(9.7%)	99(38.5%)	130(50.6%)	257(100.0%)		
	硕士	0(0.0%)	0(0.0%)	4(4.5%)	32(36.0%)	53(59.6%)	89(100.0%)		
	博士	0(0.0%)	0(0.0%)	4(20.0%)	6(30.0%)	10(50.0%)	20(100.0%)		
工龄	6年以下	0(0.0%)	1(0.9%)	3(2.8%)	36(33.3%)	68(63.0%)	108(100.0%)	38.152	<0.001
	6~10年	0(0.0%)	3(4.9%)	1(1.6%)	25(41.0%)	32(52.5%)	61(100.0%)		
	11~15年	0(0.0%)	0(0.0%)	4(6.6%)	21(34.4%)	36(59.0%)	61(100.0%)		
	16~20年	0(0.0%)	1(1.7%)	6(10.3%)	29(50.0%)	22(37.9%)	58(100.0%)		
	21年及以上	0(0.0%)	0(0.0%)	24(16.3%)	56(38.1%)	67(45.6%)	147(100.0%)		
职称	初级	0(0.0%)	3(2.5%)	6(4.9%)	38(31.1%)	75(61.5%)	122(100.0%)	32.708	0.001
	中级	0(0.0%)	0(0.0%)	14(8.8%)	74(46.5%)	71(44.7%)	159(100.0%)		
	副高级	0(0.0%)	1(1.1%)	9(9.7%)	38(40.9%)	45(48.4%)	93(100.0%)		
	正高级	0(0.0%)	0(0.0%)	9(25.0%)	8(22.2%)	19(52.8%)	36(100.0%)		
	无	0(0.0%)	1(4.0%)	0(0.0%)	9(36.0%)	15(60.0%)	25(100.0%)		
岗位	临床	0(0.0%)	2(1.5%)	14(10.5%)	47(35.3%)	70(52.6%)	133(100.0%)	10.879	0.539
	医技	0(0.0%)	0(0.0%)	3(4.5%)	24(36.4%)	39(59.1%)	66(100.0%)		
	行政	0(0.0%)	3(2.4%)	13(10.4%)	49(39.2%)	60(48.0%)	125(100.0%)		
	护理	0(0.0%)	0(0.0%)	7(6.8%)	43(41.7%)	53(51.5%)	103(100.0%)		
	其他	0(0.0%)	0(0.0%)	1(12.5%)	4(50.0%)	3(37.5%)	8(100.0%)		

续表 6-2

| 分组依据 | 组别 | 尊重患者的隐私权,设施、诊疗行为及制度上予以保障 | | | | | 合计 | χ^2 (LR)[a] | P |
		不重要	比较重要	重要	很重要	最重要			
单位归属地	南京	0(0.0%)	2(0.6%)	29(8.5%)	126(36.8%)	185(54.1%)	342(100.0%)	10.531	0.104
	苏南	0(0.0%)	1(1.7%)	7(11.9%)	29(49.2%)	22(37.3%)	59(100.0%)		
	苏中	0(0.0%)	2(5.9%)	2(5.9%)	12(35.3%)	18(52.9%)	34(100.0%)		

a 当数据不符合卡方检验(χ^2)标准,即 1/5 以上理论频数<5 时,选用似然比检验(LR)分析。

根据表 6-3,其中性别、年龄、学历、职称、岗位、单位归属地等 P 值均大于 0.05,无统计学差异。

其中,工龄 P 值小于 0.05,有统计学差异。

工龄上,6 年以下的受访者认为"最重要"的人数占其总人数的 65.7%;6~10 年的受访者认为"最重要"的人数占其总人数的 59.0%;11~15 年的受访者认为"最重要"的人数占其总人数的 85.2%,比例为最高;16~20 年的受访者认为"最重要"的人数占其总人数的 53.4%;21 年及以上的受访者认为"最重要"的人数占其总人数的 61.2%。这说明 11~15 年的受访者对科研论理的重视要好于其他工龄的医务人员。

认为此条最重要的人数为 280 人,占管理者和医生受调查总人数 435 人的 64.4%,排名第 3。

表 6-3　在涉及人体试验的研究中,严格恪守科研伦理(医方)

| 分组依据 | 组别 | 在涉及人体试验的研究中,严格恪守科研伦理 | | | | | 合计 | χ^2 (LR)[a] | P |
		不重要	比较重要	重要	很重要	最重要			
性别	男	0(0.0%)	0(0.0%)	8(5.6%)	41(28.7%)	94(65.7%)	143(100.0%)	4.102	0.392
	女	2(0.7%)	3(1.0%)	18(6.2%)	83(28.4%)	186(63.7%)	292(100.0%)		
年龄	30 岁以下	0(0.0%)	0(0.0%)	4(3.5%)	35(30.4%)	76(66.1%)	115(100.0%)	18.350	0.105
	30~39 岁	0(0.0%)	1(0.7%)	10(6.9%)	33(22.8%)	101(69.7%)	145(100.0%)		
	40~49 岁	2(1.8%)	1(0.9%)	5(4.6%)	31(28.4%)	70(64.2%)	109(100.0%)		
	50 岁及以上	0(0.0%)	1(1.5%)	7(10.6%)	25(37.9%)	33(50.0%)	66(100.0%)		
学历	中专及以下	0(0.0%)	1(14.3%)	1(14.3%)	2(28.6%)	3(42.9%)	7(100.0%)	26.103	0.053
	大专	0(0.0%)	1(1.6%)	5(8.1%)	23(37.1%)	33(53.2%)	62(100.0%)		

续表 6-3

| 分组依据 | 组别 | 在涉及人体试验的研究中,严格恪守科研伦理 | | | | | 合计 | χ^2(LR)[a] | P |
		不重要	比较重要	重要	很重要	最重要			
	本科	2(0.8%)	1(0.4%)	18(7.0%)	68(26.5%)	168(65.4%)	257(100.0%)		
	硕士	0(0.0%)	0(0.0%)	0(0.0%)	27(30.3%)	62(69.7%)	89(100.0%)		
	博士	0(0.0%)	0(0.0%)	2(10.0%)	4(20.0%)	14(70.0%)	20(100.0%)		
工龄	6 年以下	0(0.0%)	0(0.0%)	5(4.6%)	32(29.6%)	71(65.7%)	108(100.0%)	26.976	0.042
	6~10 年	0(0.0%)	1(1.6%)	3(4.9%)	21(34.4%)	36(59.0%)	61(100.0%)		
	11~15 年	0(0.0%)	0(0.0%)	1(1.6%)	8(13.1%)	52(85.2%)	61(100.0%)		
	16~20 年	0(0.0%)	1(1.7%)	7(12.1%)	19(32.8%)	31(53.4%)	58(100.0%)		
	21 年及以上	2(1.4%)	1(0.7%)	10(6.8%)	44(29.9%)	90(61.2%)	147(100.0%)		
职称	初级	0(0.0%)	1(0.8%)	8(6.6%)	35(28.7%)	78(63.9%)	122(100.0%)	9.266	0.902
	中级	1(0.6%)	0(0.0%)	9(5.7%)	45(28.3%)	104(65.4%)	159(100.0%)		
	副高级	1(1.1%)	1(1.1%)	6(6.5%)	26(28.0%)	59(63.4%)	93(100.0%)		
	正高级	0(0.0%)	0(0.0%)	2(5.6%)	13(36.1%)	21(58.3%)	36(100.0%)		
	无	0(0.0%)	1(4.0%)	1(4.0%)	5(20.0%)	18(72.0%)	25(100.0%)		
岗位	临床	2(1.5%)	1(0.8%)	7(5.3%)	39(29.3%)	84(63.2%)	133(100.0%)	10.979	0.811
	医技	0(0.0%)	0(0.0%)	3(4.5%)	20(30.3%)	43(65.2%)	66(100.0%)		
	行政	0(0.0%)	2(1.6%)	10(8.0%)	33(26.4%)	80(64.0%)	125(100.0%)		
	护理	0(0.0%)	0(0.0%)	6(5.8%)	29(28.2%)	68(66.0%)	103(100.0%)		
	其他	0(0.0%)	0(0.0%)	0(0.0%)	3(37.5%)	5(62.5%)	8(100.0%)		
单位归属地	南京	1(0.3%)	2(0.6%)	17(5.0%)	99(28.9%)	223(65.2%)	342(100.0%)	8.498	0.386
	苏南	1(1.7%)	1(1.7%)	7(11.9%)	18(30.5%)	32(54.2%)	59(100.0%)		
	苏中	0(0.0%)	0(0.0%)	2(5.9%)	7(20.6%)	24(73.5%)	34(100.0%)		

　　a 当数据不符合卡方检验(χ^2)标准,即 1/5 以上理论频数<5 时,选用似然比检验(LR)分析。

　　根据表 6-4,其中性别、学历、岗位、单位归属地 P 值均大于 0.05,无统计学差异。

　　其中,年龄、工龄、职称 P 值均小于 0.05,有统计学差异。

　　年龄上,30 岁以下的受访者认为"最重要"的人数占其总人数的 55.7%,比例为最高;30～39 岁的受访者认为"最重要"的人数占其总人数的 47.6%;40～49 岁的受访者认为"最重要"的人数占其总人数的 44.0%;50 岁及以上的受访者认为"最重要"的人数占其总人数的 28.8%,认为很重要的比例最高,为 45.5%。这说明 50 岁以下的医务人员在对医疗纠纷中医方公平合理承担责任的认识要好于 50 岁以上的医务人员。

工龄上,6 年以下的受访者认为"最重要"的人数占其总人数的 55.6%;6～10 年的受访者认为"最重要"的人数占其总人数的 49.2%;11～15 年的受访者认为"最重要"的人数占其总人数的 59.0%,比例为最高;16～20 年的受访者认为"最重要"的人数占其总人数的 31.0%,认为"很重要"的比例最高,为 46.6%;21 年及以上的受访者认为"最重要"的人数占其总人数的 38.1%。这说明 16 年以下工龄的医务人员在对医疗纠纷中医方公平合理承担责任的认识要好于 16 年以上工龄的医务人员。

职称上,初级职称的受访者认为"最重要"的人数占其总人数的 53.3%;中级职称的受访者认为"最重要"的人数占其总人数的 45.3%;副高级职称的受访者认为最重要的人数占其总人数的 40.9%;正高级职称的受访者认为"最重要"的人数占其总人数的 25.0%,认为"很重要"的比例最高,为 52.8%;没有职称的受访者认为"最重要"的人数占其总人数的 64.0%,比例为最高。这说明副高级职称以下的医务人员对医疗纠纷中医方公平合理承担责任的认识要好于副高级、正高级职称的医务人员。

认为此条最重要的人数为 200 人,占管理者和医生受调查总人数 435 人的 46.0%,排名第 7。

表 6-4　发生医疗纠纷时,医方能公平合理承担自身责任(医方)

分组依据	组别	发生医疗纠纷时,医方能公平合理承担自身责任					合计	χ^2(LR)[a]	P
		不重要	比较重要	重要	很重要	最重要			
性别	男	1(0.7%)	0(0.0%)	17(11.9%)	55(38.5%)	70(49.0%)	143(100.0%)	5.352	0.253
	女	0(0.0%)	3(1.0%)	39(13.4%)	120(41.1%)	130(44.5%)	292(100.0%)		
年龄	30 岁以下	0(0.0%)	0(0.0%)	5(4.3%)	46(40.0%)	64(55.7%)	115(100.0%)	30.102	0.003
	30～39 岁	1(0.7%)	2(1.4%)	16(11.0%)	57(39.3%)	69(47.6%)	145(100.0%)		
	40～49 岁	0(0.0%)	1(0.9%)	18(16.5%)	42(38.5%)	48(44.0%)	109(100.0%)		
	50 岁及以上	0(0.0%)	0(0.0%)	17(25.8%)	30(45.5%)	19(28.8%)	66(100.0%)		

续表 6-4

分组依据	组别	发生医疗纠纷时,医方能公平合理承担自身责任					合计	χ^2 (LR)[a]	P
		不重要	比较重要	重要	很重要	最重要			
学历	中专及以下	0(0.0%)	0(0.0%)	1(14.3%)	1(14.3%)	5(71.4%)	7(100.0%)	14.239	0.581
	大专	0(0.0%)	1(1.6%)	10(16.1%)	24(38.7%)	27(43.5%)	62(100.0%)		
	本科	0(0.0%)	2(0.8%)	35(13.6%)	108(42.0%)	112(43.6%)	257(100.0%)		
	硕士	1(1.1%)	0(0.0%)	6(6.7%)	34(38.2%)	48(53.9%)	89(100.0%)		
	博士	0(0.0%)	0(0.0%)	4(20.0%)	8(40.0%)	8(40.0%)	20(100.0%)		
工龄	6 年以下	1(0.9%)	0(0.0%)	5(4.6%)	42(38.9%)	60(55.6%)	108(100.0%)	42.977	<0.001
	6~10 年	0(0.0%)	1(1.6%)	5(8.2%)	25(41.0%)	30(49.2%)	61(100.0%)		
	11~15 年	0(0.0%)	0(0.0%)	3(4.9%)	22(36.1%)	36(59.0%)	61(100.0%)		
	16~20 年	0(0.0%)	2(3.4%)	11(19.0%)	27(46.6%)	18(31.0%)	58(100.0%)		
	21 年及以上	0(0.0%)	0(0.0%)	32(21.8%)	59(40.1%)	56(38.1%)	147(100.0%)		
职称	初级	0(0.0%)	0(0.0%)	7(5.7%)	50(41.0%)	65(53.3%)	122(100.0%)	33.924	0.006
	中级	1(0.6%)	1(0.6%)	22(13.8%)	63(39.6%)	72(45.3%)	159(100.0%)		
	副高级	0(0.0%)	1(1.1%)	19(20.4%)	35(37.6%)	38(40.9%)	93(100.0%)		
	正高级	0(0.0%)	0(0.0%)	8(22.2%)	19(52.8%)	9(25.0%)	36(100.0%)		
	无	0(0.0%)	1(4.0%)	0(0.0%)	8(32.0%)	16(64.0%)	25(100.0%)		
岗位	临床	1(0.8%)	1(0.8%)	16(12.0%)	50(37.6%)	65(48.9%)	133(100.0%)	11.058	0.806
	医技	0(0.0%)	0(0.0%)	7(10.6%)	28(42.4%)	31(47.0%)	66(100.0%)		
	行政	0(0.0%)	2(1.6%)	18(14.4%)	53(42.4%)	52(41.6%)	125(100.0%)		
	护理	0(0.0%)	0(0.0%)	12(11.7%)	42(40.8%)	49(47.6%)	103(100.0%)		
	其他	0(0.0%)	0(0.0%)	3(37.5%)	2(25.0%)	3(37.5%)	8(100.0%)		
单位归属地	南京	1(0.3%)	2(0.6%)	40(11.7%)	131(38.3%)	168(49.1%)	342(100.0%)	11.334	0.183
	苏南	0(0.0%)	1(1.7%)	13(22.0%)	26(44.1%)	19(32.2%)	59(100.0%)		
	苏中	0(0.0%)	0(0.0%)	3(8.8%)	18(52.9%)	13(38.2%)	34(100.0%)		

　　a 当数据不符合卡方检验(χ^2)标准,即 1/5 以上理论频数<5 时,选用似然比检验(LR)分析。

　　根据表 6-5,其中性别、年龄、学历、岗位、单位归属地 P 值均大于 0.05,无统计学差异。

其中,工龄、职称 P 值均小于 0.05,有统计学差异。

工龄上,6 年以下的受访者认为"最重要"的人数占其总人数的 38.0%,认为"很重要"的比例最高,为 48.1%;6~10 年的受访者认为"最重要"的人数占其总人数的 39.3%;11~15 年的受访者认为"最重要"的人数占其总人数的 41.0%;16~20 年的受访者认为"最重要"的人数占其总人数的 32.8%;21 年及以上的受访者认为"最重要"的人数占其总人数的 29.9%。

职称上,初级职称的受访者认为"最重要"的人数占其总人数的 39.3%;中级职称的受访者认为"最重要"的人数占其总人数的 33.3%;副高级职称的受访者认为"最重要"的人数占其总人数的 35.5%;正高级职称的受访者认为"最重要"的人数占其总人数的 27.8%,认为"很重要"的比例最高,为 50.0%。

认为此条最重要的人数为 153 人,占管理者和医生受调查总人数 435 人的 35.2%,排名第 12。

表 6-5　为医院、医务人员制定明确而系统的医学伦理行为指南,并定期检查、反馈和考核

| 分组依据 | 组别 | 为医院、医务人员制定明确而系统的医学伦理行为指南,并定期检查、反馈和考核 | | | | | 合计 | χ^2 (LR)[a] | P |
		不重要	比较重要	重要	很重要	最重要			
性别	男	3(2.1%)	1(0.7%)	26(18.2%)	61(42.7%)	52(36.4%)	143(100.0%)	5.016	0.286
	女	7(2.4%)	11(3.8%)	43(14.7%)	130(44.5%)	101(34.6%)	292(100.0%)		
年龄	30 岁以下	4(3.5%)	1(0.9%)	10(8.7%)	55(47.8%)	45(39.1%)	115(100.0%)	13.536	0.331
	30~39 岁	4(2.8%)	4(2.8%)	24(16.6%)	60(41.4%)	53(36.6%)	145(100.0%)		
	40~49 岁	1(0.9%)	5(4.6%)	21(19.3%)	47(43.1%)	35(32.1%)	109(100.0%)		
	50 岁及以上	1(1.5%)	2(3.0%)	14(21.2%)	29(43.9%)	20(30.3%)	66(100.0%)		
学历	中专及以下	0(0.0%)	0(0.0%)	2(28.6%)	1(14.3%)	4(57.1%)	7(100.0%)	20.649	0.192
	大专	1(1.6%)	3(4.8%)	10(16.1%)	27(43.5%)	21(33.9%)	62(100.0%)		
	本科	4(1.6%)	9(3.5%)	42(16.3%)	111(43.2%)	91(35.4%)	257(100.0%)		
	硕士	5(5.6%)	0(0.0%)	10(11.2%)	41(46.1%)	33(37.1%)	89(100.0%)		
	博士	0(0.0%)	0(0.0%)	5(25.0%)	11(55.0%)	4(20.0%)	20(100.0%)		
工龄	6 年以下	4(3.7%)	0(0.0%)	11(10.2%)	52(48.1%)	41(38.0%)	108(100.0%)	31.048	0.013
	6~10 年	2(3.3%)	3(4.9%)	3(4.9%)	29(47.5%)	24(39.3%)	61(100.0%)		
	11~15 年	2(3.3%)	1(1.6%)	11(18.0%)	22(36.1%)	25(41.0%)	61(100.0%)		

续表 6-5

| 分组依据 | 组别 | 为医院、医务人员制定明确而系统的医学伦理行为指南,并定期检查、反馈和考核 | | | | | 合计 | χ^2 (LR)[a] | P |
		不重要	比较重要	重要	很重要	最重要			
	16~20 年	0(0.0%)	3(5.2%)	15(25.9%)	21(36.2%)	19(32.8%)	58(100.0%)		
	21 年及以上	2(1.4%)	5(3.4%)	29(19.7%)	67(45.6%)	44(29.9%)	147(100.0%)		
职称	初级	7(5.7%)	1(0.8%)	11(9.0%)	55(45.1%)	48(39.3%)	122(100.0%)	26.561	0.047
	中级	1(0.6%)	7(4.4%)	29(18.2%)	69(43.4%)	53(33.3%)	159(100.0%)		
	副高级	1(1.1%)	2(2.2%)	20(21.5%)	37(39.8%)	33(35.5%)	93(100.0%)		
	正高级	1(2.8%)	0(0.0%)	7(19.4%)	18(50.0%)	10(27.8%)	36(100.0%)		
	无	0(0.0%)	2(8.0%)	2(8.0%)	12(48.0%)	9(36.0%)	25(100.0%)		
岗位	临床	5(3.8%)	5(3.8%)	21(15.8%)	53(39.8%)	49(36.8%)	133(100.0%)	12.206	0.730
	医技	2(3.0%)	0(0.0%)	8(12.1%)	30(45.5%)	26(39.4%)	66(100.0%)		
	行政	1(0.8%)	4(3.2%)	25(20.0%)	57(45.6%)	38(30.4%)	125(100.0%)		
	护理	2(1.9%)	3(2.9%)	14(13.6%)	47(45.6%)	37(35.9%)	103(100.0%)		
	其他	0(0.0%)	0(0.0%)	1(12.5%)	4(50.0%)	3(37.5%)	8(100.0%)		
单位归属地	南京	8(2.3%)	8(2.3%)	50(14.6%)	152(44.4%)	124(36.3%)	342(100.0%)	8.355	0.400
	苏南	1(1.7%)	4(6.8%)	14(23.7%)	23(39.0%)	17(28.8%)	59(100.0%)		
	苏中	1(2.9%)	0(0.0%)	5(14.7%)	16(47.1%)	12(35.3%)	34(100.0%)		

　　a 当数据不符合卡方检验(χ^2)标准,即 1/5 以上理论频数＜5 时,选用似然比检验(LR)分析。

　　根据表 6-6,在 435 位受访者当中,329 位受访者认为此项指标"最重要",占比为 75.6%,认为"重要""很重要"的受访者分别为 23 人、80 人,持"重要""很重要"或者"最重要"观点者的总人数合计为 432 人,占比 99.3%。通过数据统计分析表明,对这一问题的观点与受访者的性别、年龄、学历、工龄、职称、岗位、单位归属地等因素之间并无关联,且认为此指标"最重要"的受访者所占比例明显高于其他指标的调查结果,反映出受访者对此指标的高度认同性。无照行医在我国属于典型的非法行医行为。国家自改革开放以来,持续对非法行医、无照行医予以打击,1997 年刑法专门设定了非法行医罪,2004 年之后我国开展了数次打击非法行医的专项行动。这些都直接导致我国各医疗机构及医务人员对此问题的高度重视,调查结果与实际情况基本吻合。

认为此条最重要的人数为 329 人,占管理者和医生受调查总人数 435 人的 75.6%,排名第 1。

表 6-6　医院及医务人员应当获得执业许可证件,并依照范围执业(医方)

分组依据	组别	医院及医务人员应当获得执业许可证件,并依照范围执业					合计	χ^2 (LR)[a]	P
		不重要	比较重要	重要	很重要	最重要			
性别	男	0(0.0%)	2(1.4%)	9(7.0%)	24(16.8%)	107(74.8%)	143(100.0%)	2.872	0.412
	女	0(0.0%)	1(0.3%)	13(4.5%)	56(19.2%)	222(76.0%)	292(100.0%)		
年龄	30 岁以下	0(0.0%)	1(0.9%)	3(2.6%)	20(17.4%)	91(79.1%)	115(100.0%)	11.237	0.260
	30～39 岁	0(0.0%)	1(0.7%)	6(4.1%)	28(19.3%)	110(75.9%)	145(100.0%)		
	40～49 岁	0(0.0%)	1(0.9%)	7(6.4%)	15(13.8%)	86(78.9%)	109(100.0%)		
	50 岁及以上	0(0.0%)	0(0.0%)	7(10.6%)	17(25.8%)	42(63.6%)	66(100.0%)		
学历	中专及以下	0(0.0%)	0(0.0%)	1(14.3%)	1(14.3%)	5(71.4%)	7(100.0%)	8.168	0.772
	大专	0(0.0%)	0(0.0%)	2(3.2%)	16(25.8%)	44(71.0%)	62(100.0%)		
	本科	0(0.0%)	3(1.2%)	13(5.1%)	47(18.3%)	194(75.5%)	257(100.0%)		
	硕士	0(0.0%)	0(0.0%)	5(5.6%)	13(14.6%)	71(79.8%)	89(100.0%)		
	博士	0(0.0%)	0(0.0%)	2(10.0%)	3(15.0%)	15(75.0%)	20(100.0%)		
工龄	6 年以下	0(0.0%)	1(0.9%)	2(1.9%)	18(16.7%)	87(80.6%)	108(100.0%)	20.641	0.056
	6～10 年	0(0.0%)	1(1.6%)	4(6.6%)	15(24.6%)	41(67.2%)	61(100.0%)		
	11～15 年	0(0.0%)	0(0.0%)	3(4.9%)	4(6.6%)	54(88.5%)	61(100.0%)		
	16～20 年	0(0.0%)	0(0.0%)	4(6.9%)	17(29.3%)	37(63.8%)	58(100.0%)		
	21 年及以上	0(0.0%)	1(0.7%)	10(6.8%)	26(17.7%)	110(74.8%)	147(100.0%)		
职称	初级	0(0.0%)	2(1.6%)	4(3.3%)	19(15.6%)	97(79.5%)	122(100.0%)	13.495	0.334
	中级	0(0.0%)	0(0.0%)	9(5.7%)	31(19.5%)	119(74.8%)	159(100.0%)		
	副高级	0(0.0%)	0(0.0%)	8(8.6%)	16(17.2%)	69(74.2%)	93(100.0%)		
	正高级	0(0.0%)	1(2.8%)	2(5.6%)	8(22.2%)	25(69.4%)	36(100.0%)		
	无	0(0.0%)	0(0.0%)	0(0.0%)	6(24.0%)	19(76.0%)	25(100.0%)		
岗位	临床	0(0.0%)	2(1.5%)	9(6.8%)	24(18.0%)	98(73.7%)	133(100.0%)	9.555	0.655
	医技	0(0.0%)	0(0.0%)	2(3.0%)	10(15.2%)	54(81.8%)	66(100.0%)		
	行政	0(0.0%)	1(0.8%)	9(7.2%)	26(20.8%)	89(71.2%)	125(100.0%)		

续表 6-6

分组依据	组别	医院及医务人员应当获得执业许可证件，并依照范围执业					合计	χ^2 (LR)[a]	P
		不重要	比较重要	重要	很重要	最重要			
单位归属地	护理	0(0.0%)	0(0.0%)	3(2.9%)	19(18.4%)	81(78.6%)	103(100.0%)		
	其他	0(0.0%)	0(0.0%)	0(0.0%)	1(12.5%)	7(87.5%)	8(100.0%)		
	南京	0(0.0%)	2(0.6%)	17(5.0%)	68(19.9%)	255(74.6%)	342(100.0%)	8.842	0.183
	苏南	0(0.0%)	0(0.0%)	5(8.5%)	10(16.9%)	44(74.6%)	59(100.0%)		
	苏中	0(0.0%)	1(2.9%)	1(2.9%)	2(5.9%)	30(88.2%)	34(100.0%)		

　　a 当数据不符合卡方检验（χ^2）标准，即 1/5 以上理论频数＜5 时，选用似然比检验（LR）分析。

　　根据表 6-7，在 435 位受访者当中，有 288 人认为此项指标"最重要"，占比为 66.2%，认为"重要"或"很重要"的受访者分别为 23 人、121 人，分别占比 5.1%、27.8%，上述三项人数总和为 432 人，占比为 99.3%。通过数据统计分析，性别、年龄、工龄、岗位、单位归属地等因素对调查结果没有影响，但学历、职称这两个分组 P 值小于 0.05（分别为 0.025、0.018），差异有统计学意义，提示不同学历、不同职称的医务人员对这个问题的重要性认识不同。具体而言，①大专及以上学历的医务人员比中专及以下的医务人员更看重这一方面，博士学历者也不够重视，认为"最重要"的受访者的占比情况分别为：中专及以下 57.1%、大专 58.1%、本科 67.7%、硕士 70.8%、博士 55.0%。这种状况的出现可能与各自的工作重心差异有关。拥有本科、硕士学历者是临床医疗的中坚力量，对临床工作中的法律问题更为关注，而中专以下学历者多是从事临床辅助工作，对病历等资料在纠纷处理中的积极作用认识相对不足。拥有博士学历者，科研、教学工作相对较多，对临床纠纷处理可能关注不够。②正高级职称的医务人员与其他职称的医务人员相比，对这一指标相对不够重视。相关的原因可能在于正高级职称的医务人员更容易受到患者的敬重，并且处理医患关系的方法更为圆融，他们面对医患纠纷时并不像低年资医生那么窘迫，所以对这一指标关注相对较低。

　　认为此条最重要的人数为 288 人，占管理者和医生受调查总人数 435 人的 66.2%，排名第 2。

表 6-7 医务人员依法书写、保管病历资料,依法出具医学证明文件(医方)

分组依据	组别	医务人员依法书写、保管病历资料,依法出具医学证明文件					合计	χ^2 (LR)[a]	P
		不重要	比较重要	重要	很重要	最重要			
性别	男	0(0.0%)	2(1.4%)	8(5.6%)	34(23.8%)	99(69.2%)	143(100.0%)	2.195	0.533
	女	0(0.0%)	2(0.7%)	14(4.8%)	87(29.8%)	189(64.7%)	292(100.0%)		
年龄	30 岁以下	0(0.0%)	0(0.0%)	3(2.6%)	35(30.4%)	77(67.0%)	115(100.0%)	11.200	0.262
	30~39 岁	0(0.0%)	1(0.7%)	6(4.1%)	42(29.0%)	96(66.2%)	145(100.0%)		
	40~49 岁	0(0.0%)	1(0.9%)	7(6.4%)	24(22.0%)	77(70.6%)	109(100.0%)		
	50 岁及以上	0(0.0%)	2(3.0%)	6(9.1%)	20(30.3%)	38(57.6%)	66(100.0%)		
学历	中专及以下	0(0.0%)	1(14.3%)	2(28.6%)	0(0.0%)	4(57.1%)	7(100.0%)	23.363	0.025
	大专	0(0.0%)	0(0.0%)	1(1.6%)	25(40.3%)	36(58.1%)	62(100.0%)		
	本科	0(0.0%)	2(0.8%)	14(5.4%)	67(26.1%)	174(67.7%)	257(100.0%)		
	硕士	0(0.0%)	0(0.0%)	4(4.5%)	22(24.7%)	63(70.8%)	89(100.0%)		
	博士	0(0.0%)	1(5.0%)	1(5.0%)	7(35.0%)	11(55.0%)	20(100.0%)		
工龄	6 年以下	0(0.0%)	0(0.0%)	2(1.9%)	31(28.7%)	75(69.4%)	108(100.0%)	12.039	0.443
	6~10 年	0(0.0%)	1(1.6%)	2(3.3%)	20(32.8%)	38(62.3%)	61(100.0%)		
	11~15 年	0(0.0%)	0(0.0%)	3(4.9%)	15(24.6%)	43(70.5%)	61(100.0%)		
	16~20 年	0(0.0%)	1(1.7%)	4(6.9%)	19(32.8%)	34(58.6%)	58(100.0%)		
	21 年及以上	0(0.0%)	2(1.4%)	11(7.5%)	36(24.5%)	98(66.7%)	147(100.0%)		
职称	初级	0(0.0%)	2(1.6%)	2(1.6%)	31(25.4%)	87(71.3%)	122(100.0%)	24.337	0.018
	中级	0(0.0%)	0(0.0%)	11(6.9%)	45(28.3%)	103(64.8%)	159(100.0%)		
	副高级	0(0.0%)	1(1.1%)	3(3.2%)	23(24.7%)	66(71.0%)	93(100.0%)		
	正高级	0(0.0%)	1(2.8%)	6(16.7%)	11(30.6%)	18(50.0%)	36(100.0%)		
	无	0(0.0%)	0(0.0%)	0(0.0%)	11(44.0%)	14(56.0%)	25(100.0%)		
岗位	临床	0(0.0%)	2(1.5%)	9(6.8%)	34(25.6%)	88(66.2%)	133(100.0%)	14.211	0.287
	医技	0(0.0%)	0(0.0%)	5(7.6%)	18(27.3%)	43(65.2%)	66(100.0%)		
	行政	0(0.0%)	2(1.6%)	6(4.8%)	40(32.0%)	77(61.6%)	125(100.0%)		
	护理	0(0.0%)	0(0.0%)	1(1.0%)	28(27.2%)	74(71.8%)	103(100.0%)		
	其他	0(0.0%)	0(0.0%)	1(12.5%)	1(12.5%)	6(75.0%)	8(100.0%)		

续表 6-7

| 分组依据 | 组别 | 医务人员依法书写、保管病历资料，依法出具医学证明文件 | | | | | 合计 | χ^2 (LR)[a] | P |
		不重要	比较重要	重要	很重要	最重要			
单位归属地	南京	0(0.0%)	2(0.6%)	18(5.3%)	93(27.2%)	229(67.0%)	341(100.0%)	7.517	0.276
	苏南	0(0.0%)	1(1.7%)	4(6.8%)	20(33.9%)	34(57.6%)	59(100.0%)		
	苏中	0(0.0%)	1(2.9%)	0(0.0%)	8(23.5%)	25(73.5%)	34(100.0%)		

　　a 当数据不符合卡方检验(χ^2)标准，即 1/5 以上理论频数＜5 时，选用似然比检验(LR)分析。

　　根据表 6-8，医务人员尽管也较为重视患者权利保护内部制度建设问题，但相较而言，重视度不高。认为该指标"最重要"者为 180 人，占比 41.4%，与其他指标的认同度比，相对较低。并且，在此项指标中，有 3 人认为该指标是"不重要"的。认为"重要""很重要"或"很重要"的人数之和为 418 人，占比 96.1%，也相对较低。上述指标同样与性别、年龄、学历、工龄、职称、岗位、单位归属地等因素不存在明显的相关性（差异性分析 P 值均大于 0.05）。这反映出医务人员对制度建设的重要性认识还不够。制度对患者权利的实现起着决定性的作用，只有形成完善的权利保护的内部制度，才能够提高医疗服务的规范性，从而让患者权利的实现获得可靠保证。

　　认为此条最重要的人数为 180 人，占管理者和医生受调查总人数 435 人的 41.4%，排名第 9。

表 6-8　医院建立保护患者权利的内部制度（医方）

| 分组依据 | 组别 | 医院建立保护患者权利的内部制度 | | | | | 合计 | χ^2 (LR)[a] | P |
		不重要	比较重要	重要	很重要	最重要			
性别	男	1(0.7%)	6(4.2%)	13(9.1%)	63(44.1%)	60(42.0%)	143(100.0%)	3.718	0.446
	女	2(0.7%)	8(2.7%)	44(15.1%)	118(40.4%)	120(41.1%)	292(100.0%)		
年龄	30 岁以下	0(0.0%)	2(1.7%)	8(7.0%)	50(43.5%)	55(47.8%)	115(100.0%)	16.423	0.173
	30～39 岁	1(0.7%)	5(3.4%)	20(13.8%)	65(44.8%)	54(37.2%)	145(100.0%)		
	40～49 岁	2(1.8%)	4(3.7%)	14(12.8%)	43(39.4%)	46(42.2%)	109(100.0%)		
	50 岁及以上	0(0.0%)	3(4.5%)	15(22.7%)	23(34.8%)	25(37.9%)	66(100.0%)		
学历	中专及以下	0(0.0%)	1(14.3%)	1(14.3%)	1(14.3%)	4(57.1%)	7(100.0%)	18.479	0.297
	大专	0(0.0%)	3(4.8%)	12(19.4%)	24(38.7%)	23(37.1%)	62(100.0%)		

续表 6-8

| 分组依据 | 组别 | 医院建立保护患者权利的内部制度 | | | | | 合计 | χ^2 (LR)[a] | P |
		不重要	比较重要	重要	很重要	最重要			
	本科	3(1.2%)	8(3.1%)	36(14.0%)	99(38.5%)	111(43.2%)	257(100.0%)		
	硕士	0(0.0%)	1(1.1%)	6(6.7%)	47(52.8%)	35(39.3%)	89(100.0%)		
	博士	0(0.0%)	1(5.0%)	2(10.0%)	10(50.0%)	7(35.0%)	20(100.0%)		
工龄	6年以下	0(0.0%)	2(1.9%)	7(6.5%)	48(44.4%)	51(47.2%)	108(100.0%)	24.785	0.074
	6~10年	1(1.6%)	3(4.9%)	4(6.6%)	29(47.5%)	24(39.3%)	61(100.0%)		
	11~15年	0(0.0%)	1(1.6%)	13(21.3%)	22(36.1%)	25(41.0%)	61(100.0%)		
	16~20年	2(3.4%)	2(3.4%)	8(13.8%)	26(44.8%)	20(34.5%)	58(100.0%)		
	21年及以上	0(0.0%)	6(4.1%)	25(17.0%)	56(38.1%)	60(40.8%)	147(100.0%)		
职称	初级	0(0.0%)	3(2.5%)	12(9.8%)	53(43.4%)	54(44.3%)	122(100.0%)	16.992	0.386
	中级	1(0.6%)	5(3.1%)	23(14.5%)	69(43.4%)	61(38.4%)	159(100.0%)		
	副高级	1(1.1%)	4(4.3%)	15(16.1%)	32(34.4%)	41(44.1%)	93(100.0%)		
	正高级	0(0.0%)	1(2.8%)	7(19.4%)	15(41.7%)	13(36.1%)	36(100.0%)		
	无	1(4.0%)	1(4.0%)	0(0.0%)	12(48.0%)	11(44.0%)	25(100.0%)		
岗位	临床	1(0.8%)	6(4.5%)	16(12.0%)	53(39.8%)	57(42.9%)	133(100.0%)	16.676	0.407
	医技	0(0.0%)	0(0.0%)	5(7.6%)	27(40.9%)	34(51.5%)	66(100.0%)		
	行政	1(0.8%)	5(4.0%)	22(17.6%)	55(44.0%)	42(33.6%)	125(100.0%)		
	护理	1(1.0%)	3(2.9%)	14(13.6%)	42(40.8%)	43(41.7%)	103(100.0%)		
	其他	0(0.0%)	0(0.0%)	0(0.0%)	4(50.0%)	4(50.0%)	8(100.0%)		
单位归属地	南京	2(0.6%)	8(2.3%)	41(12.0%)	142(41.8%)	148(43.3%)	341(100.0%)	10.479	0.233
	苏南	1(1.7%)	5(8.5%)	12(20.3%)	21(35.6%)	20(33.9%)	59(100.0%)		
	苏中	0(0.0%)	1(2.9%)	4(11.8%)	17(50.0%)	12(35.3%)	34(100.0%)		

a 当数据不符合卡方检验(χ^2)标准,即 1/5 以上理论频数<5 时,选用似然比检验(LR)分析。

根据表 6-9,经统计分析,对"医院建立以院领导参与、院内各相关部门参与的医患沟通协调机制"的重要性方面,结果显示,均无统计学意义($P>0.05$)。这表明在对待建立以院领导参与、院内各相关部门参与的医患沟通协调机制重要性方面,医务人员比较统一,说明在当下医患关系相对紧张的背景下,无论什么类型、什么层次的医务人员都认识到医患关系的调解仅靠医务人员和患者两个当事方是远远不够的,必须要有医院参与的协调机构来解决。

认为此条最重要的人数为 194 人,占管理者和医生受调查总人数 435 人的44.6%,排名第 8。

表 6-9 医院建立以院领导参与、院内各相关部门参与的医患沟通协调机制(医方)

分组依据	组别	医院建立以院领导参与、院内各相关部门参与的医患沟通协调机制					合计	χ^2 (LR)[a]	P
		不重要	比较重要	重要	很重要	最重要			
性别	男	1(0.7%)	2(1.4%)	11(7.7%)	67(46.9%)	62(43.4%)	143(100.0%)	4.426	0.351
	女	1(0.3%)	8(2.7%)	36(12.3%)	115(39.4%)	132(45.2%)	292(100.0%)		
年龄	30 岁以下	1(0.9%)	1(0.9%)	6(5.2%)	49(42.6%)	58(50.4%)	115(100.0%)	19.806	0.071
	30~39 岁	1(0.7%)	5(3.4%)	14(9.7%)	59(40.7%)	66(45.5%)	145(100.0%)		
	40~49 岁	0(0.0%)	2(1.8%)	13(11.9%)	43(39.4%)	51(46.8%)	109(100.0%)		
	50 岁及以上	0(0.0%)	2(3.0%)	14(21.2%)	31(47.0%)	19(28.8%)	66(100.0%)		
学历	中专及以下	0(0.0%)	1(14.3%)	1(14.3%)	1(14.3%)	4(57.1%)	7(100.0%)	14.244	0.581
	大专	0(0.0%)	4(6.5%)	8(12.9%)	27(43.5%)	23(37.1%)	62(100.0%)		
	本科	1(0.4%)	4(1.6%)	30(11.7%)	107(41.6%)	115(44.7%)	257(100.0%)		
	硕士	1(1.1%)	1(1.1%)	7(7.9%)	37(41.6%)	43(48.3%)	89(100.0%)		
	博士	0(0.0%)	0(0.0%)	1(5.0%)	10(50.0%)	9(45.0%)	20(100.0%)		
工龄	6 年以下	1(0.9%)	1(0.9%)	7(6.5%)	45(41.7%)	54(50.0%)	108(100.0%)	24.246	0.084
	6~10 年	0(0.0%)	3(4.9%)	4(6.6%)	29(47.5%)	25(41.0%)	61(100.0%)		
	11~15 年	1(1.6%)	0(0.0%)	4(6.6%)	20(32.8%)	36(59.0%)	61(100.0%)		
	16~20 年	0(0.0%)	3(5.2%)	9(15.5%)	24(41.4%)	22(37.9%)	58(100.0%)		
	21 年及以上	0(0.0%)	3(2.0%)	23(15.6%)	64(43.5%)	57(38.8%)	147(100.0%)		
职称	初级	1(0.8%)	3(2.5%)	7(5.7%)	50(41.0%)	61(50.0%)	122(100.0%)	11.691	0.765
	中级	1(0.6%)	4(2.5%)	18(11.3%)	65(40.9%)	71(44.7%)	159(100.0%)		
	副高级	0(0.0%)	2(2.2%)	15(16.1%)	39(41.9%)	37(39.8%)	93(100.0%)		
	正高级	0(0.0%)	0(0.0%)	5(13.9%)	16(44.4%)	15(41.7%)	36(100.0%)		
	无	0(0.0%)	1(4.0%)	2(8.0%)	12(48.0%)	10(40.0%)	25(100.0%)		
岗位	临床	1(0.8%)	3(2.3%)	12(9.0%)	56(42.1%)	61(45.9%)	133(100.0%)	12.958	0.676

续表 6-9

分组依据	组别	医院建立以院领导参与、院内各相关部门参与的医患沟通协调机制					合计	χ^2 (LR)[a]	P
		不重要	比较重要	重要	很重要	最重要			
单位归属地	医技	0(0.0%)	0(0.0%)	6(9.1%)	29(43.9%)	31(47.0%)	66(100.0%)		
	行政	1(0.8%)	5(4.0%)	20(16.0%)	51(40.8%)	48(38.4%)	125(100.0%)		
	护理	0(0.0%)	2(1.9%)	8(7.8%)	43(41.7%)	50(48.5%)	103(100.0%)		
	其他	0(0.0%)	0(0.0%)	1(12.5%)	3(37.5%)	4(50.0%)	8(100.0%)		
	南京	1(0.3%)	7(2.0%)	37(10.8%)	144(42.1%)	153(44.7%)	342(100.0%)	6.793	0.559
	苏南	1(1.7%)	2(3.4%)	9(15.3%)	24(40.7%)	23(39.0%)	59(100.0%)		
	苏中	0(0.0%)	1(2.9%)	1(2.9%)	14(41.2%)	18(52.9%)	34(100.0%)		

a 当数据不符合卡方检验(χ^2)标准,即 1/5 以上理论频数<5 时,选用似然比检验(LR)分析。

根据表 6-10,经统计分析,对"医院对投诉事项进行定期分析,查找原因并及时整改,防止类似情况重复发生"的重要性方面,结果显示,均无统计学意义($P>0.05$)。这表明在对待投诉事项方面,医务人员比较统一,说明在目前国家对待医疗纠纷等方面的政策法规还不是很健全的情况下,加强医院内部建设非常重要,包括对投诉的原因进行分析,并在此基础上提出相对应的整改措施。数据显示,在岗位这一因素上,医技岗位认为"重要""很重要"或者"最重要"的比例之和为 100.0%,高于行政岗位。可能的原因是医院行政人员觉得投诉也许不是医院和患者两方面能解决的,也许涉及其他因素,比如体制等原因,他们要比非行政岗位的医务人员对投诉的解决认识更全面些。

认为此条最重要的人数为 220 人,占管理者和医生受调查总人数 435 人的 50.6%,排名第 5。

表 6-10　医院对投诉事项进行定期分析,查找原因并及时整改,防止类似情况重复发生(医方)

分组依据	组别	医院对投诉事项进行定期分析,查找原因并及时整改,防止类似情况重复发生					合计	χ^2 (LR)[a]	P
		不重要	比较重要	重要	很重要	最重要			
性别	男	0(0.0%)	0(0.0%)	15(10.5%)	52(36.4%)	76(53.1%)	143(100.0%)	4.245	0.236
	女	0(0.0%)	8(2.7%)	30(10.3%)	110(37.7%)	144(49.3%)	292(100.0%)		

续表 6-10

| 分组依据 | 组别 | 医院对投诉事项进行定期分析,查找原因并及时整改,防止类似情况重复发生 | | | | | 合计 | χ^2(LR)[a] | P |
		不重要	比较重要	重要	很重要	最重要			
年龄	30 岁以下	0(0.0%)	1(0.9%)	4(3.5%)	46(40.0%)	64(55.7%)	115(100.0%)	15.455	0.079
	30~39 岁	0(0.0%)	4(2.8%)	15(10.3%)	55(37.9%)	71(49.0%)	145(100.0%)		
	40~49 岁	0(0.0%)	2(1.8%)	14(12.8%)	35(32.1%)	58(53.2%)	109(100.0%)		
	50 岁及以上	0(0.0%)	1(1.5%)	12(18.2%)	26(39.4%)	27(40.9%)	66(100.0%)		
学历	中专及以下	0(0.0%)	0(0.0%)	2(28.6%)	2(28.6%)	3(42.9%)	7(100.0%)	12.231	0.427
	大专	0(0.0%)	3(4.8%)	9(14.5%)	21(33.9%)	29(46.8%)	62(100.0%)		
	本科	0(0.0%)	5(1.9%)	24(9.3%)	92(35.8%)	136(52.9%)	257(100.0%)		
	硕士	0(0.0%)	0(0.0%)	9(10.1%)	37(41.6%)	43(48.3%)	89(100.0%)		
	博士	0(0.0%)	0(0.0%)	1(5.0%)	10(50.0%)	9(45.0%)	20(100.0%)		
工龄	6 年以下	0(0.0%)	1(0.9%)	6(5.6%)	40(37.0%)	61(56.5%)	108(100.0%)	10.960	0.532
	6~10 年	0(0.0%)	1(1.6%)	4(6.6%)	27(44.3%)	29(47.5%)	61(100.0%)		
	11~15 年	0(0.0%)	2(3.3%)	6(9.8%)	21(34.4%)	32(52.5%)	61(100.0%)		
	16~20 年	0(0.0%)	2(3.4%)	8(13.8%)	19(32.8%)	29(50.0%)	58(100.0%)		
	21 年及以上	0(0.0%)	2(1.4%)	21(14.3%)	55(37.4%)	69(46.9%)	147(100.0%)		
职称	初级	0(0.0%)	1(0.8%)	7(5.7%)	43(35.2%)	71(58.2%)	122(100.0%)	17.649	0.127
	中级	0(0.0%)	4(2.5%)	20(12.6%)	62(39.0%)	73(45.9%)	159(100.0%)		
	副高级	0(0.0%)	2(2.2%)	13(14.0%)	31(33.3%)	47(50.5%)	93(100.0%)		
	正高级	0(0.0%)	0(0.0%)	5(13.9%)	13(36.1%)	18(50.0%)	36(100.0%)		
	无	0(0.0%)	1(4.0%)	0(0.0%)	13(52.0%)	11(44.0%)	25(100.0%)		
岗位	临床	0(0.0%)	3(2.3%)	14(10.5%)	52(39.1%)	64(48.1%)	133(100.0%)	8.696	0.729
	医技	0(0.0%)	0(0.0%)	5(7.6%)	20(30.3%)	41(62.1%)	66(100.0%)		
	行政	0(0.0%)	3(2.4%)	16(12.8%)	50(40.0%)	56(44.8%)	125(100.0%)		
	护理	0(0.0%)	2(1.9%)	9(8.7%)	37(35.9%)	55(53.4%)	103(100.0%)		
	其他	0(0.0%)	0(0.0%)	1(12.5%)	3(37.5%)	4(50.0%)	8(100.0%)		
单位归属地	南京	0(0.0%)	6(1.8%)	29(8.5%)	134(39.2%)	173(50.6%)	342(100.0%)	11.405	0.077
	苏南	0(0.0%)	1(1.7%)	12(20.3%)	21(35.6%)	25(42.4%)	59(100.0%)		
	苏中	0(0.0%)	1(2.9%)	4(11.8%)	7(20.6%)	22(64.7%)	34(100.0%)		

　　a 当数据不符合卡方检验(χ^2)标准,即 1/5 以上理论频数<5 时,选用似然比检验(LR)分析。

根据表 6-11,经统计分析,对"医生坦率面对自己业务上的不足"的重要性方面,结果显示,在年龄、工龄、职称方面,统计学显示有显著差异性($P<0.05$)。但在性别、学历、岗位、单位归属地方面,没有统计学意义($P>0.05$)。这表明在医务人员是否坦率对待自身业务上的不足方面,医务人员普遍认同"医生坦率面对自己业务上的不足"的重要性,没有受到医院人员的性别、学历、岗位及单位归属地方面的影响。但在年龄、工龄、职称方面,对该理念的认同方面有差异。在年龄方面,认为"很重要"及"最重要"的比例,小于 30 岁的受访者为 94.8%,30~39 岁的受访者为 88.2%,40~49 岁的受访者为 77.1%,50 岁及以上的受访者为 77.3%。40 岁左右为一个界限,40 岁前的比例较高,40 岁后的比例较低,说明勇于面对自己业务不足与年龄密切相关,年龄轻的要比年龄稍长的更容易坦率面对自己业务的不足。工龄方面,数据显示,16 年以上工龄的比例要比 16 年以下工龄的比例低,与年龄有一定的相关性,即随着工龄的增长,医务人员对是否应该坦率面对自己业务上的不足的重要性的认识的比例越来越低。在职称方面,随着职称的提升,比例也是越来越低。结果表明,随着年龄、工龄和职称的增长,医务人员要特别注意敢于面对自己业务上的不足,因为医学是一个不断更新的学科,大量的新知识、新技术会不断出现。

认为此条最重要的人数为 179 人,占管理者和医生受调查总人数 435 人的 41.1%,排名第 10。

表 6-11　医生坦率面对自己业务上的不足(医方)

分组依据	组别	医生坦率面对自己业务上的不足					合计	χ^2 (LR)[a]	P
		不重要	比较重要	重要	很重要	最重要			
性别	男	0(0.0%)	1(0.7%)	15(10.5%)	66(46.2%)	61(42.7%)	143(100.0%)	2.631	0.621
	女	1(0.3%)	4(1.4%)	42(14.4%)	127(43.5%)	118(40.4%)	292(100.0%)		
年龄	30 岁以下	0(0.0%)	0(0.0%)	6(5.2%)	54(47.0%)	55(47.8%)	115(100.0%)	26.434	0.009
	30~39 岁	0(0.0%)	3(2.1%)	14(9.7%)	64(44.1%)	64(44.1%)	145(100.0%)		
	40~49 岁	1(0.9%)	1(0.9%)	23(21.1%)	45(41.3%)	39(35.8%)	109(100.0%)		
	50 岁及以上	0(0.0%)	1(1.5%)	14(21.2%)	30(45.5%)	21(31.8%)	66(100.0%)		
学历	中专及以下	0(0.0%)	1(14.3%)	1(14.3%)	2(28.6%)	3(42.9%)	7(100.0%)	12.017	0.743
	大专	0(0.0%)	2(3.2%)	7(11.3%)	31(50.0%)	22(35.5%)	62(100.0%)		
	本科	1(0.4%)	1(0.4%)	38(14.8%)	113(44.0%)	104(40.5%)	257(100.0%)		

续表 6-11

| 分组依据 | 组别 | 医生坦率面对自己业务上的不足 | | | | | 合计 | χ^2 (LR)[a] | P |
		不重要	比较重要	重要	很重要	最重要			
	硕士	0(0.0%)	1(1.1%)	9(10.1%)	37(41.6%)	42(47.2%)	89(100.0%)		
	博士	0(0.0%)	0(0.0%)	2(10.0%)	10(50.0%)	8(40.0%)	20(100.0%)		
工龄	6 年以下	0(0.0%)	0(0.0%)	5(4.6%)	53(49.1%)	50(46.3%)	108(100.0%)	29.408	0.021
	6～10 年	0(0.0%)	1(1.6%)	6(9.8%)	24(39.3%)	30(49.2%)	61(100.0%)		
	11～15 年	0(0.0%)	0(0.0%)	5(8.2%)	29(47.5%)	27(44.3%)	61(100.0%)		
	16～20 年	0(0.0%)	2(3.4%)	10(17.2%)	24(41.4%)	22(37.9%)	58(100.0%)		
	21 年及以上	1(0.7%)	2(1.4%)	31(21.1%)	63(42.9%)	50(34.0%)	147(100.0%)		
职称	初级	0(0.0%)	1(0.8%)	9(7.4%)	52(42.6%)	60(49.2%)	122(100.0%)	29.299	0.022
	中级	0(0.0%)	3(1.9%)	20(12.6%)	76(47.8%)	60(37.7%)	159(100.0%)		
	副高级	1(1.1%)	0(0.0%)	21(22.6%)	39(41.9%)	32(34.4%)	93(100.0%)		
	正高级	0(0.0%)	0(0.0%)	7(19.4%)	13(36.1%)	16(44.4%)	36(100.0%)		
	无	0(0.0%)	1(4.0%)	0(0.0%)	13(52.0%)	11(44.0%)	25(100.0%)		
岗位	临床	0(0.0%)	0(0.0%)	19(14.3%)	58(43.6%)	56(42.1%)	133(100.0%)	15.498	0.489
	医技	0(0.0%)	0(0.0%)	5(7.6%)	28(42.4%)	33(50.0%)	66(100.0%)		
	行政	1(0.8%)	4(3.2%)	20(16.0%)	54(43.2%)	46(36.8%)	125(100.0%)		
	护理	0(0.0%)	1(1.0%)	12(11.7%)	49(47.6%)	41(39.8%)	103(100.0%)		
	其他	0(0.0%)	0(0.0%)	1(12.5%)	4(50.0%)	3(37.5%)	8(100.0%)		
单位归属地	南京	1(0.3%)	4(1.2%)	41(12.0%)	146(42.7%)	150(43.9%)	342(100.0%)	10.169	0.253
	苏南	0(0.0%)	1(1.7%)	13(22.0%)	29(49.2%)	16(27.1%)	59(100.0%)		
	苏中	0(0.0%)	0(0.0%)	3(8.8%)	18(52.9%)	13(38.2%)	34(100.0%)		

a 当数据不符合卡方检验(χ^2)标准,即 1/5 以上理论频数＜5 时,选用似然比检验(LR)分析。

表 6-12、表 6-13、表 6-14 和表 6-15 的调查数据显示:对"重视医院文化建设与传播的载体平台建设"这一指标多数认为"很重要",占 42.5%,认为"很重要"及"最重要"的占到了 77.2%;对"重视员工参与管理的程度"这一指标多数认为"很重要",占 46.4%,认为"很重要"及"最重要"的占到了 80.0%;对"重视促进科室内及科室间的交流与协作"这一指标多数认为"很重要",占 44.4%,认为"很重

要"及"最重要"的占到了 84.4％;医务人员对"重视员工发展空间和机会"这一指标多数认为"最重要",占 48.7％,认为"很重要"及"最重要"的占到了 89.4％。

经统计分析可知,不同性别、学历、职称、岗位对人文管理的上述 4 项评价指标的认识均无统计学差异。

但不同年龄层次的员工对表 6-12、表 6-14、表 6-15 指标的评价均具有明显的统计学差异,年龄越小对指标的重要性评价越高。

不同单位归属地对"重视医院文化建设与传播的载体平台建设"认知评价具有明显的统计学差异。认为其"很重要"和"最重要"的,苏中地区医务人员的比例最高(85.3％),南京地区次之(78.9％),苏南最低(62.7％)。

不同工龄的员工对于表 6-12、表 6-14、表 6-15 指标的评价也存在明显差异。对于"重视医院文化建设与传播的载体平台建设"指标,工龄 6 年以下与 16～20年的受访者,分别有 1 人认为不重要。对于"重视员工发展空间和机会"指标,工龄 6 年以下的受访者,有 1 人认为不重要;而认为最重要的 20 年以下工龄的员工明显高于 20 年以上工龄的员工的比例,他们更加期望得到晋升和发展的机会。

认为"重视医院文化建设与传播的载体平台建设"最重要的人数为 151 人,占管理者和医生受调查总人数 435 人的 34.7％,排名第 13;认为"重视员工参与管理的程度"最重要的人数为 146 人,占管理者和医生受调查总人数 435 人的33.6％,排名第 14;认为"重视促进科室内及科室间的交流与协作"最重要的人数为 174 人,占管理者和医生受调查总人数 435 人的 40.0％,排名第 11;认为"重视员工发展空间和机会"最重要的人数为 212 人,占管理者和医生受调查总人数435 人的 48.7％,排名第 6。

表 6-12　重视医院文化建设与传播的载体平台建设(医方)

分组依据	组别	重视医院文化建设与传播的载体平台建设					合计	χ^2 (LR)[a]	P
		不重要	比较重要	重要	很重要	最重要			
性别	男	1(0.7%)	2(1.4%)	29(20.3%)	59(41.3%)	52(36.4%)	143(100.0%)	3.758	0.440
	女	1(0.3%)	13(4.5%)	53(18.2%)	126(43.2%)	99(33.9%)	292(100.0%)		
年龄	30 岁以下	1(0.9%)	2(1.7%)	11(9.6%)	55(47.8%)	46(40.0%)	115(100.0%)	23.377	0.025
	30～39 岁	0(0.0%)	3(2.1%)	29(20.0%)	60(41.4%)	53(36.6%)	145(100.0%)		
	40～49 岁	1(0.9%)	4(3.7%)	23(21.1%)	45(41.3%)	36(33.0%)	109(100.0%)		

续表 6-12

分组依据	组别	重视医院文化建设与传播的载体平台建设					合计	χ^2(LR)[a]	P
		不重要	比较重要	重要	很重要	最重要			
	50岁及以上	0(0.0%)	6(9.1%)	19(28.8%)	25(37.9%)	16(24.2%)	66(100.0%)		
学历	中专及以下	0(0.0%)	1(14.3%)	1(14.3%)	2(28.6%)	3(42.9%)	7(100.0%)	14.663	0.549
	大专	0(0.0%)	3(4.9%)	11(17.7%)	29(46.8%)	19(30.6%)	62(100.0%)		
	本科	0(0.0%)	10(3.9%)	48(18.7%)	109(42.4%)	90(35.0%)	257(100.0%)		
	硕士	2(2.2%)	1(1.1%)	18(20.2%)	34(38.2%)	34(38.2%)	89(100.0%)		
	博士	0(0.0%)	0(0.0%)	4(20.0%)	11(55.0%)	5(25.0%)	20(100.0%)		
工龄	6年以下	1(0.9%)	2(1.9%)	16(14.8%)	51(47.2%)	38(35.2%)	108(100.0%)	26.479	0.048
	6~10年	0(0.0%)	1(1.6%)	11(18.0%)	23(37.7%)	26(42.6%)	61(100.0%)		
	11~15年	0(0.0%)	0(0.0%)	8(13.1%)	27(44.3%)	26(42.6%)	61(100.0%)		
	16~20年	1(1.7%)	4(6.9%)	8(13.8%)	23(39.7%)	22(37.9%)	58(100.0%)		
	21年及以上	0(0.0%)	8(5.4%)	39(26.5%)	61(41.5%)	39(26.5%)	147(100.0%)		
职称	初级	1(0.8%)	3(2.5%)	17(14.0%)	54(44.6%)	46(38.0%)	121(100.0%)	13.298	0.651
	中级	0(0.0%)	4(2.5%)	30(18.9%)	69(43.4%)	56(35.2%)	159(100.0%)		
	副高级	1(1.1%)	5(5.4%)	21(22.6%)	36(38.7%)	30(32.3%)	93(100.0%)		
	正高级	0(0.0%)	2(5.6%)	11(30.6%)	13(36.1%)	10(27.8%)	36(100.0%)		
	无	0(0.0%)	1(4.0%)	2(8.0%)	13(52.0%)	9(36.0%)	25(100.0%)		
岗位	临床	2(1.5%)	6(4.5%)	32(24.1%)	50(37.6%)	43(32.3%)	133(100.0%)	24.245	0.084
	医技	0(0.0%)	0(0.0%)	10(15.2%)	30(45.5%)	26(39.4%)	66(100.0%)		
	行政	0(0.0%)	6(4.8%)	26(21.0%)	53(42.7%)	39(31.5%)	124(100.0%)		
	护理	0(0.0%)	2(1.9%)	13(12.6%)	47(45.6%)	41(39.8%)	103(100.0%)		
	其他	0(0.0%)	1(12.5%)	0(0.0%)	5(62.5%)	2(25.0%)	8(100.0%)		
单位归属地	南京	0(0.0%)	11(3.2%)	61(17.8%)	144(42.1%)	126(36.8%)	342(100.0%)	17.905	0.022
	苏南	1(1.7%)	4(6.8%)	17(28.8%)	23(39.0%)	14(23.7%)	59(100.0%)		
	苏中	1(2.9%)	0(0.0%)	4(11.8%)	18(52.9%)	11(32.4%)	34(100.0%)		

　a 当数据不符合卡方检验(χ^2)标准,即1/5以上理论频数<5时,选用似然比检验(LR)分析。

表 6-13　重视员工参与管理的程度（医方）

分组依据	组别	重视员工参与管理的程度					合计	χ^2 (LR)[a]	P
		不重要	比较重要	重要	很重要	最重要			
性别	男	0(0.0%)	3(2.1%)	25(17.5%)	62(43.4%)	53(37.1%)	143(100.0%)	2.666	0.615
	女	1(0.3%)	10(3.4%)	48(16.4%)	140(47.9%)	93(31.8%)	292(100.0%)		
年龄	30 岁以下	1(0.9%)	2(1.7%)	12(10.4%)	59(51.3%)	41(35.7%)	115(100.0%)	16.851	0.155
	30~39 岁	0(0.0%)	4(2.8%)	24(16.6%)	62(42.8%)	55(37.9%)	145(100.0%)		
	40~49 岁	0(0.0%)	4(3.7%)	18(16.5%)	56(51.4%)	31(28.4%)	109(100.0%)		
	50 岁及以上	0(0.0%)	3(4.5%)	19(28.8%)	25(37.9%)	19(28.8%)	66(100.0%)		
学历	中专及以下	0(0.0%)	1(14.3%)	2(28.6%)	4(57.1%)	0(0.0%)	7(100.0%)	13.711	0.620
	大专	0(0.0%)	2(3.2%)	9(14.5%)	33(53.2%)	18(29.0%)	62(100.0%)		
	本科	0(0.0%)	7(2.7%)	45(17.5%)	115(44.7%)	90(35.0%)	257(100.0%)		
	硕士	1(1.1%)	3(3.4%)	14(15.7%)	39(43.8%)	32(36.0%)	89(100.0%)		
	博士	0(0.0%)	0(0.0%)	3(15.0%)	11(55.0%)	6(30.0%)	20(100.0%)		
工龄	6 年以下	1(0.9%)	2(1.9%)	14(13.0%)	54(50.0%)	37(34.3%)	108(100.0%)	25.491	0.062
	6~10 年	0(0.0%)	2(3.3%)	10(16.4%)	28(45.9%)	21(34.4%)	61(100.0%)		
	11~15 年	0(0.0%)	0(0.0%)	8(13.1%)	26(42.6%)	27(44.3%)	61(100.0%)		
	16~20 年	0(0.0%)	3(5.2%)	8(13.8%)	20(34.5%)	27(46.6%)	58(100.0%)		
	21 年及以上	0(0.0%)	6(4.1%)	33(22.4%)	74(50.3%)	34(23.1%)	147(100.0%)		
职称	初级	1(0.8%)	2(1.6%)	16(13.1%)	62(50.8%)	41(33.6%)	122(100.0%)	7.785	0.955
	中级	0(0.0%)	5(3.1%)	28(17.6%)	74(46.5%)	52(32.7%)	159(100.0%)		
	副高级	0(0.0%)	4(4.3%)	18(19.4%)	40(43.0%)	31(33.3%)	93(100.0%)		
	正高级	0(0.0%)	1(2.8%)	8(22.2%)	14(38.9%)	13(36.1%)	36(100.0%)		
	无	0(0.0%)	1(4.0%)	3(12.0%)	12(48.0%)	9(36.0%)	25(100.0%)		
岗位	临床	1(0.8%)	5(3.8%)	24(18.0%)	61(45.9%)	42(31.6%)	133(100.0%)	16.372	0.427
	医技	0(0.0%)	1(1.5%)	8(12.1%)	30(45.5%)	27(40.9%)	66(100.0%)		
	行政	0(0.0%)	5(4.0%)	28(22.4%)	59(47.2%)	33(26.4%)	125(100.0%)		
	护理	0(0.0%)	2(1.9%)	13(12.6%)	47(45.6%)	41(39.8%)	103(100.0%)		
	其他	0(0.0%)	0(0.0%)	0(0.0%)	5(62.5%)	3(37.5%)	8(100.0%)		
单位归属地	南京	0(0.0%)	8(2.3%)	51(14.9%)	165(48.2%)	118(34.5%)	341(100.0%)	13.281	0.103
	苏南	1(1.7%)	4(6.8%)	16(27.1%)	23(39.0%)	15(25.4%)	59(100.0%)		
	苏中	0(0.0%)	1(2.9%)	6(17.6%)	14(41.2%)	13(38.2%)	34(100.0%)		

　　a 当数据不符合卡方检验（χ^2）标准，即 1/5 以上理论频数＜5 时，选用似然比检验（LR）分析。

表 6-14　重视促进科室内及科室间的交流与协作（医方）

| 分组依据 | 组别 | 重视促进科室内及科室间的交流与协作 | | | | | 合计 | χ^2(LR)[a] | P |
		不重要	比较重要	重要	很重要	最重要			
性别	男	0(0.0%)	2(1.4%)	22(15.4%)	59(41.3%)	60(42.0%)	143(100.0%)	21.652	0.648
	女	0(0.0%)	7(2.4%)	37(12.7%)	134(45.9%)	114(39.0%)	292(100.0%)		
年龄	30 岁以下	0(0.0%)	1(0.9%)	11(9.6%)	50(43.5%)	53(46.1%)	115(100.0%)	19.518	0.021
	30～39 岁	0(0.0%)	4(2.8%)	16(11.0%)	59(40.7%)	66(45.5%)	145(100.0%)		
	40～49 岁	0(0.0%)	1(0.9%)	15(13.8%)	57(52.3%)	36(33.0%)	109(100.0%)		
	50 岁及以上	0(0.0%)	3(4.5%)	17(25.8%)	27(40.9%)	19(28.8%)	66(100.0%)		
学历	中专及以下	0(0.0%)	1(14.3%)	2(28.6%)	2(28.6%)	2(28.6%)	7(100.0%)	18.118	0.112
	大专	0(0.0%)	1(1.6%)	8(12.9%)	39(62.9%)	14(22.6%)	62(100.0%)		
	本科	0(0.0%)	4(1.6%)	34(13.2%)	106(41.2%)	113(44.0%)	257(100.0%)		
	硕士	0(0.0%)	3(3.4%)	11(12.4%)	37(41.6%)	38(42.7%)	89(100.0%)		
	博士	0(0.0%)	0(0.0%)	4(20.0%)	9(45.0%)	7(35.0%)	20(100.0%)		
工龄	6 年以下	0(0.0%)	2(1.9%)	12(11.3%)	45(41.7%)	48(44.4%)	108(100.0%)	21.928	0.038
	6～10 年	0(0.0%)	1(1.6%)	5(8.2%)	26(42.6%)	29(47.5%)	61(100.0%)		
	11～15 年	0(0.0%)	0(0.0%)	5(8.2%)	26(42.6%)	30(49.2%)	61(100.0%)		
	16～20 年	0(0.0%)	2(3.4%)	8(13.8%)	21(36.2%)	27(46.6%)	58(100.0%)		
	21 年及以上	0(0.0%)	4(2.7%)	28(19.0%)	75(51.0%)	40(27.2%)	147(100.0%)		
职称	初级	0(0.0%)	2(1.6%)	12(9.8%)	54(44.3%)	54(44.3%)	122(100.0%)	5.538	0.938
	中级	0(0.0%)	4(2.5%)	21(13.2%)	70(44.0%)	64(40.3%)	159(100.0%)		
	副高级	0(0.0%)	1(1.1%)	16(17.2%)	42(45.2%)	34(36.6%)	93(100.0%)		
	正高级	0(0.0%)	1(2.8%)	7(19.4%)	15(41.7%)	13(36.1%)	36(100.0%)		
	无	0(0.0%)	1(4.0%)	3(12.0%)	12(48.0%)	9(36.0%)	25(100.0%)		
岗位	临床	0(0.0%)	3(2.3%)	19(14.3%)	61(45.9%)	50(37.6%)	133(100.0%)	14.528	0.268
	医技	0(0.0%)	1(1.5%)	5(7.6%)	29(43.9%)	31(47.0%)	66(100.0%)		
	行政	0(0.0%)	5(4.0%)	22(17.6%)	52(41.6%)	46(36.8%)	125(100.0%)		
	护理	0(0.0%)	0(0.0%)	13(12.6%)	46(44.7%)	44(42.7%)	103(100.0%)		
	其他	0(0.0%)	0(0.0%)	0(0.0%)	5(62.5%)	3(37.5%)	8(100.0%)		

续表 6-14

分组依据	组别	重视促进科室内及科室间的交流与协作					合计	χ^2 (LR)[a]	P
		不重要	比较重要	重要	很重要	最重要			
单位归属地	南京	0(0.0%)	7(2.0%)	43(12.6%)	146(42.7%)	146(42.7%)	342(100.0%)	10.731	0.097
	苏南	0(0.0%)	2(3.4%)	13(22.0%)	26(44.1%)	18(30.5%)	59(100.0%)		
	苏中	0(0.0%)	0(0.0%)	3(8.8%)	21(61.8%)	10(29.4%)	34(100.0%)		

　　a 当数据不符合卡方检验(χ^2)标准,即 1/5 以上理论频数<5 时,选用似然比检验(LR)分析。

表 6-15　重视员工发展空间和机会(医方)

分组依据	组别	重视员工发展空间和机会					合计	χ^2 (LR)[a]	P
		不重要	比较重要	重要	很重要	最重要			
性别	男	0(0.0%)	2(1.4%)	8(5.6%)	61(42.7%)	72(50.3%)	143(100.0%)	3.774	0.438
	女	1(0.3%)	5(1.7%)	30(10.3%)	116(39.7%)	140(47.9%)	292(100.0%)		
年龄	30 岁以下	1(0.9%)	0(0.0%)	8(7.0%)	37(32.2%)	69(60.0%)	115(100.0%)	32.722	0.001
	30～39 岁	0(0.0%)	2(1.4%)	8(5.5%)	59(40.7%)	76(52.4%)	145(100.0%)		
	40～49 岁	0(0.0%)	2(1.8%)	8(7.3%)	52(47.7%)	47(43.1%)	109(100.0%)		
	50 岁及以上	0(0.0%)	3(4.5%)	14(21.2%)	29(43.9%)	20(30.3%)	66(100.0%)		
学历	中专及以下	0(0.0%)	1(14.3%)	1(14.3%)	3(42.9%)	2(28.6%)	7(100.0%)	21.451	0.162
	大专	0(0.0%)	0(0.0%)	9(14.5%)	25(40.3%)	28(45.2%)	62(100.0%)		
	本科	0(0.0%)	4(1.6%)	24(9.3%)	108(42.0%)	121(47.1%)	257(100.0%)		
	硕士	1(1.1%)	2(2.2%)	4(4.5%)	30(33.7%)	52(58.4%)	89(100.0%)		
	博士	0(0.0%)	0(0.0%)	0(0.0%)	11(55.0%)	9(45.0%)	20(100.0%)		
工龄	6 年以下	1(0.9%)	1(0.9%)	9(8.3%)	39(36.1%)	58(53.7%)	108(100.0%)	30.248	0.017
	6～10 年	0(0.0%)	1(1.6%)	1(1.6%)	22(36.1%)	37(60.7%)	61(100.0%)		
	11～15 年	0(0.0%)	0(0.0%)	3(4.9%)	24(39.3%)	34(55.7%)	61(100.0%)		
	16～20 年	0(0.0%)	1(1.7%)	4(6.9%)	21(36.2%)	32(55.2%)	58(100.0%)		
	21 年及以上	0(0.0%)	4(2.7%)	21(14.3%)	71(48.3%)	51(34.7%)	147(100.0%)		
职称	初级	1(0.8%)	1(0.8%)	8(6.6%)	43(35.2%)	69(56.6%)	122(100.0%)	15.330	0.501
	中级	0(0.0%)	3(1.9%)	15(9.4%)	66(41.5%)	75(47.2%)	159(100.0%)		
	副高级	0(0.0%)	2(2.2%)	12(12.9%)	36(38.7%)	43(46.2%)	93(100.0%)		

续表 6-15

分组依据	组别	重视员工发展空间和机会					合计	χ^2 (LR)[a]	P
		不重要	比较重要	重要	很重要	最重要			
岗位	正高级	0(0.0%)	1(2.8%)	1(2.8%)	21(58.3%)	13(36.1%)	36(100.0%)		
	无	0(0.0%)	0(0.0%)	2(8.0%)	11(44.0%)	12(48.0%)	25(100.0%)		
	临床	1(0.8%)	3(2.3%)	11(8.3%)	52(39.1%)	66(49.6%)	133(100.0%)	18.739	0.282
	医技	0(0.0%)	1(1.5%)	1(1.5%)	27(40.9%)	37(56.1%)	66(100.0%)		
	行政	0(0.0%)	3(2.4%)	16(12.8%)	51(40.8%)	55(44.0%)	125(100.0%)		
	护理	0(0.0%)	0(0.0%)	10(9.7%)	42(40.8%)	51(49.5%)	103(100.0%)		
	其他	0(0.0%)	0(0.0%)	0(0.0%)	5(62.5%)	3(37.5%)	8(100.0%)		
单位归属地	南京	0(0.0%)	5(1.5%)	23(6.7%)	144(42.1%)	170(49.7%)	342(100.0%)	14.072	0.080
	苏南	1(1.7%)	2(3.4%)	10(16.9%)	19(32.2%)	27(45.8%)	59(100.0%)		
	苏中	0(0.0%)	0(0.0%)	5(14.7%)	14(41.2%)	15(44.1%)	34(100.0%)		

a 当数据不符合卡方检验(χ^2)标准，即 1/5 以上理论频数＜5 时，选用似然比检验(LR)分析。

（二）患者问卷数据分析

根据表 6-16，其中性别、年龄、学历、就诊科室、就诊类别、职业、户籍、婚姻状况、支付方式 P 值均大于 0.05，无统计学差异。

患者认为"最重要"的比例大多为最高。依据性别分组，认为此条最重要的人数为 172 人，占患者受调查总人数 360 人的 47.8%，排名第 4。

表 6-16　尊重患者的隐私权，设施、诊疗行为及制度上予以保障（患方）

分组依据	组别	尊重患者的隐私权，设施、诊疗行为及制度上予以保障					合计	χ^2 (LR)[a]	P
		不重要	比较重要	重要	很重要	最重要			
性别	男	1(0.6%)	2(1.3%)	20(13.0%)	61(39.6%)	70(45.5%)	154(100.0%)	2.513	0.642
	女	0(0.0%)	1(0.5%)	27(13.1%)	76(36.9%)	102(49.5%)	206(100.0%)		
年龄	30 岁以下	0(0.0%)	1(1.1%)	9(9.7%)	34(36.6%)	49(52.7%)	93(100.0%)	14.666	0.260
	30～39 岁	0(0.0%)	0(0.0%)	7(8.3%)	29(34.5%)	48(57.1%)	84(100.0%)		
	40～49 岁	0(0.0%)	0(0.0%)	12(15.2%)	34(43.0%)	33(41.8%)	79(100.0%)		
	50 岁及以上	1(0.9%)	2(1.8%)	20(18.3%)	42(38.5%)	44(40.4%)	109(100.0%)		

续表 6-16

分组依据	组别	尊重患者的隐私权,设施、诊疗行为及制度上予以保障					合计	χ^2 (LR)[a]	P
		不重要	比较重要	重要	很重要	最重要			
学历	中专及以下	0(0.0%)	2(1.2%)	26(15.1%)	71(41.3%)	73(42.4%)	172(100.0%)	12.356	0.418
	大专	0(0.0%)	0(0.0%)	13(15.1%)	24(27.9%)	49(57.0%)	86(100.0%)		
	本科	0(0.0%)	1(1.3%)	4(5.1%)	34(43.0%)	40(50.6%)	79(100.0%)		
	硕士	0(0.0%)	0(0.0%)	2(12.5%)	6(37.5%)	6(50.0%)	16(100.0%)		
	博士	0(0.0%)	0(0.0%)	0(0.0%)	1(50.0%)	1(50.0%)	2(100.0%)		
就诊科室	内科	0(0.0%)	1(0.8%)	18(14.9%)	40(33.1%)	62(51.2%)	121(100.0%)	9.884	0.873
	外科	1(0.9%)	0(0.0%)	12(10.8%)	46(41.4%)	52(46.8%)	111(100.0%)		
	妇产科	0(0.0%)	1(1.6%)	7(10.9%)	22(34.4%)	34(53.1%)	64(100.0%)		
	儿科	0(0.0%)	0(0.0%)	2(20.0%)	4(40.0%)	4(40.0%)	10(100.0%)		
	其他	0(0.0%)	1(2.1%)	8(16.7%)	21(43.8%)	18(37.5%)	48(100.0%)		
就诊类别	门诊	0(0.0%)	0(0.0%)	12(13.5%)	34(38.2%)	43(48.3%)	89(100.0%)	1.448	0.836
	住院	1(0.4%)	3(1.2%)	33(13.3%)	94(37.8%)	118(47.4%)	249(100.0%)		
职业	工人	0(0.0%)	2(1.6%)	16(13.0%)	52(42.3%)	53(43.1%)	123(100.0%)	16.457	0.422
	农民	1(1.6%)	0(0.0%)	10(15.6%)	12(35.9%)	30(46.9%)	64(100.0%)		
	军人	0(0.0%)	0(0.0%)	0(0.0%)	3(42.9%)	4(57.1%)	7(100.0%)		
	干部	0(0.0%)	0(0.0%)	10(25.6%)	11(28.2%)	18(46.2%)	39(100.0%)		
	其他	0(0.0%)	1(0.8%)	12(9.3%)	50(38.8%)	66(51.2%)	129(100.0%)		
户籍	南京	1(0.5%)	2(1.0%)	27(13.6%)	86(43.2%)	83(41.7%)	199(100.0%)	10.125	0.605
	苏南	0(0.0%)	0(0.0%)	9(14.3%)	17(27.0%)	37(58.7%)	63(100.0%)		
	苏中	0(0.0%)	1(2.4%)	6(14.3%)	15(35.7%)	20(47.6%)	42(100.0%)		
	苏北	0(0.0%)	0(0.0%)	5(10.6%)	17(36.2%)	25(53.2%)	47(100.0%)		
婚姻状况	已婚	1(0.3%)	3(1.0%)	42(14.0%)	118(39.2%)	137(45.5%)	301(100.0%)	7.554	0.819
	未婚	0(0.0%)	0(0.0%)	3(7.0%)	12(27.9%)	28(55.1%)	43(100.0%)		
	离异	0(0.0%)	0(0.0%)	2(20.0%)	4(40.0%)	4(40.0%)	10(100.0%)		
	其他	0(0.0%)	0(0.0%)	0(0.0%)	1(33.3%)	2(66.7%)	3(100.0%)		

续表 6-16

分组依据	组别	尊重患者的隐私权,设施、诊疗行为及制度上予以保障					合计	χ^2 (LR)[a]	P
		不重要	比较重要	重要	很重要	最重要			
支付方式	自费	0(0.0%)	0(0.0%)	7(11.5%)	28(45.9%)	26(45.9%)	61(100.0%)		
	城镇职工基本医疗保险	0(0.0%)	0(0.0%)	12(11.8%)	28(37.3%)	52(37.3%)	102(100.0%)	28.958	0.089
	城镇居民基本医疗保险	1(1.0%)	2(2.0%)	12(12.1%)	38(38.4%)	46(38.4%)	99(100.0%)		
	新农合	0(0.0%)	0(0.0%)	7(12.7%)	16(29.1%)	32(29.1%)	55(100.0%)		
	公费	0(0.0%)	1(4.3%)	9(39.1%)	6(26.1%)	7(26.1%)	23(100.0%)		
	其他	0(0.0%)	0(0.0%)	1(6.2%)	8(50.0%)	7(50.0%)	16(100.0%)		

a 当数据不符合卡方检验(χ^2)标准,即 1/5 以上理论频数<5 时,选用似然比检验(LR)分析。

根据表 6-17,其中性别、年龄、学历、就诊科室、就诊类别、职业、户籍、婚姻状况、支付方式 P 值均大于 0.05,无统计学差异。

患者均认为"最重要"的比例大多为最高。依据性别分组,认为此条最重要的人数为 180 人,占患者受调查总人数 354 人的 50.8％,排名第 3。

表 6-17 发生医疗纠纷时,医方能公平合理承担自身责任(患方)

分组依据	组别	发生医疗纠纷时,医方能公平合理承担自身责任					合计	χ^2 (LR)[a]	P
		不重要	比较重要	重要	很重要	最重要			
性别	男	0(0.0%)	2(1.3%)	15(9.7%)	58(37.7%)	79(61.3%)	154(100.0%)	1.488	0.829
	女	1(0.5%)	1(0.5%)	21(10.5%)	76(38.0%)	101(50.5%)	200(100.0%)		
年龄	30 岁以下	0(0.0%)	1(1.1%)	8(8.4%)	34(35.8%)	52(54.7%)	95(100.0%)	9.242	0.682
	30～39 岁	0(0.0%)	1(1.2%)	6(7.1%)	31(36.9%)	46(54.8%)	84(100.0%)		
	40～49 岁	0(0.0%)	1(1.4%)	9(12.2%)	34(45.9%)	30(40.5%)	74(100.0%)		
	50 岁及以上	1(0.9%)	0(0.0%)	13(12.3%)	37(34.9%)	55(51.9%)	106(100.0%)		
学历	中专及以下	0(0.0%)	3(1.2%)	20(11.8%)	68(40.2%)	79(46.7%)	169(100.0%)	8.878	0.713
	大专	0(0.0%)	0(0.0%)	6(7.2%)	32(38.6%)	45(54.2%)	83(100.0%)		
	本科	0(0.0%)	1(1.3%)	6(7.6%)	29(36.7%)	43(54.4%)	79(100.0%)		
	硕士	0(0.0%)	0(0.0%)	3(18.8%)	3(18.8%)	10(62.5%)	16(100.0%)		
	博士	0(0.0%)	0(0.0%)	0(0.0%)	1(100.0%)	0(0.0%)	1(100.0%)		

续表 6-17

分组依据	组别	发生医疗纠纷时,医方能公平合理承担自身责任					合计	χ^2 (LR)[a]	P
		不重要	比较重要	重要	很重要	最重要			
就诊科室	内科	0(0.0%)	1(0.8%)	18(14.9%)	46(38.0%)	56(46.3%)	121(100.0%)	20.144	0.214
	外科	0(0.0%)	0(0.0%)	7(6.4%)	43(39.4%)	59(54.1%)	109(100.0%)		
	妇产科	1(1.6%)	2(3.2%)	4(6.3%)	26(41.3%)	30(47.6%)	63(100.0%)		
	儿科	0(0.0%)	0(0.0%)	1(10.0%)	1(10.0%)	8(80.0%)	10(100.0%)		
	其他	0(0.0%)	0(0.0%)	6(13.3%)	16(35.6%)	23(51.1%)	45(100.0%)		
就诊类别	门诊	0(0.0%)	1(1.1%)	8(8.9%)	41(45.6%)	40(44.4%)	90(100.0%)	3.330	0.504
	住院	1(0.4%)	2(0.8%)	26(10.6%)	87(35.4%)	130(52.8%)	246(100.0%)		
职业	工人	0(0.0%)	1(0.8%)	13(10.8%)	57(47.5%)	49(40.8%)	120(100.0%)	22.565	0.126
	农民	1(1.6%)	0(0.0%)	7(11.3%)	28(41.9%)	28(45.2%)	62(100.0%)		
	军人	0(0.0%)	0(0.0%)	1(14.3%)	3(42.9%)	3(42.9%)	7(100.0%)		
	干部	0(0.0%)	0(0.0%)	4(10.3%)	16(41.0%)	19(48.7%)	39(100.0%)		
	其他	0(0.0%)	2(1.6%)	11(8.6%)	33(25.8%)	82(54.1%)	128(100.0%)		
户籍	南京	1(0.5%)	2(1.0%)	21(10.7%)	75(38.3%)	97(49.5%)	196(100.0%)	8.138	0.774
	苏南	0(0.0%)	1(1.6%)	6(9.7%)	27(43.5%)	28(45.2%)	62(100.0%)		
	苏中	0(0.0%)	0(0.0%)	6(15.0%)	12(30.0%)	22(55.0%)	40(100.0%)		
	苏北	0(0.0%)	0(0.0%)	1(2.1%)	20(42.6%)	26(55.3%)	47(100.0%)		
婚姻状况	已婚	1(0.3%)	2(0.7%)	31(10.5%)	117(39.5%)	145(49.0%)	296(100.0%)	8.761	0.723
	未婚	0(0.0%)	1(2.3%)	3(7.0%)	11(25.6%)	28(65.1%)	43(100.0%)		
	离异	0(0.0%)	0(0.0%)	0(0.0%)	6(60.0%)	4(40.0%)	10(100.0%)		
	其他	0(0.0%)	0(0.0%)	0(0.0%)	1(33.3%)	2(66.7%)	3(100.0%)		
支付方式	自费	1(1.6%)	0(0.0%)	8(14.5%)	26(41.9%)	26(41.9%)	62(100.0%)		
	城镇职工基本医疗保险	0(0.0%)	0(0.0%)	8(8.1%)	35(35.4%)	56(58.6%)	99(100.0%)	14.674	0.795
	城镇居民基本医疗保险	0(0.0%)	1(1.0%)	9(9.3%)	33(34.0%)	54(55.7%)	97(100.0%)		
	新农合	0(0.0%)	1(1.9%)	5(9.6%)	22(42.3%)	24(46.2%)	52(100.0%)		
	公费	0(0.0%)	0(0.0%)	4(16.7%)	10(41.7%)	10(41.7%)	24(100.0%)		
	其他	0(0.0%)	0(0.0%)	1(6.2%)	7(43.8%)	8(50.9%)	16(100.0%)		

　　a 当数据不符合卡方检验(χ^2)标准,即1/5以上理论频数<5时,选用似然比检验(LR)分析。

根据表 6-18，依据性别分组，在 357 位受访者中，认为"重要""很重要""最重要"的分别为 21 人（占比 5.9%）、91 人（占比 25.5%）、241 人（占比 67.5%），认为"重要""很重要"或者"最重要"的总人数为 353 人，占比 98.9%。经过分组统计检验，职业分组 P 值小于 0.05，差别有统计学意义。统计数据显示，干部身份的受访者最注重这个问题，而农民最不注重这个问题。

依据性别分组，患者认为此条最重要的人数为 241 人，占患者受调查总人数 357 人的 67.5%，排名第 1。

表 6-18　医院及医务人员应当获得执业许可证件，并依照范围执业（患方）

分组依据	组别	医院及医务人员应当获得执业许可证件，并依照范围执业					合计	χ^2 (LR)[a]	P
		不重要	比较重要	重要	很重要	最重要			
性别	男	0(0.0%)	2(1.3%)	11(7.8%)	42(27.9%)	96(63.0%)	151(100.0%)	2.638	0.451
	女	0(0.0%)	2(1.0%)	10(4.9%)	49(23.8%)	145(70.4%)	206(100.0%)		
年龄	30 岁以下	0(0.0%)	1(1.1%)	5(5.3%)	23(24.5%)	65(69.1%)	94(100.0%)	7.180	0.618
	30~39 岁	0(0.0%)	0(0.0%)	3(3.6%)	19(22.6%)	62(73.0%)	84(100.0%)		
	40~49 岁	0(0.0%)	1(1.3%)	8(10.1%)	24(30.4%)	46(58.2%)	79(100.0%)		
	50 岁及以上	0(0.0%)	2(1.9%)	7(6.5%)	29(26.9%)	70(64.8%)	108(100.0%)		
学历	中专及以下	0(0.0%)	2(1.2%)	13(7.6%)	51(29.7%)	106(61.6%)	172(100.0%)	12.853	0.380
	大专	0(0.0%)	0(0.0%)	6(7.1%)	13(15.3%)	66(77.6%)	85(100.0%)		
	本科	0(0.0%)	2(2.5%)	2(2.5%)	24(30.0%)	52(65.0%)	80(100.0%)		
	硕士	0(0.0%)	0(0.0%)	1(6.2%)	4(25.0%)	11(68.8%)	16(100.0%)		
	博士	0(0.0%)	0(0.0%)	0(0.0%)	1(50.0%)	1(50.0%)	2(100.0%)		
就诊科室	内科	0(0.0%)	2(1.6%)	9(7.4%)	36(29.5%)	75(61.5%)	122(100.0%)	11.523	0.485
	外科	0(0.0%)	0(0.0%)	6(5.4%)	29(26.1%)	76(68.5%)	111(100.0%)		
	妇产科	0(0.0%)	1(1.5%)	4(6.2%)	12(18.5%)	48(73.8%)	65(100.0%)		
	儿科	0(0.0%)	0(0.0%)	1(11.1%)	0(0.0%)	8(88.9%)	9(100.0%)		
	其他	0(0.0%)	1(2.1%)	2(4.3%)	17(36.2%)	27(57.4%)	47(100.0%)		
就诊类别	门诊	0(0.0%)	1(1.1%)	6(6.8%)	21(23.9%)	60(68.2%)	88(100.0%)	0.096	0.992
	住院	0(0.0%)	3(1.2%)	15(6.0%)	62(24.8%)	170(68.0%)	250(100.0%)		
职业	工人	0(0.0%)	2(1.6%)	7(5.6%)	35(28.2%)	80(64.5%)	124(100.0%)	22.915	0.028

续表 6-18

分组依据	组别	医院及医务人员应当获得执业许可证件,并依照范围执业					合计	χ^2 (LR)[a]	P
		不重要	比较重要	重要	很重要	最重要			
户籍	农民	0(0.0%)	0(0.0%)	10(15.6%)	18(28.1%)	36(56.2%)	64(100.0%)		
	军人	0(0.0%)	0(0.0%)	1(14.3%)	4(57.1%)	2(28.6%)	7(100.0%)		
	干部	0(0.0%)	0(0.0%)	0(0.0%)	10(25.6%)	29(74.4%)	39(100.0%)		
	其他	0(0.0%)	2(1.6%)	5(3.9%)	27(21.1%)	94(73.4%)	129(100.0%)		
	南京	0(0.0%)	3(1.5%)	15(7.5%)	48(24.0%)	134(67.0%)	200(100.0%)	5.767	0.762
	苏南	0(0.0%)	1(1.6%)	3(4.8%)	17(27.0%)	42(66.7%)	63(100.0%)		
	苏中	0(0.0%)	0(0.0%)	4(9.8%)	13(31.7%)	24(58.5%)	41(100.0%)		
	苏北	0(0.0%)	0(0.0%)	1(2.1%)	15(31.9%)	31(66.0%)	47(100.0%)		
婚姻状况	已婚	0(0.0%)	3(1.0%)	18(6.0%)	79(26.2%)	202(66.9%)	302(100.0%)	6.100	0.730
	未婚	0(0.0%)	1(2.3%)	2(4.7%)	10(23.3%)	30(69.8%)	43(100.0%)		
	离异	0(0.0%)	0(0.0%)	1(11.1%)	5(55.6%)	3(33.3%)	9(100.0%)		
	其他	0(0.0%)	0(0.0%)	0(0.0%)	1(33.3%)	2(66.7%)	3(100.0%)		
支付方式	自费	0(0.0%)	0(0.0%)	5(8.2%)	18(29.5%)	38(62.3%)	61(100.0%)		
	城镇职工基本医疗保险	0(0.0%)	0(0.0%)	5(5.0%)	30(29.7%)	66(65.3%)	101(100.0%)	15.480	0.417
	城镇居民基本医疗保险	0(0.0%)	3(3.0%)	4(4.0%)	24(24.0%)	69(69.0%)	100(100.0%)		
	新农合	0(0.0%)	1(1.8%)	7(12.7%)	9(16.4%)	38(69.1%)	55(100.0%)		
	公费	0(0.0%)	0(0.0%)	2(8.7%)	7(30.4%)	14(60.9%)	23(100.0%)		
	其他	0(0.0%)	0(0.0%)	0(0.0%)	5(31.2%)	11(66.3%)	16(100.0%)		

a 当数据不符合卡方检验(χ^2)标准,即 1/5 以上理论频数<5 时,选用似然比检验(LR)分析。

根据表 6-19,依据性别分组,在 357 位受访者中,认为"重要""很重要""最重要"的分别为 28 人(占比 7.8%)、127 人(占比 35.6%)、196 人(占比 54.9%),认为"重要""很重要"或者"最重要"的总人数为 351 人,占比 98.3%。其中,有 2 位受访者认为"不重要",4 位受访者认为"比较重要"。经过统计分析,所有分组的差异均无统计学意义。这说明受访人群对此项问题的认识不受学历、年龄、职业等因素的影响。

依据性别分组,患者认为此条最重要的人数为 196 人,占患者受调查总人数 357 人的 54.9%,排名第 2。

表 6-19　医务人员依法书写、保管病历资料,依法出具医学证明文件(患方)

| 分组依据 | 组别 | 医务人员依法书写、保管病历资料,依法出具医学证明文件 | | | | | 合计 | χ^2 (LR)[a] | P |
		不重要	比较重要	重要	很重要	最重要			
性别	男	0(0.0%)	2(1.9%)	13(9.0%)	54(35.3%)	82(53.8%)	151(100.0%)	2.452	0.653
	女	2(1.0%)	2(1.0%)	15(7.3%)	73(35.4%)	114(55.3%)	206(100.0%)		
年龄	30 岁以下	0(0.0%)	2(2.1%)	5(5.3%)	29(30.5%)	59(62.1%)	95(100.0%)	11.554	0.482
	30~39 岁	0(0.0%)	0(0.0%)	6(7.1%)	26(31.0%)	52(61.9%)	84(100.0%)		
	40~49 岁	1(1.3%)	1(1.3%)	7(9.0%)	33(42.3%)	36(46.2%)	78(100.0%)		
	50 岁及以上	1(0.9%)	2(1.8%)	11(10.0%)	43(39.1%)	53(48.2%)	110(100.0%)		
学历	中专及以下	1(1.1%)	4(2.3%)	20(11.4%)	63(36.0%)	86(49.1%)	175(100.0%)	19.519	0.243
	大专	0(0.0%)	0(0.0%)	40(4.7%)	30(34.9%)	52(60.5%)	86(100.0%)		
	本科	0(0.0%)	1(1.3%)	2(2.6%)	26(33.3%)	49(62.8%)	78(100.0%)		
	硕士	0(0.0%)	0(0.0%)	1(6.2%)	7(43.8%)	8(50.0%)	16(100.0%)		
	博士	0(0.0%)	0(0.0%)	1(50.0%)	0(0.0%)	1(50.0%)	2(100.0%)		
就诊科室	内科	2(1.6%)	3(2.5%)	11(9.0%)	41(33.6%)	65(53.3%)	122(100.0%)	15.567	0.484
	外科	0(0.0%)	0(0.0%)	8(7.2%)	41(36.9%)	62(55.9%)	111(100.0%)		
	妇产科	0(0.0%)	0(1.5%)	5(7.6%)	22(33.3%)	38(57.6%)	66(100.0%)		
	儿科	0(0.0%)	0(0.0%)	1(10.0%)	1(10.0%)	8(80.0%)	10(100.0%)		
	其他	0(0.0%)	1(2.1%)	2(4.3%)	24(51.1%)	20(42.6%)	47(100.0%)		
就诊类别	门诊	0(0.0%)	0(0.0%)	6(6.6%)	32(35.2%)	53(58.2%)	91(100.0%)	2.991	0.559
	住院	2(0.8%)	5(2.0%)	21(8.4%)	85(34.0%)	137(54.8%)	250(100.0%)		
职业	工人	2(1.6%)	2(1.6%)	13(10.3%)	43(34.1%)	66(52.4%)	126(100.0%)	20.871	0.184
	农民	0(0.0%)	2(3.2%)	8(12.7%)	18(28.6%)	35(55.6%)	63(100.0%)		
	军人	0(0.0%)	0(0.0%)	0(0.0%)	4(57.1%)	3(42.9%)	7(100.0%)		
	干部	0(0.0%)	0(0.0%)	0(0.0%)	22(55.0%)	18(45.0%)	40(100.0%)		
	其他	0(0.0%)	1(0.8%)	8(6.2%)	43(33.6%)	76(59.4%)	128(100.0%)		

续表 6-19

| 分组依据 | 组别 | 医务人员依法书写、保管病历资料,依法出具医学证明文件 | | | | | 合计 | χ^2 (LR)[a] | P |
		不重要	比较重要	重要	很重要	最重要			
户籍	南京	2(1.0%)	3(1.5%)	15(7.5%)	72(35.8%)	109(54.2%)	201(100.0%)	7.755	0.804
	苏南	0(0.0%)	0(0.0%)	4(6.2%)	23(35.9%)	37(57.8%)	64(100.0%)		
	苏中	0(0.0%)	1(2.4%)	4(14.6%)	12(29.3%)	22(53.7%)	41(100.0%)		
	苏北	0(0.0%)	1(2.1%)	3(6.4%)	21(44.7%)	22(46.8%)	47(100.0%)		
婚姻状况	已婚	2(0.7%)	4(1.3%)	27(8.9%)	109(36.0%)	161(53.1%)	303(100.0%)	5.697	0.931
	未婚	0(0.0%)	1(2.3%)	1(2.3%)	13(30.2%)	28(65.1%)	43(100.0%)		
	离异	0(0.0%)	0(0.0%)	1(10.0%)	3(30.0%)	6(60.0%)	10(100.0%)		
	其他	0(0.0%)	0(0.0%)	0(0.0%)	2(66.7%)	1(33.3%)	3(100.0%)		
支付方式	自费	0(0.0%)	2(3.3%)	5(8.3%)	22(36.7%)	31(51.7%)	60(100.0%)	17.693	0.608
	城镇职工基本医疗保险	1(1.0%)	0(0.0%)	8(8.0%)	39(39.0%)	52(52.0%)	100(100.0%)		
	城镇居民基本医疗保险	1(1.0%)	1(1.0%)	7(6.8%)	31(30.1%)	63(61.2%)	103(100.0%)		
	新农合	0(0.0%)	1(1.8%)	7(12.7%)	15(27.3%)	32(58.2%)	55(100.0%)		
	公费	0(0.0%)	1(4.2%)	2(8.3%)	13(54.2%)	8(33.3%)	24(100.0%)		
	其他	0(0.0%)	0(0.0%)	0(0.0%)	5(21.2%)	11(68.8%)	16(100.0%)		

a 当数据不符合卡方检验(χ^2)标准,即 1/5 以上理论频数<5 时,选用似然比检验(LR)分析。

根据表 6-20,依据性别分组,在 357 位受访者中,认为"重要""很重要""最重要"的分别为 44 人(占比 12.3%)、158 人(占比 44.3%)、152 人(占比 42.6%),认为"重要""很重要"或者"最重要"的总人数为 354 人,占比 99.2%。经过统计分析,年龄这一分组 P 值小于 0.05,差别有统计学意义。在 4 个年龄组中,30~39 岁年龄组最注重这一问题,30 岁以下年龄组次之。

依据性别分组,患者认为此条最重要的人数为 152 人,占患者受调查总人数 357 人的 42.6%,排名第 7。

表 6-20 医院建立保护患者权利的内部制度(患方)

分组依据	组别	医院建立保护患者权利的内部制度					合计	χ^2 (LR)[a]	P
		不重要	比较重要	重要	很重要	最重要			
性别	男	0(0.0%)	0(0.0%)	22(15.3%)	69(45.2%)	60(39.5%)	151(100.0%)	4.422	0.219
	女	0(0.0%)	3(1.5%)	22(10.7%)	89(43.2%)	92(44.7%)	206(100.0%)		
年龄	30岁以下	0(0.0%)	2(2.1%)	10(10.6%)	36(38.3%)	46(48.9%)	94(100.0%)	17.598	0.040
	30~39岁	0(0.0%)	0(0.0%)	7(8.2%)	31(36.5%)	47(55.3%)	85(100.0%)		
	40~49岁	0(0.0%)	0(0.0%)	11(14.1%)	43(53.8%)	25(32.1%)	78(100.0%)		
	50岁及以上	0(0.0%)	1(0.9%)	19(17.1%)	51(45.9%)	40(36.0%)	111(100.0%)		
学历	中专及以下	0(0.0%)	1(0.6%)	28(16.0%)	83(47.4%)	63(36.0%)	175(100.0%)	15.214	0.230
	大专	0(0.0%)	0(0.0%)	10(11.6%)	34(39.5%)	42(48.8%)	86(100.0%)		
	本科	0(0.0%)	2(2.5%)	4(5.1%)	31(39.2%)	42(53.2%)	79(100.0%)		
	硕士	0(0.0%)	0(0.0%)	2(13.3%)	7(46.7%)	6(40.0%)	15(100.0%)		
	博士	0(0.0%)	0(0.0%)	0(0.0%)	1(50.0%)	1(50.0%)	2(100.0%)		
就诊科室	内科	0(0.0%)	2(1.6%)	17(13.8%)	50(40.7%)	54(43.9%)	123(100%)	16.762	0.159
	外科	0(0.0%)	0(0.0%)	13(11.7%)	55(49.5%)	43(38.7%)	111(100.0%)		
	妇产科	0(0.0%)	1(1.5%)	8(12.1%)	20(30.3%)	37(56.1%)	66(100.0%)		
	儿科	0(0.0%)	0(0.0%)	0(0.0%)	3(30.0%)	7(70.0%)	10(100.0%)		
	其他	0(0.0%)	0(0.0%)	7(14.9%)	26(55.3%)	14(29.8%)	47(100.0%)		
就诊类别	门诊	0(0.0%)	0(0.0%)	8(8.8%)	40(44.0%)	43(47.3%)	91(100.0%)	3.374	0.338
	住院	0(0.0%)	3(1.2%)	36(14.4%)	109(43.6%)	102(40.8%)	250(100.0%)		
职业	工人	0(0.0%)	2(1.6%)	16(12.8%)	61(48.8%)	46(36.8%)	125(100.0%)	10.119	0.606
	农民	0(0.0%)	0(0.0%)	10(15.6%)	27(42.2%)	27(42.2%)	64(100.0%)		
	军人	0(0.0%)	0(0.0%)	1(14.3%)	4(57.1%)	2(28.6%)	7(100.0%)		
	干部	0(0.0%)	0(0.0%)	8(20.0%)	15(37.5%)	17(42.5%)	40(100.0%)		
	其他	0(0.0%)	1(0.8%)	12(9.3%)	51(39.5%)	65(50.4%)	129(100.0%)		
户籍	南京	0(0.0%)	2(1.0%)	29(14.3%)	91(44.8%)	81(39.9%)	203(100.0%)	4.639	0.865
	苏南	0(0.0%)	0(0.0%)	6(9.5%)	27(42.9%)	30(47.6%)	63(100.0%)		
	苏中	0(0.0%)	1(2.4%)	4(9.8%)	17(41.5%)	19(46.3%)	41(100.0%)		
	苏北	0(0.0%)	0(0.0%)	7(14.9%)	19(40.4%)	21(44.7%)	47(100.0%)		

续表 6-20

分组依据	组别	医院建立保护患者权利的内部制度					合计	χ^2(LR)[a]	P
		不重要	比较重要	重要	很重要	最重要			
婚姻状况	已婚	0(0.0%)	2(0.7%)	43(14.1%)	136(44.6%)	124(40.7%)	305(100.0%)	11.074	0.271
	未婚	0(0.0%)	1(2.4%)	3(7.1%)	16(38.1%)	22(52.4%)	42(100.0%)		
	离异	0(0.0%)	0(0.0%)	1(10.0%)	1(10.0%)	8(80.0%)	10(100.0%)		
	其他	0(0.0%)	0(0.0%)	0(0.0%)	1(33.3%)	2(66.7%)	3(100.0%)		
支付方式	自费	0(0.0%)	0(0.0%)	10(16.4%)	24(39.3%)	27(44.3%)	61(100.0%)	20.880	0.141
	城镇职工基本医疗保险	0(0.0%)	1(1.0%)	9(8.8%)	47(46.1%)	45(44.1%)	102(100.0%)		
	城镇居民基本医疗保险	0(0.0%)	0(0.0%)	10(9.8%)	49(48.0%)	43(42.2%)	102(100.0%)		
	新农合	0(0.0%)	1(1.9%)	8(14.8%)	19(35.2%)	26(48.1%)	54(100.0%)		
	公费	0(0.0%)	1(4.2%)	8(33.3%)	9(37.5%)	6(25.0%)	24(100.0%)		
	其他	0(0.0%)	0(0.0%)	1(6.2%)	8(50.0%)	7(43.8%)	16(100.0%)		

　　a 当数据不符合卡方检验(χ^2)标准,即 1/5 以上理论频数＜5 时,选用似然比检验(LR)分析。

　　根据表 6-21,依据性别分组,在 357 位受访者中,认为"重要""很重要""最重要"的分别为 43 人(占比 12.0%)、152 人(占比 42.6%)、156 人(占比 43.7%),认为"重要""很重要"或者"最重要"的总人数为 351 人,占比 98.3%。此项有 2 人认为"不重要",4 人认为"比较重要"。经过统计分析,性别这一分组 P 值小于 0.05,差别有统计学意义,女性比男性更看重这一问题。

　　依据性别分组,患者认为此条最重要的人数为 156 人,占患者受调查总人数 357 人的 43.7%,排名第 6。

表 6-21　医院应当设置纠纷投诉的专门科室,具有完备的处理流程(患方)

分组依据	组别	医院应当设置纠纷投诉的专门科室,具有完备的处理流程					合计	χ^2(LR)[a]	P
		不重要	比较重要	重要	很重要	最重要			
性别	男	0(0.6%)	4(3.2%)	26(17.3%)	62(40.4%)	59(38.5%)	151(100.0%)	13.962	0.007
	女	2(1.0%)	0(0.0%)	17(8.3%)	90(43.6%)	97(47.1%)	206(100.0%)		
年龄	30 岁以下	1(1.0%)	0(0.0%)	10(10.4%)	39(40.6%)	46(47.9%)	96(100.0%)	18.370	0.105
	30～39 岁	1(1.2%)	0(0.0%)	9(10.6%)	30(35.3%)	45(52.9%)	85(100.0%)		

续表 6-21

分组依据	组别	医院应当设置纠纷投诉的专门科室,具有完备的处理流程					合计	χ^2(LR)[a]	P
		不重要	比较重要	重要	很重要	最重要			
	40~49 岁	0(0.0%)	1(1.3%)	10(12.8%)	43(55.1%)	24(30.8%)	78(100.0%)		
	50 岁及以上	1(0.9%)	4(3.6%)	17(15.3%)	44(39.6%)	45(40.5%)	111(100.0%)		
学历	中专及以下	1(0.6%)	2(1.1%)	29(16.7%)	73(42.0%)	69(39.7%)	174(100.0%)	22.495	0.128
	大专	0(0.0%)	1(1.1%)	9(10.3%)	39(44.8%)	38(43.7%)	87(100.0%)		
	本科	2(2.5%)	0(0.0%)	3(3.8%)	33(41.2%)	42(52.5%)	80(100.0%)		
	硕士	0(0.0%)	1(6.2%)	1(6.2%)	6(37.5%)	8(50.0%)	16(100.0%)		
	博士	0(0.0%)	0(0.0%)	1(50.0%)	1(50.0%)	0(0.0%)	2(100.0%)		
就诊科室	内科	2(1.6%)	1(0.8%)	19(15.6%)	48(39.3%)	52(42.6%)	122(100.0%)	13.288	0.652
	外科	0(0.0%)	3(2.7%)	14(12.5%)	46(41.1%)	49(43.8%)	112(100.0%)		
	妇产科	1(1.5%)	0(0.0%)	5(7.5%)	31(46.3%)	30(44.8%)	67(100.0%)		
	儿科	0(0.0%)	0(0.0%)	1(10.0%)	2(20.0%)	7(70.0%)	10(100.0%)		
	其他	0(0.0%)	1(2.1%)	5(10.4%)	25(52.1%)	17(35.4%)	48(100.0%)		
就诊类别	门诊	0(0.0%)	1(1.1%)	10(11.0%)	36(39.6%)	44(48.4%)	91(100.0%)	2.379	0.666
	住院	3(1.2%)	4(1.6%)	33(13.1%)	108(42.9%)	104(41.3%)	252(100.0%)		
职业	工人	2(1.6%)	1(0.8%)	16(12.7%)	62(49.2%)	45(35.7%)	126(100.0%)	15.187	0.511
	农民	0(0.0%)	1(1.6%)	10(15.6%)	24(37.5%)	29(45.3%)	64(100.0%)		
	军人	0(0.0%)	0(0.0%)	1(14.3%)	4(57.1%)	2(28.6%)	7(100.0%)		
	干部	0(0.0%)	2(5.0%)	4(10.0%)	18(45.0%)	16(40.0%)	40(100.0%)		
	其他	1(0.8%)	1(0.8%)	15(11.5%)	46(35.4%)	67(51.5%)	130(100.0%)		
户籍	南京	1(0.5%)	5(2.5%)	28(13.8%)	89(43.8%)	80(39.4%)	203(100.0%)	8.838	0.717
	苏南	1(1.5%)	0(0.0%)	6(9.4%)	26(40.6%)	31(48.4%)	64(100.0%)		
	苏中	1(2.4%)	0(0.0%)	7(16.7%)	16(38.1%)	18(42.9%)	42(100.0%)		
	苏北	0(0.0%)	0(0.0%)	5(10.6%)	21(44.7%)	21(44.7%)	47(100.0%)		
婚姻状况	已婚	3(1.0%)	5(1.6%)	40(13.1%)	133(43.5%)	125(40.8%)	306(100.0%)	11.610	0.477
	未婚	0(0.0%)	0(0.0%)	5(11.6%)	11(25.6%)	27(62.8%)	43(100.0%)		
	离异	0(0.0%)	0(0.0%)	0(0.0%)	6(60.0%)	4(40.0%)	10(100.0%)		
	其他	0(0.0%)	0(0.0%)	0(0.0%)	2(66.7%)	1(33.3%)	3(100.0%)		

续表 6-21

分组依据	组别	医院应当设置纠纷投诉的专门科室,具有完备的处理流程					合计	χ^2 (LR)[a]	P
		不重要	比较重要	重要	很重要	最重要			
支付方式	自费	1(1.6%)	1(1.6%)	10(16.1%)	21(33.9%)	29(46.8%)	62(100.0%)	21.648	0.360
	城镇居民基本医疗保险	1(1.0%)	3(2.9%)	10(9.7%)	45(43.7%)	44(42.7%)	103(100.0%)		
	城镇职工基本医疗保险	0(0.0%)	0(0.0%)	10(9.9%)	45(44.6%)	46(45.5%)	101(100.0%)		
	新农合	0(0.0%)	0(0.0%)	10(18.2%)	24(43.6%)	21(38.2%)	55(100.0%)		
	公费	1(4.2%)	1(4.2%)	5(20.8%)	11(45.8%)	6(25.0%)	24(100.0%)		
	其他	0(0.0%)	0(0.0%)	0(0.0%)	7(43.8%)	9(56.2%)	16(100.0%)		

a 当数据不符合卡方检验(χ^2)标准,即 1/5 以上理论频数<5 时,选用似然比检验(LR)分析。

根据表 6-22,经统计分析,对"医院建立以院领导参与、院内各相关部门参与的医患沟通协调机制"的重要性方面,结果显示,除依据性别、学历分组获得的数据 $P<0.05$,具有统计学意义外,大多数分组获得的数据均无统计学意义($P>0.05$)。这表明在对待建立以院领导参与、院内各相关部门参与的医患沟通协调机制重要性方面,患者比较统一,说明在当下医患关系相对紧张的背景下,无论什么年龄、职业、家庭情况的患者,出于自身利益的考量,都认识到医患关系的调解,需要医院参与的协调机构来协助解决。

依据性别分组,患者认为此条最重要的人数为 133 人,占患者受调查总人数 365 人的 36.4%,排名第 8。

表 6-22　医院建立以院领导参与、院内各相关部门参与的医患沟通协调机制(患方)

分组依据	组别	医院建立以院领导参与、院内各相关部门参与的医患沟通协调机制					合计	χ^2 (LR)[a]	P
		不重要	比较重要	重要	很重要	最重要			
性别	男	2(1.3%)	5(3.2%)	26(16.6%)	72(45.9%)	52(33.1%)	157(100.0%)	10.265	0.036
	女	0(0.0%)	0(0.0%)	31(14.9%)	96(46.2%)	81(38.9%)	208(100.0%)		
年龄	30 岁以下	0(0.0%)	1(1.0%)	17(17.7%)	41(42.7%)	37(38.5%)	96(100.0%)	10.556	0.567
	30~39 岁	1(1.2%)	1(1.2%)	9(10.7%)	36(42.9%)	37(44.0%)	84(100.0%)		
	40~49 岁	1(1.3%)	1(1.3%)	16(20.3%)	41(51.9%)	20(25.3%)	79(100.0%)		

续表 6-22

分组依据	组别	医院建立以院领导参与、院内各相关部门参与的医患沟通协调机制					合计	χ^2 (LR)[a]	P
		不重要	比较重要	重要	很重要	最重要			
	50岁及以上	0(0.0%)	2(1.8%)	17(15.3%)	52(46.8%)	40(36.0%)	111(100.0%)		
学历	中专及以下	0(0.0%)	3(1.7%)	39(22.3%)	73(41.7%)	60(34.3%)	175(100.0%)	34.353	0.005
	大专	0(0.0%)	0(0.0%)	14(16.1%)	47(54.0%)	26(29.9%)	87(100.0%)		
	本科	2(2.5%)	0(0.0%)	2(2.5%)	38(48.1%)	37(46.8%)	79(100.0%)		
	硕士	0(0.0%)	1(6.2%)	2(12.5%)	5(31.2%)	8(50.0%)	16(100.0%)		
	博士	0(0.0%)	0(0.0%)	0(0.0%)	1(50.0%)	1(50.0%)	2(100.0%)		
就诊科室	内科	2(1.6%)	2(1.6%)	21(17.1%)	57(46.3%)	41(33.3%)	123(100.0%)	11.262	0.793
	外科	0(0.0%)	2(1.8%)	17(15.3%)	48(43.2%)	44(39.6%)	111(100.0%)		
	妇产科	0(0.0%)	0(0.0%)	12(17.9%)	30(44.8%)	25(37.3%)	67(100.0%)		
	儿科	0(0.0%)	0(0.0%)	2(20.0%)	3(30.0%)	5(50.0%)	10(100.0%)		
	其他	0(0.0%)	1(2.1%)	4(8.3%)	28(58.3%)	15(31.2%)	48(100.0%)		
就诊类别	门诊	0(0.0%)	1(1.1%)	11(12.1%)	42(46.2%)	37(40.7%)	91(100.0%)	2.579	0.630
	住院	2(0.8%)	4(1.6%)	43(17.1%)	116(46.0%)	87(34.5%)	252(100.0%)		
职业	工人	0(0.0%)	1(0.8%)	26(20.6%)	56(44.4%)	43(34.1%)	126(100.0%)	20.368	0.204
	农民	0(0.0%)	2(3.1%)	13(20.3%)	24(37.5%)	25(39.1%)	64(100.0%)		
	军人	0(0.0%)	0(0.0%)	2(28.6%)	4(57.1%)	1(14.3%)	7(100.0%)		
	干部	1(2.5%)	1(2.5%)	3(7.5%)	25(62.5%)	10(25.0%)	40(100.0%)		
	其他	1(0.8%)	1(0.8%)	15(11.5%)	59(45.4%)	54(41.5%)	130(100.0%)		
户籍	南京	0(0.0%)	4(2.0%)	36(17.6%)	95(46.6%)	69(33.9%)	204(100.0%)	15.247	0.228
	苏南	1(1.6%)	1(1.6%)	5(7.8%)	30(46.9%)	27(42.2%)	64(100.0%)		
	苏中	0(0.0%)	0(0.0%)	11(26.8%)	18(43.9%)	12(29.3%)	41(100.0%)		
	苏北	1(2.1%)	0(0.0%)	5(10.6%)	21(44.7%)	20(42.6%)	47(100.0%)		
婚姻状况	已婚	2(0.7%)	3(1.0%)	54(17.6%)	138(45.1%)	109(35.6%)	306(100.0%)	16.427	0.172
	未婚	0(0.0%)	1(2.3%)	4(9.3%)	18(41.9%)	20(46.5%)	43(100.0%)		
	离异	0(0.0%)	1(10.0%)	0(0.0%)	8(80.0%)	1(10.0%)	10(100.0%)		
	其他	0(0.0%)	0(0.0%)	0(0.0%)	2(66.7%)	1(33.3%)	3(100.0%)		

续表 6-22

分组依据	组别	医院建立以院领导参与、院内各相关部门参与的医患沟通协调机制					合计	χ^2 (LR)[a]	P
		不重要	比较重要	重要	很重要	最重要			
支付方式	自费	1(1.6%)	0(0.0%)	13(21.3%)	20(32.8%)	27(44.3%)	61(100.0%)	27.441	0.123
	城镇职工基本医疗保险	1(1.0%)	0(0.0%)	13(12.7%)	48(47.1%)	40(39.2%)	102(100.0%)		
	城镇居民基本医疗保险	0(0.0%)	2(1.9%)	10(9.7%)	56(54.4%)	35(34.0%)	103(100.0%)		
	新农合	0(0.0%)	2(3.6%)	14(25.5%)	21(38.2%)	18(32.7%)	55(100.0%)		
	公费	0(0.0%)	1(4.2%)	6(25.0%)	12(50.0%)	5(20.8%)	24(100.0%)		
	其他	0(0.0%)	0(0.0%)	1(6.2%)	10(65.5%)	5(31.2%)	16(100.0%)		

a 当数据不符合卡方检验(χ^2)标准,即1/5以上理论频数<5时,选用似然比检验(LR)分析。

根据表 6-23,经统计分析,对"医院对投诉事项进行定期分析,查找原因并及时整改,防止类似情况重复发生"的重要性方面,结果显示,支付方式 χ^2 值分别为 32.450,统计学上显示有显著差异性($P<0.05$),应在此基础上提出相对应的整改措施。在支付方式方面的统计学差异上,公费患者认为"很重要"的比例最低,为 75.0%,城镇居民的比例,为 88.3%,其他支付方式的患者认为"很重要""最重要"的比例最高,为 100%,可能的解释是公费医疗患者因自费费用很少,故因费用产生的投诉较少,因此对医院进行的投诉事项相对就少。

依据性别分组,患者认为此条最重要的人数为 173 人,占患者受调查总人数 366 人的 47.2%,排名第 5。

表 6-23　医院对投诉事项进行定期分析,查找原因并及时整改,防止
类似情况重复发生(患方)

分组依据	组别	医院对投诉事项进行定期分析,查找原因并及时整改,防止类似情况重复发生					合计	χ^2 (LR)[a]	P
		不重要	比较重要	重要	很重要	最重要			
性别	男	1(0.6%)	4(2.5%)	23(14.6%)	61(38.9%)	68(43.3%)	157(100.0%)	4.735	0.316
	女	1(0.5%)	1(0.5%)	23(11.0%)	79(37.8%)	105(50.2%)	209(100.0%)		
年龄	30 岁以下	0(0.0%)	1(1.0%)	7(7.3%)	32(33.3%)	56(58.3%)	96(100.0%)	20.192	0.054

续表 6-23

分组依据	组别	医院对投诉事项进行定期分析,查找原因并及时整改,防止类似情况重复发生					合计	χ^2(LR)[a]	P
		不重要	比较重要	重要	很重要	最重要			
	30~39岁	0(0.0%)	0(0.0%)	6(7.1%)	37(43.5%)	42(49.4%)	85(100.0%)		
	40~49岁	1(1.3%)	3(3.8%)	12(15.2%)	31(39.2%)	32(40.5%)	79(100.0%)		
	50岁及以上	1(0.9%)	1(0.9%)	21(18.9%)	40(36.0%)	48(43.2%)	111(100.0%)		
学历	中专及以下	1(0.6%)	2(1.1%)	31(17.7%)	58(33.1%)	83(47.4%)	175(100.0%)	22.283	0.134
	大专	1(1.1%)	0(0.0%)	8(9.2%)	39(44.8%)	39(44.8%)	87(100.0%)		
	本科	0(0.0%)	1(1.2%)	4(5.0%)	29(36.2%)	46(57.5%)	80(100.0%)		
	硕士	0(0.0%)	1(6.2%)	2(12.5%)	8(50.0%)	5(31.2%)	16(100.0%)		
	博士	0(0.0%)	0(0.0%)	1(50.0%)	0(0.0%)	1(50.0%)	2(100.0%)		
就诊科室	内科	0(0.0%)	3(2.4%)	20(16.3%)	49(39.8%)	51(41.5%)	123(100.0%)	16.349	0.429
	外科	1(0.9%)	1(0.9%)	9(8.0%)	44(39.3%)	57(50.9%)	112(100.0%)		
	妇产科	1(1.5%)	1(1.5%)	8(11.9%)	23(34.3%)	34(50.7%)	67(100.0%)		
	儿科	0(0.0%)	0(0.0%)	2(20.0%)	0(0.0%)	8(80.0%)	10(100.0%)		
	其他	0(0.0%)	0(0.0%)	5(10.4%)	21(43.8%)	22(45.8%)	48(100.0%)		
就诊类别	门诊	1(1.1%)	1(1.1%)	30(9.9%)	30(33.0%)	50(54.9%)	91(100.0%)	4.314	0.365
	住院	1(0.4%)	4(1.6%)	100(14.6%)	111(39.5%)	111(43.9%)	253(100.0%)		
职业	工人	0(0.0%)	1(0.8%)	18(14.2%)	50(39.4%)	58(45.7%)	127(100.0%)	14.104	0.591
	农民	1(1.6%)	1(1.6%)	9(14.1%)	17(26.6%)	36(56.2%)	64(100.0%)		
	军人	0(0.0%)	0(0.0%)	1(14.3%)	1(14.3%)	5(71.4%)	7(100.0%)		
	干部	0(0.0%)	1(2.5%)	3(7.5%)	22(55.0%)	14(35.0%)	40(100.0%)		
	其他	1(0.8%)	2(1.5%)	15(11.5%)	49(37.7%)	63(48.5%)	130(100.0%)		
户籍	南京	2(1.0%)	4(2.0%)	30(14.7%)	79(38.7%)	89(43.6%)	204(100.0%)	12.891	0.377
	苏南	0(0.0%)	0(0.0%)	4(6.2%)	29(45.3%)	31(48.4%)	64(100.0%)		
	苏中	0(0.0%)	1(2.4%)	4(9.5%)	11(26.2%)	26(61.9%)	42(100.0%)		
	苏北	0(0.0%)	0(0.0%)	6(12.8%)	15(31.9%)	26(55.3%)	47(100.0%)		

续表 6-23

分组依据	组别	医院对投诉事项进行定期分析,查找原因并及时整改,防止类似情况重复发生					合计	χ^2 (LR)[a]	P
		不重要	比较重要	重要	很重要	最重要			
婚姻状况	已婚	2(0.7%)	5(1.6%)	43(14.0%)	114(37.1%)	143(46.6%)	307(100.0%)	13.539	0.331
	未婚	0(0.0%)	0(0.0%)	0(0.0%)	18(41.9%)	25(58.1%)	43(100.0%)		
	离异	0(0.0%)	0(0.0%)	1(10.0%)	4(40.0%)	5(50.0%)	10(100.0%)		
	其他	0(0.0%)	0(0.0%)	0(0.0%)	3(100.0%)	0(0.0%)	3(100.0%)		
支付方式	自费	0(0.0%)	0(0.0%)	5(8.1%)	21(33.9%)	36(58.1%)	62(100.0%)	32.450	0.039
	城镇职工基本医疗保险	0(0.0%)	1(1.0%)	18(17.6%)	37(36.3%)	46(45.1%)	102(100.0%)		
	城镇居民基本医疗保险	0(0.0%)	2(1.9%)	10(9.7%)	44(42.7%)	47(45.6%)	103(100.0%)		
	新农合	1(1.8%)	0(0.0%)	9(16.4%)	19(34.5%)	26(47.3%)	55(100.0%)		
	公费	1(4.2%)	2(8.3%)	3(12.5%)	11(45.8%)	7(29.2%)	24(100.0%)		
	其他	0(0.0%)	0(0.0%)	0(0.0%)	5(31.2%)	11(68.8%)	16(100.0%)		

a 当数据不符合卡方检验(χ^2)标准,即 1/5 以上理论频数<5 时,选用似然比检验(LR)分析。

根据表 6-24,经统计分析,对"医生坦率面对自己业务上的不足"的重要性方面,患者在性别、学历、支付方式方面的 χ^2 值分别为 10.114、63.792、36.072,统计学上显示有显著差异性($P<0.05$),其中,学历方面有非常显著的差异性($P<0.001$)。其他项目,假设检验没有统计学意义($P>0.05$)。这表明患者在对医务人员是否坦率对待自身业务上的不足方面,普遍认同"医生坦率面对自己业务上的不足"的重要性,不会受到患者的年龄、就诊科室、就诊类别、职业、户籍、婚姻状况方面的影响。但性别、学历和支付方式上有差异,患者认为"很重要"和"最重要"的比例:性别上,男性为 75.5%,女性为 81.7%;学历上,大专为 84.9%、本科为 86.2%,硕士为 56.3%;支付方式上,城镇职工基本医疗保险最高,为 88.0%,公费最低,为 60.8%。这表明女性、本科和专科学历层次以及城镇职工基本医疗保险的患者,对医生应坦率面对自己业务上的不足的重要性非常认同。可能的解释是女性心细、非常关注健康,另外,患者自身医疗费用承担的比例越高,患者就越期待医务人员提供性价比较高的医疗服务。

依据性别分组,患者认为此条最重要的人数为 125 人,占患者受调查总人数

362 的 34.5％,排名第 9。

表 6-24　医生坦率面对自己业务上的不足(患方)

分组依据	组别	医生坦率面对自己业务上的不足					合计	χ^2 (LR)[a]	P
		不重要	比较重要	重要	很重要	最重要			
性别	男	0(0.0%)	2(1.3%)	36(23.2%)	71(45.8%)	46(29.7%)	155(100.0%)	10.114	0.039
	女	5(2.4%)	4(1.9%)	29(14.0%)	90(43.5%)	79(38.2%)	207(100.0%)		
年龄	30 岁以下	1(1.0%)	0(0.0%)	17(17.7%)	36(37.5%)	42(43.8%)	96(100.0%)	20.644	0.056
	30~39 岁	0(0.0%)	2(2.4%)	14(16.5%)	32(37.6%)	37(43.5%)	85(100.0%)		
	40~49 岁	2(2.5%)	0(0.0%)	16(20.3%)	42(53.2%)	19(24.1%)	79(100.0%)		
	50 岁及以上	2(1.9%)	4(3.7%)	18(16.8%)	53(49.5%)	30(28.0%)	107(100.0%)		
学历	中专及以下	2(1.2%)	4(2.3%)	34(19.8%)	79(45.9%)	53(30.8%)	172(100.0%)	63.792	<0.001
	大专	0(0.0%)	1(1.2%)	12(14.0%)	43(50.0%)	30(34.9%)	86(100.0%)		
	本科	1(1.2%)	0(0.0%)	10(12.5%)	29(36.2%)	40(50.0%)	80(100.0%)		
	硕士	0(0.0%)	1(6.2%)	6(37.5%)	6(37.5%)	3(18.8%)	16(100.0%)		
	博士	1(50.0%)	0(0.0%)	0(0.0%)	1(50.0%)	0(0.0%)	2(100.0%)		
就诊科室	内科	1(0.8%)	3(2.5%)	27(22.1%)	55(45.1%)	36(29.5%)	122(100.0%)	21.793	0.150
	外科	0(0.0%)	0(0.0%)	18(16.4%)	52(47.3%)	40(36.4%)	110(100.0%)		
	妇产科	4(6.1%)	2(3.0%)	10(15.2%)	24(36.4%)	26(39.4%)	66(100.0%)		
	儿科	0(0.0%)	0(0.0%)	1(10.0%)	5(40.0%)	4(40.0%)	10(100.0%)		
	其他	0(0.0%)	1(2.1%)	7(14.6%)	20(41.7%)	20(41.7%)	48(100.0%)		
就诊类别	门诊	0(0.0%)	2(2.2%)	13(14.4%)	36(40.0%)	39(43.3%)	90(100.0%)	7.666	0.105
	住院	5(2.0%)	4(1.6%)	50(19.8%)	119(47.2%)	74(29.4%)	252(100.0%)		
职业	工人	2(1.6%)	1(0.8%)	22(17.6%)	64(51.2%)	36(28.8%)	125(100.0%)	16.886	0.393
	农民	3(4.8%)	2(3.2%)	12(19.0%)	22(34.9%)	24(38.1%)	63(100.0%)		
	军人	0(0.0%)	0(0.0%)	1(14.3%)	2(28.6%)	4(57.1%)	7(100.0%)		
	干部	0(0.0%)	1(2.5%)	9(22.5%)	18(45.0%)	12(30.0%)	40(100.0%)		
	其他	0(0.0%)	2(1.6%)	21(16.3%)	55(42.6%)	51(39.5%)	129(100.0%)		
户籍	南京	4(2.0%)	6(3.0%)	41(20.4%)	92(45.8%)	58(28.9%)	201(100.0%)	17.263	0.140
	苏南	0(0.0%)	0(0.0%)	9(14.1%)	32(50.0%)	23(35.9%)	64(100.0%)		

续表 6-24

分组依据	组别	医生坦率面对自己业务上的不足					合计	χ^2 (LR)[a]	P
		不重要	比较重要	重要	很重要	最重要			
	苏中	1(2.4%)	0(0.0%)	8(19.0%)	13(31.0%)	20(47.6%)	42(100.0%)		
	苏北	0(0.0%)	0(0.0%)	5(10.9%)	20(43.5%)	21(45.7%)	48(100.0%)		
婚姻状况	已婚	4(1.3%)	5(1.7%)	53(17.5%)	139(45.9%)	102(33.7%)	303(100.0%)	7.549	0.819
	未婚	0(0.0%)	1(2.3%)	9(20.9%)	17(39.5%)	16(37.2%)	43(100.0%)		
	离异	0(0.0%)	0(0.0%)	2(20.0%)	4(40.0%)	4(40.0%)	10(100.0%)		
	其他	0(0.0%)	0(0.0%)	0(0.0%)	0(0.0%)	3(100.0%)	3(100.0%)		
支付方式	自费	1(1.6%)	1(1.6%)	15(24.2%)	23(37.1%)	22(35.5%)	62(100.0%)	36.072	0.015
	城镇职工基本医疗保险	0(0.0%)	2(2.0%)	10(10.0%)	52(52.0%)	36(36.0%)	102(100.0%)		
	城镇居民基本医疗保险	1(1.0%)	0(0.0%)	18(17.5%)	49(47.6%)	35(34.0%)	103(100.0%)		
	新农合	3(5.6%)	0(0.0%)	14(25.9%)	19(35.2%)	18(33.3%)	54(100.0%)		
	公费	0(0.0%)	2(8.7%)	7(30.4%)	9(39.1%)	5(21.7%)	23(100.0%)		
	其他	0(0.0%)	1(6.2%)	1(6.2%)	6(37.5%)	8(50.0%)	16(100.0%)		

a 当数据不符合卡方检验(χ^2)标准,即 1/5 以上理论频数<5 时,选用似然比检验(LR)分析。

二、讨论

(一)医院人文管理各项评价指标均得到医务人员和患者的一致认同

在问卷中,医务人员和患者对各项人文管理评价指标都给予了高度评价和认可。这充分证明了医院人文管理的要素体现了现代管理的发展趋势和时代价值,同时体现着法律、伦理、心理与沟通、文化等多因素的融合。

(二)医院管理者与医生对人文管理中涉及人体试验的科研伦理的重要性认识显著提升

调查数据显示(见表 6-3),随着学历的增高,对科研伦理的重要性认识程度逐渐增强,博士的认识程度最高,其中博士认为最重要的人数占其总人数的70.0%,比例为最高。这和医生在医学高学历学位攻读中,大都接受科研伦理的研究生课程有关,也和高学历人群有更多的机会参与或主持医学科研项目有一定关系。

同时，按照选择"最重要"的人数比例进行排序，认为此条最重要的人数为280人，占受调查总人数的64.4%，排名第3。尽管这个调查结论出人意料，与理论上人文医院伦理指标的重要性以及专家咨询意见相左，但可以看出医院管理者与医生对涉及人体试验的科研伦理的重要性认识相比过去而言有了显著的提升。

在过去的医学科研中，科研伦理常常成为西方医学界在国际上批评我国医学研究的重要手段，这既有西方发达国家医学界的"话语霸权"和"文化强权"方面的因素，同时也有我国医学界长期忽视医学科研伦理方面的因素。近10余年来，医务人员对科研伦理认识的重要性有了很大的转变，主要在于：

首先，在国际上重视科研伦理的背景下，国家层面不断出台相应的政策和法规，并强化了政策和法规的执行和评价。我国国家食品药品监督管理总局于1999年发布了第一版《药物临床试验质量管理规范》，此后于2003年进行了修订。《药物临床试验质量管理规范》明确规定：伦理委员会与知情同意书是保障受试者权益的主要措施。2007年1月卫生部出台《涉及人的生物医学研究伦理审查办法（试行）》，规定涉及人的生物医学研究和相关技术应用都必须提交伦理委员会审查等。

其次，我国伦理委员会建设虽存在部分问题，但进展迅速，许多大医院已经建立伦理委员会，设立了医院伦理委员会办公室。除上述法律规定外，如2003年卫生部出台了《人类辅助生殖技术和人类精子库伦理原则》，规定：实施人类辅助生殖技术的机构应建立生殖医学伦理委员会，并接受其指导和监督，同时规定了相应的伦理原则。2006年3月，卫生部又颁布《人体器官移植技术临床应用管理暂行规定》，明确指出：医疗机构应当建立人体器官移植技术临床应用与伦理委员会。这些专业伦理委员会的组建和运行大大提高了医院管理者和医生对科研伦理理解和认识的深入。尽管个别医院也存在伦理委员会成员资格认定、运行规则及伦理审查不规范等现象，但并未影响伦理委员会的快速发展。

最后，医院管理者和医生在医学实践中体会到科研伦理的重要性。医院管理者要从无到有地学习如何组建伦理委员会、如何进行伦理审查、伦理委员会办公室的工作职责内容等一系列过去未曾面对的实务，医生在拿到国家或省自然科学基金等科研项目，进行国际医学研究合作的时候会碰到需要专门的伦理委员会对诸如药物试验、医疗器械试验以及研究设计等进行评估和审查，甚至会面临多中心的伦理审查。此外,一些科研伦理不规范的案例也在影响着医院管理者和医生对科研伦理重要性的认知,如美国的范·帕里耶斯事件、韩国的黄禹锡事件以及2014年引起轰动的日本小保方晴子学术造假事件等,而在国内2015年引起广泛关注的是BMC撤稿事件。BMC(BioMed Central Group)是世界上最大的高质量开放获取期刊,目前拥有300多种期刊。《华尔街日报》发表消息称BMC一次撤回43篇伪评审论文,其中41篇来自中国,共涉及38家单位,这个消息在全国引起强烈反响。

(三)医院管理者和医生对人文管理中患者隐私权重要性的认识高于患者本身对此的认知

1.医院管理者和医生对患者隐私权重要性的数据分析

调查数据显示(见表6-2),医院管理者和医生中50岁以下者对隐私权的尊重和保护的重要性的认识要好于50岁以上的医务人员;16~20年工龄、中级职称的医务人员对隐私权的重要性的认知和其他工龄有明显不同,为最低;6年以下工龄、初级职称的医务人员认为隐私权最重要的比例最高。

根据面对医院管理者和医生的人文管理评价指标的调查结果统计,按照选择"最重要"的人数比例进行排序,认为此条最重要的人数为225人,占受调查总人数435人的51.7%,排名第4。

隐私权最初的诞生是1890年美国哈佛大学法学院教授沃伦和布兰迪斯在《哈佛法学评论》第四期发表的《关于私生活的权利》,第一次提出隐私权的概念[7],从此,隐私权成为法学研究的一个法律专用术语。隐私权尽管最初是作为一种法律权利被提出,但在各国学者的研究和发展中却充满争议。单隐私权的概念中外就数以百计,在研究中不能回避的是隐私权的应然性和实然性研究,出现隐私的道德权利和法律权利研究的分野,伦理学研究隐私的道德权利即隐私权的应然性,法律研究隐私的法律权利即隐私权的实然性,因此,隐私权的概念同时被伦理学和法学使用,但双方的含义却存在分歧。

我国以往法律没有将隐私权作为独立的民事权利提出,更多将其与名誉权联系在一起进行处理,说明我国传统伦理对隐私权认识不足,因而法律立法滞后。现有法律中卫生法律对隐私权的论述,相对集中较多,从而说明患者隐私权的重要性,这既与医学伦理中隐私权理论研究相关,也和西方医学在中国的蓬勃发展以及西方医学伦理学作为一个系统学科进入中国推动了国人对隐私权的重视相关联。

　　表 6-2 的数据与我国医学界对隐私权的认识相吻合。早期的医学教育中，医务人员对医学伦理课程接触较少且不重视，医学伦理课程大都是选修课，也并不必然对隐私权进行探讨。而近 10 年以来医学人文教育蓬勃发展，许多医学院校都已经将医学伦理学课程作为医学生必修科目来开设，并成为国家执业医师资格考试的必考科目。因而，6 年以下工龄、初级职称的医务人员认为隐私权最重要的比例反而最高，当然年轻人越来越关注隐私权也是影响因素之一。事实上，医院管理者和医生对隐私权重要性的认知是客观的，符合医学理论发展现状和医学实践规律。

　　2. 患者对自身隐私权重要性的数据分析

　　患者对"尊重患者的隐私权，设施、诊疗行为及制度上予以保障"的重要性认识在统计学上并无差异（见表 6-16）。但根据面对患者的人文管理评价指标的调查结果统计，按照选择最重要的人数比例进行排序，认为此条最重要的人数为172 人，占受调查总人数 360 人的 47.8％，排名第 4。

　　这数据显示出患者对隐私权的重要性认识略有上升，超过患者对知情同意权认知的重要性，也符合我国长期以来缺乏对隐私权重视的传统现状。从另一方面来看，在目前医疗环境中，患者最在意"以病人为中心"和"维护病人的正当利益"这些基本核心权益能否实现，对其他如隐私权、知情同意权等权利虽有期望，但所抱希望程度较小。

　　（四）医院管理者和医生对人文管理中医方在医疗纠纷中公平合理承担自身责任的重要性认识低于患者的认知

　　1. 医院管理者和医生对医方在医疗纠纷中公平合理承担自身责任重要性的认识的数据分析

　　调查数据显示（见表 6-4），医院管理者和医生中 50 岁以下者在对医疗纠纷中医方公平合理承担责任的认识要好于 50 岁以上的医务人员，16 年工龄以下的医务人员在对医疗纠纷中医方公平合理承担责任的认识要好于 16 年以上工龄的医务人员，副高级职称以下的医务人员在对医疗纠纷中医方公平合理承担责任的认识要好于正高级职称的医务人员。

　　这个数据应该和 20 世纪末我国医疗纠纷逐渐进入上升期密切相关，而我国在 2002 年出台了《医疗事故处理条例》，2010 年实施了《中华人民共和国侵权责任法》，一方面医务人员越来越加深了对医疗诉讼风险的认识，另一方面一些医疗诉讼，甚至医疗暴力频频出现，也加深了医务人员对患者就医行为的思考，进而出现了防御性医疗现象。同时,医学院校也越来越重视对医学生进行卫生法学教育,医院也经常邀请法律专家及学者在医院内举办讲座,许多医院管理者和医生开始能够理性地看待自身在医疗纠纷中的责任。

此外,根据面对医院管理者和医生的人文管理评价指标的调查结果统计,按照选择最重要的人数比例进行排序,认为此条最重要的人数为 200 人,占受调查总人数 435 人的 46.0%,排名第 7。

这表明医院管理者和医生对医疗纠纷部分存在着排斥患者利益的倾向,这也可以与医院管理者和医生将"当病人和医方利益冲突时,应维护病人正当利益"这条伦理指标列为倒数第一相互印证。这一方面说明医院管理者和医生从自身利益角度出发,对维护患者利益和承担自身责任的主动性和积极性不够,如部分医院将医疗纠纷的赔偿数额与医生个人收入和奖金捆绑在一起。另一方面也说明部分患者存在不了解医学及其风险,进而无理取闹,出现"医闹"和"医疗暴力"现象,产生"劣币淘汰良币"的效果,影响了医院管理者和医生对自身责任的承担。

2. 患者对医方在医疗纠纷中公平合理承担自身责任重要性的认识分析

患者对"发生医疗纠纷时,医方能公平合理承担自身责任"的重要性认识在统计学上并无差异(见表 6-17)。但根据面对患者的人文管理评价指标的调查结果统计,按照选择最重要的人数比例进行排序,认为此条最重要的人数为 180 人,占受调查总人数 354 人的 50.8%,排名第 3。

这数据显示患者对医疗纠纷中医方是否能够公平合理承担责任的重要性认识处于前列,超过了受调查总人数的一半。这一方面表明患者担心在医疗纠纷中医方可能损害患者的权益,另一方面表明患者对医疗纠纷中医方是否能够公平合理承担责任的自觉性程度持怀疑态度。结合医方数据调查结果(见表 6-4),患者的担心并非空穴来风,而是有其理论和现实依据的。

(五)医院管理者和医生对人文管理中医学伦理行为指南的重要性认识偏低,与西方医学界显著不同

调查数据显示(见表 6-5),医院管理者和医生对"为医院、医务人员制定明确而系统的医学伦理行为指南,并定期检查、反馈和考核"的重要性认识在工龄、职称方面有统计学差异。按照选择最重要的人数比例进行排序,认为此条最重要的人数为 153 人,占受调查总人数 435 人的 35.2%,排名第 12。

医学伦理行为指南是西方国家医学伦理学长期发展的产物,旨在减少医学

伦理理念的抽象性,给医院管理者和临床医生以具体的医学伦理行动指引,如《国际医学科学组织委员会人体生物医学研究国际伦理指南》(*CIOMS International Ethical Guidelines for Biomedical Research Involving Human Subjects*,2002),主要阐述了人体生物医学研究中主要伦理问题的考虑要点;世界卫生组织《生物医学研究审查伦理委员会操作指南》(*Operational Guidelines for Ethics Committees That Review Biomedical Research*),为伦理委员会的标准、规范化操作提供了指南;美国医学会伦理和司法事务委员会发布的《医学伦理准则》,不仅提出了指导医生行为的 9 个伦理原则,而且还对社会政策问题、职业间关系、医院关系、隐私、广告和沟通媒体关系、费用、医学记录、职业权利和责任等一系列具体事务提出具体的伦理指南。[8]

　　我国有着悠久医德传统,"医乃仁术""大医精诚"深入人心,长期以来医院管理者和医生常常从道德自律的视角来提高自我道德修养和境界,而对医学伦理行为指南这样一些他律的制度性文本不够重视。就目前而言,我国自 1988 年颁布《医务人员医德规范及实施办法》以来没有大的变化,7 条原则性医德规范难以适应当前迅猛发展的生物医学技术和临床医学实践。2014 年中国医师协会发布的《中国医师道德准则》共 40 条,不仅提了 7 条基本准则,而且从医师与患者、医师与同行、医师与社会、医师与企业四个方面提出道德准则,这是我国从道德自律向专业的医学伦理行为指南发展的重要尝试。影响认识的因素主要表现为:首先,传统的医德教育方式是制约医院管理者和医生对医学伦理行为指南重要性认知的重要因素之一;其次,部分医务人员并没有系统学习医学伦理学,并不了解医学伦理学的研究内容和方法早已不局限于传统的医德内容;最后,过去一些未与时俱进、僵化的医德内容也影响了部分医务人员的认知,导致其既未能很好地坚持社会主义核心价值观,又缺乏对医学伦理行为指南重要性的理解。

　　(六)人文管理中法治管理指标得到了医患双方的广泛认同,医务人员中低学历及年资者更为重视

　　调查数据显示,四项评价指标得到了医患双方的广泛认同,其中,"医院及医务人员应当获得执业许可证件,并依照范围执业"(表 6-6 和表 6-18,在下文中统称 A1)、"医务人员依法书写、保管病历资料,依法出具医学证明文件"(表 6-7 和表 6-19,在下文中统称 A2)、"医院建立保护患者权利的内部制度"(表 6-8 和表 6-20,在下文中统称 A3)、"医院应当设置纠纷投诉的专门科室,具有完备的处理流程"(表 6-21,在下文中统称 A4)四项指标中,认为"重要""很重要"或者"最重

要"的受访者所占比例均在 95％以上。由此说明,绝大部分医务人员以及患者充分认识到医院法治管理指标的重要性,也充分赞同这四个指标。医患双方对各项指标的认知情况见表 6-25。

表 6-25　医患双方对指标的认知情况

指标	医方人员		患方	
	重要及以上/％	最重要/％	重要及以上/％	最重要/％
A1	99.1	75.6	98.9	67.5
A2	99.1	66.2	98.3	54.9
A3	96.1	41.4	99.2	42.6
A4			98.3	43.7

首先,医务人员对 A1、A2 两项指标的关注度极高,认为这两项指标属于"最重要"的受访者占比分别为 75.6％、66.2％。并且,数据分析结果表明,A1 指标中,性别、年龄、学历、工龄、职称、岗位、单位归属地等因素对受访者的认知没有影响,反映出这些标准的重要性得到了普遍认同。可能的原因在于,国家自改革开放以来,持续对非法行医、无照行医予以打击,1997 年刑法专门设定了非法行医罪,2004 年之后我国开展了数次打击非法行医的专项行动,医务对医疗行业准入制度有充分的认识和尊重。对于 A2 指标,尽管有 66.2％的受访者认为此项指标"最重要",但是分组检验结果显示,不同学历、不同职称的医方人员对这个问题的重要性认识不同。具体而言,①大专及以上学历的医务人员比中专及以下的医务人员更看重这一方面,博士学历者也不够重视,认为"最重要"的受访者的占比情况分别为:中专及以下 57.1％、大专 58.1％、本科 67.7％、硕士 70.8％、博士 55.0％。这种状况的出现可能与各自的工作重心差异有关。拥有本科、硕士学历者是临床医疗的中坚力量,对临床工作中的法律问题更为关注,而中专以下学历者多是从事临床辅助工作,对病历等资料在纠纷处理中的积极作用认识相对不足。拥有博士学历者,科研、教学工作相对较多,对临床纠纷处理可能关注不够。②正高级职称的医务人员与其他职称的医务人员相比,对这一指标相对不够重视。相关的原因可能在于正高级职称的医务人员更容易受到患者的敬重,并且处理医患关系的方法更为圆融,他们面对医患纠纷时并不像低年资医生那么窘迫,所以对这一指标关注相对较低。

其次,对医方受访人员调查结果数据分析后还发现,受访者的年龄、学历、职称等因素对指标的认知度产生了影响。总体上说，大专本科及硕士学历者、年龄较轻者、副高以下职称者对这些制度比较关注，某种程度上说，这种现象与上述人群的受教育经历及医疗工作中面临的状况是相一致的。他们大多在一线工作岗位，直接面对大量的、各种类型的医患纠纷，并且他们正在或已经接受包括卫生法规在内的培训，对具体的法律制度及临床法律风险有更为深刻的认识，故而关注度较高。反之，这种现象也提示我们，年龄较大者、职称较高者，由于当年在校学习期间并无法律课程，近年来开展的各类培训与他们的关联性较小，所以，尽管他们对依法治国等法治理念有了解，但对具体制度关注还比较少。这种现象应当引起必要重视。

最后，受访患者对 A1、A2 最为关注，认为"最重要"的受访者占比分别为67.5%、54.9%。这两项指标分别涉及取得执业许可证件并依准许范围执业、病历资料的规范书写和保管，这两项指标之所以被高度关注各有原因。"取得执业许可证件并依准许范围执业"则与我国新闻界对非法行医现象及医疗卫生管理部门相关打击活动的报道、宣传有关。对于 A3 指标，虽然大部分患者不认为是最重要的（认为"最重要"者占比为 42.6%），但是，认为"重要""很重要"或"最重要"者的总人数占比达到 99.2%，反映绝大部分患者很关注患者权利保护医院内部制度建构。

（七）人文管理的心理指标中医患双方对医患沟通机制的重要性达成共识，医务人员也非常重视内部建设以及面对自身业务的不足，但在年龄、工龄、职称方面，对"医生坦率面对自己业务上的不足"的认同方面有差异

国内外研究结果都表明，管理水平高低直接影响到医疗服务质量。[9]本研究从心理和沟通的角度设计了三道题目，分别为"医院建立以院领导参与、院内各相关部门参与的医患沟通协调机制""医院对投诉事项进行定期分析，查找原因并及时整改，防止类似情况重复发生"和"医生坦率面对自己业务上的不足"。

结果显示（见表 6-9、表 6-22），在对待建立以院领导参与、院内各相关部门参与的医患沟通协调机制重要性方面，医务人员和患者都比较统一，说明在当下医患关系相对紧张的背景下，无论什么类型、什么层次的医务人员都认识到医患关系的调解，仅靠医务人员和患者两个当事方是远远不够的，必须要有医院参与的协调机构来解决。在对待投诉事项方面，医务人员比较统一，说明在目前国家对待医疗纠纷等方面的政策法规还不是很健全的情况下，加强医院内部建设非常重要，包括对投诉的原因进行分析，并在此基础上提出相对应的整改措施。数

据显示(见表6-10),岗位中,医技岗位认为"重要""很重要"或者"最重要"的比例之和为100.0%,而行政为97.6%。可能的原因是医院行政人员觉得投诉的解决也许不是医院和患者两方面能解决的,也许涉及其他因素,比如体制等原因,他们要比非行政岗位的医务人员对投诉的解决认识更全面些。另外,公费医疗患者由于自费费用很少,故因费用产生的投诉较少,因此对医院进行的投诉事项相对就少(见表6-23)。

在医务人员是否坦率对待自身业务上的不足方面,医务人员普遍认同"医生坦率面对自己业务上的不足"的重要性,不会受到医院人员的性别、学历、岗位及单位归属地方面的影响,但在年龄、工龄、职称方面,对该理念的认同方面有差异。在年龄方面,认为"很重要"及"最重要"的比例,小于30岁的受访者为94.8%,30~39岁的受访者为88.2%,40~49岁的受访者为77.1%,50岁及以上的受访者为77.3%。40岁左右为一个界限,40岁前的比例较高,40岁后的比例较低,说明勇于面对自己业务不足与年龄密切相关,年轻的要比年龄稍长的更容易坦率面对自己业务的不足。在工龄方面,数据显示,16年以上工龄的比例要比16年以下工龄的比例低,与年龄有一定的相关性,即随着工龄的增长,医务人员对是否应该坦率面对自己业务上的不足的重要性的认识的比例越来越低。在职称方面,随着职称的提升,比例也是越来越低。结果表明,随着年龄、工龄和职称的增长,医务人员要特别注意敢于面对自己业务上的不足,因为医学是一个不断更新的学科,大量的新知识、新技术会不断出现。对患者而言,女性、本科和专科学历层次以及城镇职工基本医疗保险的患者,对医生应坦率面对自己业务上的不足的重要性非常认同。可能的解释是女性心细、非常关注健康,另外,患者自身医疗费用承担的比例越高,患者就越期待医务人员提供性价比较高的医疗服务。

(八)管理者和员工对加强员工的利益维护是衡量人文管理的重要指标这一命题达成共识,其中,年资和文化程度对指标有影响

首先,在人文管理的文化管理战略二级指标下的四项评价指标中,管理者和医务人员普遍重视的前三项指标是"重视员工发展空间和机会""重视促进科室内及科室间的交流与协作""重视员工参与管理的程度"。这说明,管理者和医务人员都认为医院人文管理的重要措施就是要在以人为本理念的指导下,制定真正尊重员工、维护员工利益的管理措施。无论是鉴于当前紧张的医患矛盾,还是基于组织管理的理论,都有力显示了尊重和维护员工利益对医院长期发展的重

要性。当前医患关系日趋紧张，当面对医患纠纷时，医务人员往往成了弱势群体，成了被打击报复、被伤害的对象。面对如此不公的事实，医务人员的职业倦怠感提升，而组织忠诚度降低，导致他们工作上的消极，这进一步恶化了医患关系。从组织管理的理论角度，只有提升了员工的组织支持感，包括情感性支持感和事业性支持感，才能提升员工的组织承诺，员工才能立足本职、无私奉献，最终提高组织绩效。而提高员工的组织支持感的前提之一就是从情感和事业发展两个方面关心、尊重员工，维护员工利益。因此，重视员工发展空间和机会，重视促进科室内及科室间的交流与协作，重视员工参与管理的程度，都是尊重和维护员工利益的具体体现，因而得到医务人员的普遍重视，也应得到管理人员的高度重视。

其次，年资是影响人文管理各指标评价的主要因素。从同一年龄层横向比较，同一年龄层的员工对指标"重视员工发展空间和机会""重视促进科室内及科室间的交流与协作""重视医院文化建设与传播的载体平台建设"的评价依次降低。这反映出无论哪个年龄层的员工，同一年龄的员工均认为员工的发展空间和知识共享非常重要。从不同年龄层纵向比较，年龄越小对指标"重视医院文化建设与传播的载体平台建设""重视促进科室内及科室间的交流与协作""重视员工发展空间和机会"的重要性评价越高。工龄与年龄有一定的关联性，数据显示（见表 6-15）20 年以下工龄的员工对指标"重视员工发展空间和机会"的重要性评价明显高于 20 年以上的员工的比例。这反映出年龄、工龄越低的医务人员反而越重视科室间的交流与协作及自身的发展空间与机会。

年轻人处于事业发展的上升期，有理想有抱负，但同时也承受了较大的压力。他们渴望更广阔的发展空间，渴望通过广泛而密切的交流提升自己的医疗水平和能力。同时，医院作为一个知识密集型组织，其员工普遍具有较高的文化素质水平，而作为一个知识密集型组织，其竞争更倾向于智力型的竞争，这就潜在地要求其员工的专业技能不断地更新与进步，而科室之间的交流与协作无疑是更新提升自身知识技能的良好机会。因此，处于学习黄金年龄的低年资员工更加重视此间的参与性。

高年龄层和工龄层的医务人员较之年轻人显示出对发展空间和交流的动力不足。由于目前的管理体制，医务人员的晋升主要是职称通道，而能上不能下的职称晋升制度，以及发展的单一通道使得高年资医务人员丧失了进一步发展的动力和压力。同时，他们出于保护自身利益，也表现出较低的交流积极性，导致知识垄断,形成知识孤岛。因此,对于高年资医务人员,医院也应改善管理措施,调动他们的积极性。

最后,文化程度影响对交流的重视程度。调研结果显示(见表6-14),本科与硕士学位的医务人员对科室内及科室间的交流与协作的认可程度要明显地高于大专及以下,反映出高学历员工更加渴望知识的共享。本科和硕士学位的医务人员自身拥有一定的学历层次,但面对飞速发展的医学,显然只有不断学习,并且通过科室内及科室间的知识共享才能跟上医学发展的速度,才能保证医疗质量与技术的提升。因此,必须重视这一学历层次医务人员的需求,制定相应措施,创造有利于他们知识共享的平台。

第三节　实施路径

一、从医院管理伦理到伦理管理,加强人文管理的伦理建设

从医院管理伦理到伦理管理是医院人本管理转向人文管理的关键环节之一,改变过去仅仅从规范体系或医院管理的价值体系的单一视角来看待管理中的伦理,而应从人文管理的视域中来进行伦理建设。

(一)医院管理者与医生对涉及人体试验的科研伦理的重要性认识显著提升,应从管理上加快从制度规范到内心遵从的转变

目前,医院管理者与医生对科研伦理的重要性认识的提高主要受国内外法律法规、国内外伦理委员会的伦理审查等外在因素的影响,并非自身从内心上对科研伦理的自觉认识和遵从。因此,在目前良好的重视科研伦理的氛围下,管理上应继续深化引导,朝人文医院方向努力。第一,不仅要对医务人员开展科研伦理内容和程序部分的讲座和培训,更应该重视对科研伦理的历史脉络以及生命伦理学基础理论的学习和体会。第二,不仅要重视事前伦理审查,更要重视跟踪审查,不能让伦理审查流于形式。否则,参加审查的医务人员会认为科研伦理是形式主义,不利于养成对科研伦理的内心自觉。第三,在医院管理中要给予伦理委员会应有的地位、经费及场所。是否有专职人员、独立的场所、充足的经费、院内平等的待遇、符合伦理的标准化程序等,均为评价医院管理是否真正意义上重视科研伦理的指标,也是人文医院的应有之义。

（二）继续加强患者隐私权的管理，不因患者的认识和评价而改变

尽管医院管理者和医生对患者隐私权重要性的认识高于患者本身对此的认知，但并不意味着我们要降低对患者隐私权的重视，前面已经分析目前患者缺乏对隐私权重视的影响因素，但人文医院的建设是前瞻性的，尊重患者的隐私权是人文性的重要表现之一，随着社会生活的改善和基本医疗目的的实现，患者对隐私权的重视将逐渐上升。

（三）医院应改变医疗纠纷的管理方式，从单一的经济管理转为人文管理

从数据上显示，医院管理者和医生对医方在医疗纠纷中公平合理承担自身责任的重要性认识低于患者的认知，这与医院单一的经济管理方式密切相关。医院重视"经济人"的激励和约束，奖金和医疗赔偿的数额都与医务人员直接关联，这虽然利于简单管理，但却不利于医务人员伦理行为的自发性，进而产生消极的工作态度、保护性医疗行为和对医疗纠纷的推脱和扯皮等行为，最终降低了医院整体的人文性。

（四）应加强医院伦理行为指南的宣传和试点工作，制定符合本土化特征的伦理指南

虽然医院管理者和医生对医学伦理行为指南的重要性认识偏低，与西方医学界显著不同，但我们应该加强对这一"舶来品"的宣传和试点工作，因为我们医务人员也面临对某些抽象的伦理理论和原则的难以理解、倦怠和无操作性的困境，具有本土化特征的伦理指南是规范和引导医务人员的伦理行为、建设人文医院的有效途径之一。

二、从法制建设到医院管理法治化，加强人文管理的法治建设

医院管理从以往的法制建设到法治建设，虽是一字之差，却是本质性的转变，医院应从过去简单的法制学习转变为依法管理，进而深化为人文管理视域中的法治管理。

（一）应当树立依法管理的意识

所谓医院管理法治化是指医院管理过程中形成的，并对医院管理进行规制的法律规则以及法律运作行为的动态化过程。在这个过程中管理与法律成为一个有机的整体，二者统一于医院管理实现的法律过程中。医院要以法律规范为依据，结合自身情况制定具体的规章制度和操作流程，努力维护制度的严肃性，提高制度的执行力与约束力。

（二）建立相关法律顾问制度

医院应注重在法律顾问的帮助下，确保医疗服务、劳动人事、财务、科研、广告发布等方面有全面且合法的管理制度。[10]创新法律管理工作模式，即建立医院总法律顾问制度，为医院实行"全方位、全过程"的法律服务，从源头上防控法律风险，提升法律顾问的工作成效，监督医院依法办事，维护医院的合法权益，有效解决在医院管理和服务社会中存在的不懂法、不守法、不用法等问题，推动医院法治化建设的进程。

（三）切实遵守行业准入制度，严格管理医务人员的从业资格

医院应严格遵照相关规定的要求，确保医疗主体合格，包括医院、医生、护士等的从业资格，禁止任何形式的非法行医行为。各主体均获得有效合法的执业许可证件，且执业范围与许可证件的登记范围一致。

（四）完善档案管理制度，正确书写、保管临床病历资料

医院应通过制度建设，完善内部流程管理、病历材料归档、病历抽查等机制，保证患者病情变化能够被客观反映出来，保证医疗行为有据可查，确保医疗活动的标准化与规范化。

（五）完善医院内部的患者权利保护机制

调研数据表明（见表6-8），医务人员尽管也较为重视患者权利保护内部制度建设问题，但相较而言，重视度不高。认为该指标"最重要"者为180人，占比41.4%，与其他指标的认同度比，相对较低。并且，在此项指标中，有3人认为该指标是"不重要"的，认为"重要""很重要"或"很重要"的人数之和为418人，占比96.1%，也相对较低。上述指标同样与性别、年龄、学历、工龄、职称、岗位、单位归属地等因素不存在明显的相关性（差异性分析P值均大于0.05）。这反映出医务人员对制度建设的重要性认识还不够。制度对患者权利的实现起着决定性的作用，只有形成完善的权利保护的内部制度，才能够提高医疗服务的规范性，从而让患者权利的实现获得可靠保证。对于A3指标，虽然大部分患者不认为是最重要的（认为"最重要"者占比为42.6%），但是，认为"重要""很重要"或"最重要"者的总人数占比达到99.2%，反映绝大部分患者很关注患者权利保护医院内部制度建构。

（六）保证药物、医疗器械等财物采购等行为的合规性

医院的采购方式应公开化，规避医疗设备购置设施的腐败风险的发生。医疗设备设施采购应由专门部门组织，以公开招标投标的方式进行。属于集中采

购招标或政府采购项目的医疗设备设施应当按规定委托招标采购。对于自行招标的,应该坚持公平、公正、公开原则。

医疗设备的采购和管理是医疗设备科的首要任务,使其实现法治化是当今现代化医院所必须面对和重视的问题。必须严格按照医院设备配备要求,购置和更新医院必备设备、重点专科设备、标志性设备,临床紧缺的设备优先购置,与使用科室签订设备购置责任追究制合同;同时,在采用全成本核算时将设备折旧费、维修费纳入临床使用设备科室成本,提高使用、维护设备的积极性,消除积极申购、消极使用的弊端。参加上级主管部门医疗设备集中采购招标工作,做好大型设备购置前期调研论证工作,按照设备采购制度和程序,严把设备进口关,积极参加网上招标工作;加强对大型设备使用的规范化管理,注重大型设备操作人员资格培训工作,提高大型设备使用完好率;进一步完善医疗设备领用和报损程序。[11]

三、加强医患沟通管理,促进和谐医患关系目标建设

医患沟通是指在医疗服务过程中,医患双方围绕疾病、诊疗、健康及相关因素等主题,以医方为主导,通过全方位信息的广泛交流,科学地指导患者疾病的诊疗,在医患双方间建立共识与信任合作关系,并达到维护患者健康、促进医学发展和社会进步的目的。广义的医患沟通还包括各类医务工作者、卫生管理人员、医学教育工作者及医疗卫生机构,围绕医疗卫生和健康服务的法律法规、政策制度、道德与规范、医疗技术与服务标准、医学人才培养等方面,以非诊疗服务的各种方式与社会各界进行的沟通和交流。医患沟通能力是医务人员必须具备的,我们主要探讨医院建设过程中的医疗服务方面的医患沟通。目前,医患关系比较紧张,原因比较复杂,据中国医师协会统计,90％的医患纠纷不是技术性因素造成,而是医务人员服务不到位、沟通不当等原因造成的。

建立医患之间的良好沟通需要医疗机构、医务人员和患者的共同努力。加强医患沟通管理,应当从强化医疗机构的管理、提高医务人员的素质和争取社会的理解包容三方面着手。第一,加强医患沟通管理是构建和谐医患关系的保障,应建立和完善医患沟通制度,应加强医患沟通考评。第二,提升医务人员素质是构建和谐医患关系的基础。应加强专业技能的培训,尤其是加强"三基三严"的训练和考核,强化医务人员尤其是低年资医生的基本知识和基本技能的系统培训;加强医务人员沟通技巧的培训,强化沟通意识的教育,通过开展医德医风法

律法规教育以及医患沟通典型案例的教育,使他们认识到医患沟通的重要性和必要性;加强医务人员的人文素质培训,重视对临床医师的人文素质的培养,积极开展社会学、心理学、管理学等社会科学方面相关知识的培训,提高医务人员的品德修养和综合素质,激发他们以"见彼苦恼,若己有之"这样感同身受的心去"普救含灵之苦",让"以病人为中心"发自内心,落于行动。第三,争取患者理解包容是构建和谐医患关系的关键。人文医院建设过程中一定要注意争取患者的理解、支持与包容。医疗机构要积极采取措施,通过开办讲座、发放宣传手册、提供健康咨询等多种方式进行患者教育和医学知识的普及,缩小医患之间的认知差距。只有社会对医疗职业的艰辛、繁重和高风险性给予充分理解,只有医患之间相互理解、相互尊重,才能实现真正的和谐医患关系。[12]

四、加强医务人员自身的人文建设,提高医务人员的人文管理能力

医院的管理归根结底是对人的管理。员工发展对传递最高质量的医疗服务和支持服务是至关重要的。医院只有通过内部对员工的人文管理,才能充分调动员工的积极性、创造性,最大限度地挖掘员工的潜能,从而提供外显的人文服务,最终实现提高患者满意度的目的。

（一）系统化的培训与激励,提供广阔发展空间

一方面,提供系统化的继续教育和培训。以长远发展为目的的员工继续教育和培训,必须做好以下工作:首先,设立首席教育执行官职位,成立教育团队。如圣鲁克医院于2003年设立了首席教育执行官职位。这一行动反映了医院对组织和个人学习的重视。[13]其次,还要注意精心设计教育和培训的内容、多样化的教育和培训形式、强知识和技能的运用以及评价教育和培训的有效性。

另一方面,采用正式和非正式结合的激励措施促进员工职业发展。知识型员工的重要特点就是注重精神追求,将是否提供更广阔的发展空间看作是对自己能力认可的重要标准。因此,医院要采用正式和非正式结合的激励措施促进员工的职业发展。如将具有竞争力的薪酬(每年的薪金和福利调查)、支持员工保持个人竞争力的愿望(教育支持)、鼓励员工提出建议和反馈(员工反馈群体)、职业生涯发展项目、团队建设、多样化团队、个人奖励和认可项目以及其他的授权行动等作为正式激励的主要措施。

（二）构建团队工作模式,促进员工交流,提高决策参与度

目前的医院组织结构、科室划分形成了知识共享的壁垒,科室间的交流受到

阻碍,科室内的交流也因知识垄断心理、工作方式、激励机制等问题受到阻碍。因此,必须构建团队医疗模式,在团队医疗模式中营造平等、参与的氛围,促进科室内及科室间的交流与协作,提高决策参与度。

组织结构应做到:内部扁平化、团队化与外部网络化。管理大师钱德勒提出著名的"战略决定结构,结构跟随战略"命题。[14]战略决定着组织结构的模式设计与选择,结构必须随着战略的变化而变化。内部扁平化、团队化,外部网络化的组织结构则有利于医务人员的合作与学习,有利于医疗团队的组建和学习型组织的建立,使得为患者提供服务的不再只是一位医生,而是"整个组织"。全面医疗护理方案的制定来自主治医师与其他医生,以及患者的社区医生的协调沟通。这样才能真正实现整合医疗,给病人提供全人照护。[15]

团队成员组成应做到:多元化。由医生、护士、药师、健康管理经理、护工、病人及家属等多角色多职能组成的团队,才能给患者提供全方位的满意服务。如,梅森医院的医疗团队由医生、护士、社区健康管理经理、药师及医务助理组成。[16]

团队成员关系应做到:平等、参与决策。参与决策是影响员工满意度的关键因素之一。在团队医疗工作模式中,每位成员的角色都要明确,每位成员都应有平等的话语权,表达自己的想法、思考与建议,一起为了提高医疗质量而努力。

考核标准应做到:团队参与度与贡献度。在对员工进行年终考核时,不能仅从员工的工作量、科研情况等方面进行考核,还要将团队参与度和贡献度作为考核的重要指标。通过这些考核指标,有效激励员工在团队医疗中的积极性和主动性。

(三) 根据医务人员的差异性,制定有针对性的管理措施

鉴于年龄、学历、工龄和工作单位归属地对人文管理各指标评价的显著性差异,医院在人文建设中应着重根据这些差异性,制定出对各类人群具有针对性的管理措施。

健全人才激励机制,注重挖掘中青年医务人员的潜力,发挥其主动性。中青年医务人员工作时间虽不长,但他们的工作热情很高。因为他们正处于事业发展的上升期,对自己的职业发展有比较高的期望,因此他们更加看重学习和发展机会。因此,要给中青年医务人员提供政策倾斜,如针对不同年龄层、不同学历的医务人员制定不同的培训方式,因材施教;针对不同年龄层、不同学历、不同工龄的医务人员制定不同的继续教育及职业发展规划,为各特征人群提供满足他

们需要的发展空间与机会。同时,给高年资医务人员更大的自主权,充分释放他们的潜能,发挥他们的积极主动性。

在促进科室内与科室间交流方面,针对年龄差异,通过体现公平性的知识共享激励机制,打破知识共享的壁垒,促进知识交流。针对文化程度的差异,给低学历医务人员提供更多的学习机会来加强学习、提升学历层次,以提升他们的认知水平,从而提高他们知识共享的主动性与积极性。

五、加强医院文化建设与传播的载体平台建设

医院文化建设要善于利用现代技术的优势,充分发挥医院网站、微信等的传播效用,通过完善的载体平台建设,加强医院文化的营造与传播,达到内造氛围、外塑形象的目的。

医院网站属于传统媒体,大众接触度比较广泛,因而它如同医院的一面镜子,向大众展示着医院的发展现状与精神风貌。因此,医院网站除发挥为患者提供便捷服务的基本功能外,还要充分展现医院的战略目标、愿景、价值观等,展现医务人员爱岗敬业的精神风采,展现医患之间和谐互助的动人画卷。

微信属于新兴媒体,微信以其便捷、传播速度快等优势,成为医院宣传自己的有效工具和手段。医院不仅要开发微信提供快捷就医的服务功能,如预约挂号、专家介绍、科室介绍、检验单读取、候诊等待时间提示等服务功能,还要重视开辟微信主题专区,如寻找最美医生、寻找最美护士、医务人员的一天、最难忘的患者等主题,宣传医院医务人员体现"以患者利益至上"的核心价值观的行为,展现和谐的医患关系,塑造良好的医院形象。

【参考文献】

[1] 周三多,陈传明.管理学原理[M].2版.南京:南京大学出版社,2009:12.

[2] 陈荣耀.百年管理史的文化诠释[J].上海市经济管理干部学院学报,2008,6(5):34-41.

[3] 李博.伦理型管理与法理型管理:试论文化视阈中的两种基本管理范型[J].西北人文科学评论,2010(00):167-173.

[4] 黄健荣,等.公共管理新论[M].北京:社会科学文献出版社,2005:83.

[5] 李宝元.回归人本管理:百年管理史从"科学"到"人文"的发展趋势[J].郑州航空工业管理学院学报,2006,24(5):90-94.

[6] 郑大喜.制度伦理与社会转型期的医德建设[J].医学与哲学(人文社会医学版),2008(9):27-28.

[7] 王利明.隐私权内容探讨[J].浙江社会科学,2007(3):57-63.

[8] 李勇,陈亚新,王大建.医学伦理学[M].2版.北京:科学出版社,2010:117-118.

[9] 郑全慧,张昕,刘英.国外医院管理介绍[J].世界标准化与质量管理,2008(4):33-35.

[10] 吴波,薛勇.公立医院法律顾问工作模式探析[J].中国医院管理,2015,35(5):58-59.

[11] 丁忠,邓勇,陆银春,等.医疗设备管理的方法探讨[J].中国医疗设备,2011,26(12):76-78.

[12] 李莉.加强医患沟通管理 构建和谐医患关系[J].江苏卫生事业管理,2012(6):156-158.

[13] 芮苏敏.卓越的医院管理:美国国家质量奖案例[M].北京:中国标准出版社,2006.

[14] 钱德勒.战略与结构:美国工商企业成长的若干篇章[M].昆明:云南人民出版社,2002.

[15] 陈洁.人文医院的内涵与管理模式探析[J].中国卫生事业管理,2014,31(9):663-665.

[16] 肯尼.医改传奇:从经典到精益[M].北京:人民军医出版社,2014.

第七章 人文服务:医院人文 建设的焦点

　　所谓焦点,常用于比喻问题的关键所在或争论的集中点,或人们的关注点。随着人们对全方面、多层次、高水平的医疗服务发展的需求,患者对医院的人文服务水平要求也逐步提升。而医院除了提供医疗技术之外,还需要满足患者生理、心理、伦理等方面需求。

　　因此,人文服务逐渐成为医院人文建设的焦点。

　　人文服务是以尊重人性为出发点,满足人文关怀的一系列精神的、文化的、情感的服务性行为。其核心是:关心患者的健康需求,尊重患者的生命价值、人格尊严与个人隐私。人文服务是医院精神文化的体现,代表了医院的价值观与文化导向。

　　医院人文服务关注患者的社会属性,有针对性地满足患者的心理需求,可以促进医患关系和谐发展,也是提升核心竞争力及品牌建设的必然途径。

　　因此,提高医院的人文服务水平,对医院的人文建设具有重要意义。

第一节　人文服务的概念、地位和作用

一、人文服务的概念

(一) 服务与人文服务

从字义上讲,服务是履行某一项任务或是从事某种业务,可以理解成:为了公众做事,替他人劳动的含义。在古代,服务是"侍候、服侍"的意思,而随着时代的发展,服务已成为整个社会不可或缺的人际关系的基础。

但是,由于服务是看不到、摸不着的,而且应用的范围也越来越广泛,难以简单概括,所以至今没有一个权威的定义。1960 年,美国市场营销协会(AMA)最先将服务定义为:"用于出售或者是同产品连在一起进行出售的活动、利益或满足感。"斯坦通(Stanton)认为:"服务是一种特殊的无形活动。它向顾客或工业用户提供所需的满足感,它与其他产品销售和其他服务并无必然联系。"莱特南(Lehtinen)认为:"服务是与某个中介或机器设备相互作用并为消费者提供满足的一种或一系列活动。"格鲁诺斯(Gronroos)的定义是:"服务是以无形的方式,在顾客与服务职员、有形资源等产品或服务系统之间发生的,可以解决顾客问题的一种或一系列行为。"而当代市场营销学泰斗菲利普·科特勒(Philip Kotler)则将服务定义为:"一方提供给另一方的不可感知且不导致任何所有权转移的活动或利益,它在本质上是无形的,它的生产可能与实际产品有关,也可能无关。"

综上,社会学意义上的服务,是指为他人、为集体的利益而工作,或为某种事业而工作。而经济学意义上的服务,是指以等价交换的形式,为满足企业、公共团体或其他社会公众的需要而提供的劳务活动,它通常与有形的产品联系在一起。基于此,笔者将服务理解为:本着诚恳的态度,为他人着想,为他人提供方便或帮助。

由此可见服务的四个特点:①服务的无形性。即服务是由一系列活动所组成的过程,而不是实物。②异质性。服务是由人表现出来的一系列行动,由于没有两个完全一样的服务者,也没有两个完全一样的服务对象,那么就没有两种完全一致的服务。③生产和消费的同步性。这通常意味着,服务产生的时候,服务对象是在现场的,而且会观察甚至参与到服务过程中来。④易逝性。即指服务不能被储存、转售或者退回的特性。

正是由于上述服务的四个特点,我们认为,服务除了强调产品、实物、交换、过程性,还需要强调和突出服务的人文性,即人文服务。人文服务的基本思想是"提倡属于人的东西和以人为中心",也就是说,在服务中坚持以人为本的服务宗旨,突出和追求人的自由、自尊、自主、平等、价值、发展,在服务全过程中贯彻满足人的需求、保障人的权利的理念。

从本质上讲,人文服务是一种需求型的主动服务,它以人为中心突出人性服务,是社会型的服务模式。服务提供者和服务对象间的身份是平等的,只有社会角色的不同、职业和分工的不同,没有身份的差别,没有主人和仆人之分,也不存在雇佣与被雇佣的关系,在人格上是平等的。服务具有宽领域、多层次、人格化、深理念的内涵,适合各种被服务群体,这种服务不受条件制约,完全按人文需求提供各种服务。这是一种新型观念服务,如境界服务、心理服务、素质服务、需求服务、心情服务等。总之,人文服务从观念、境界、文化内涵等诸方面均是一种新的提升。[1]

(二)医院人文服务

医院人文服务是指除了医疗技术之外,医院为满足患者的生理、心理、伦理等方面的需求,以尊重人性为出发点,满足人文关怀的一系列精神的、文化的、情感的服务性行为。其核心是关心患者的健康需求,尊重患者的生命价值、人格尊严与个人隐私。

医院人文服务的内涵是对人的生命的敬畏与尊重,对人的健康权利的重视与维护,对人的身心健康的关爱与呵护。在医院内,除了医疗技术水平外,患者对医院的服务的关注度也在逐渐提升,即从单纯的治愈疾病、寻求技术性医疗服务为主,逐渐转变为注重就医感受、环境和流程等人文服务内容。

医院人文服务包括表层、中层、深层服务,三者之间是逐层递进的关系。

表层的服务:许多医院已经有意识地提供人文性医疗服务,但多数仍属于微笑服务,强调服务态度,提供空姐式服务。

中层的服务:少数医院的医务人员在临床工作中已自发产生了对患者的同情心,提供亲友式的服务。

深层的服务:医院人文服务的最高境界,应是医务人员成为患者的精神支柱,帮助其建立战胜疾病的信心。[2]

医院人文服务的实质是医院以人为载体向患者作出的服务承诺。医院属于服务行业,医疗服务就是医院以患者和一定社会人群为主要服务对象,以医学技术为基本服务手段,向社会提供能满足人们医疗保健需要,为人们带来实际利益的医疗产出和非物质形态的服务。医疗产出主要包括医疗及其质量,它们能满足人们对医疗服务使用价值的需要;非物质形态的服务主要包括服务态度、承诺、医院形象、公共声誉等,可以给患者带来附加利益和心理上的满足及信任感,具有象征价值,能满足人们精神上的需要。[3]

二、人文服务的地位和作用

1977 年,美国学者恩格尔提出以生物—心理—社会医学模式逐渐取代单纯生物医学模式的理论。但是,长期以来,以疾病为中心以及技术至上的观念对临床医疗的影响仍根深蒂固,忽略了医疗附属相关产品的人性关怀。

医疗服务涵盖伴随疾病的预防、诊断、治疗、康复、预后等医疗活动过程,是医院及医务人员以实物和非实物形式满足患者需要的一系列行为。医疗服务是医疗和服务的有机融合,特指医疗卫生领域的服务行为,是医疗活动的重要载体和外在形式,具有双重性特性。一方面,医疗服务包含疾病诊断、治疗等职业技术过程;另一方面,医疗服务又包含满足人类生理和心理素质需要的服务过程。

而医院人文服务就是指在医护过程中除了为患者提供必需的诊疗技术服务之外,还要为患者提供精神的、文化的、情感的服务,以满足患者的健康需求,即关注患者的社会属性,弥补单纯的生物医学模式的缺陷,强化人文关怀照顾的服务形式,在医院内努力实现医疗的"全人"服务目标。同时,使患者对医疗活动的关注点,从单纯的治愈疾病、寻求技术性医疗服务为主,逐渐转变为兼顾就医感受、环境和流程等人文服务内容。[4]

（一）医院人文服务关注患者的社会属性,针对性地满足患者心理需求

毫无疑问,患者就诊时最关心医疗技术,但是,除此以外还有作为一个"人"的多方位的需求,而忽视患者需求是医学服务的人文性欠缺的重要原因。

当患者患病后,除了疾病本身以外,其生理、心理上的不适,物质上的需求及病理知识上的缺乏、困惑已形成一个整体效应,且密不可分,互为影响。因此,医院在负责医治患者的躯体疾病的同时,不能忽视患者的情感、心理问题。这些问题具体包括:因疾病引起的恐惧、失望、沮丧,患者与整个社会的交往能力的下降,个人能力的下降等。[5]

医院人文服务可以缓解患者的负性情绪。每位患者都有非常鲜明的心理需

求特点需要医务人员在就诊过程中满足,如:希望医生能以最快的速度、最好的医术治愈疾病;希望能得到医务人员的关心和照顾,其所说的症状和话语能得到注意和重视;常伴有身心疾病,在躯体疾病的同时伴有心理的负性反应。不少患者会对检查或治疗环境产生焦虑、不安情绪。因此,如果能对患者的不同疾病、不同病程的心理需求给予重视和满足,很大程度上有助于缓解患者的情绪,甚至减轻疾病。

医院人文服务能增强患者的情感力量。医疗设备的现代化使得大量的诊疗仪器介入医疗过程,在带来诊疗质量提高的同时,医生对高档仪器检查结果的依赖日趋大于对患者自身体验的关注,传统的望、触、叩、听、闻、问、切等基本检测手段正在逐渐淡化。其直接效应是医患双方的情感交流日趋减少,医患关系日趋冷漠,患者及家属作为非医疗专业的人群,无法预知就诊结果。如得不到情感的满足,他们势必产生不信赖感,质疑就诊环节,从而引发医疗投诉。如果能在提供人文服务时不仅仅是微笑服务,而给予情感的正性交流,如同情心、同理心这些情感的慰藉、精神的鼓励,那么这些将会成为患者的精神支柱。[6]

总之,构建医院人文服务体系,就是在充分了解患者心理需求和心理反应特点的基础上,为患者提供精神、情感层面的服务,真正表达对患者的尊重和关注,与患者建立共同对抗疾病的情感联盟,成为患者的精神支柱,帮助患者重拾信心和勇气。

(二)医院人文服务可以促进医患关系和谐发展

现实中的医患冲突,既有对医德的声讨,又有对医术的检视,这实际上凸显了医疗活动的双重维度:不仅仅是生物医学模式下的一种生理技术,也是一个涉及社会伦理道德、深受社会氛围影响的社会活动,同时具有科学与人文的双重特征。

现实中的患者对疾病的理解、对症状的陈述、对治疗的需求,除了医生眼中的"生理疾病"因素外,往往夹杂着个人和家庭的心理诉求和利益考量。单纯从医生的角度看,医院可能只是一个生理疾病的治疗场所,而在患者看来,医院却是一个综合性的、全方位的展示舞台;医生可能认为要解决的仅仅是患者的"病",而作为一个"生病的人"的患者,除了程序性的治疗外,还会衍生出其他要求——如医生的言语关怀、护士的导引态度、接诊时间的长短、收费的高低等,这都构成了患者评价医生和医院治疗服务的重要维度。而这些"外周性问题"往往是患者投诉的核心问题,也容易使医生、护士和其他医院工作者成为其迁怒之对象。患者群体普遍不满,医务工作者则满腹委屈,成为医患关系恶化的一大诱因。

因此,要想破解医患关系紧张的难题,除了诸多专家学者提出的加强制度建设的建议,还需要医学文化自身的重新建设和对医学本质的深入反思,以及大力提倡医院人文服务的实践氛围。医生的业务能力不能简单地操作化还原为诊断能力、手术能力等狭义的医学指标,还应当包括言语沟通能力、情绪管理能力等柔性内容。医务工作者的态度、医院自身的管理、医疗机会是否平等,都是医学从业者和管理者需要认真思考的问题,它们与技术性问题一样,都是现实社会中的医疗活动的中心事项。

总之,坚持以患者为中心,对患者实施医院人文服务,是减少医患冲突、构建和谐医患关系的重中之重。

(三)医院人文服务是提升核心竞争力及品牌的必然途径

在21世纪,服务已成为各行各业的差异化竞争手段,成为最值得挖掘、具有无限发展的优势。医疗卫生行业属于特殊的服务产业,医院人文服务水平已成为继技术竞争之后的第二竞争力。医疗技术的半衰期短于医疗服务的半衰期。提供同样的医疗技术,可因服务好而"增值",也可因服务差而"贬值"。任何一家医院仅仅以临床技术作为核心竞争力,在同行中脱颖而出的可能性已经不大。[7]

医院人文服务在医疗活动中虽然属于从属地位,但从属地位正是体现其整体服务附加值的重要方面。在这个基础上,人文服务需要一个长期的规划和合理的程度,避免运用人文性医疗服务建设医院品牌时出现忽视技术性医疗服务的错误方向。这是由医疗服务产品的特点决定的,也正是医疗服务不同于一般服务的特别之处。

同时,医院人文服务可以增加医院口碑效应。人文性服务主要体现人文关怀,注重患者的心理需求及精神感受,这是能提高患者对医院的满意度的主要方面。普通患者不具备专业的医疗知识,医院的服务更易在患者中口碑相传,也就是人文软性服务。医院品牌在患者心目中的形象和地位在很大程度上体现在医院对患者的人文性关怀之中。而且,医疗服务是不可观察的,不亲身经历很难切身体会,患者会对别人的经历认同感较强,会比较容易相信别人提供的信息。同时,感受医院的软性服务、人文性关怀的不仅仅是患者,还包括患者家属。这种传承的口碑效应对医院品牌建设的影响力是不言而喻的。

医院人文服务也是医院服务品牌差异化和增加附加值的关键手段。技术性医疗服务具有技术领先短效性、医疗技术同质化趋势明显、领先的技术适用范围窄、技术领先成本高等局限性,这使得医院在技术服务方面突出独特的优势的难度增大。而人文性医疗服务主要通过"人"来实现,这是医院进行差异化营销的关键。医院能否在患者心目中建立长期良好的品牌形象,主要取决于是否为患者提供具有差异化的医疗软性服务。

第二节　医院人文服务评价标准分析

我们研究团队根据医院人文服务评价指标应有的操作性、实用性,在文献研究法、专家访谈法、德尔菲法等研究方法的基础上,在"人文服务"一级指标之下,分别从伦理、法律、心理沟通及文化等四个维度设计二级指标,并在二级指标下设计相关项目(三级指标)。

其中,医务人员问卷共有 14 个三级指标。其中,伦理维度项目包括:医方能根据患者最佳利益,提供符合医方当时医学能力水平的诊疗方案和服务,并能及时转诊或会诊;对患者一视同仁,不因性别、地位、收入等予以歧视;尊重患者的知情同意权,解释详尽,耐心回答患者问题;检查适度、合理,无过度治疗。法律维度项目包括:医务人员应当尽到高度注意义务,医疗服务合理、规范、安全;医务人员在医疗活动中应当依照法律规定充分履行告知说明义务;医院应当执行符合医疗法律、法规以及行业常规的诊疗规范或操作规范。心理沟通维度项目包括:院方建立方便患者的投诉处理流程并告知患者及其家属反映意见的渠道和方式;医生告知患者及其家属应有的权利和义务情况;院方向患者及其家属提供相关疾病防治知识指导、咨询服务;医生耐心倾听患者;医生常给患者提供心理支持、心理抚慰等。文化维度项目包括:为患者提供身体、心理、社会的全面服务;诊疗流程设置人性化、科学化。

患者调查问卷共有 15 个三级指标。其中,伦理维度项目包括:医方能根据患者最佳利益,提供符合医方当时医学能力水平的诊疗方案和服务,并能及时转诊或会诊;医务人员对患者一视同仁,不因性别、地位、收入等予以歧视;医务人员尊重患者的知情同意权,解释详尽,耐心回答患者问题;医务人员能积极主动与患者交流和沟通,为患者的利益进行协商;医务人员进行与病情诊断相关医学检查,适度、合理且没有过度医疗。法律维度项目包括:医务人员应当尽到高度注意义务，医疗服务合理、规范、安全；医务人员在医疗活动中应当依照法律规定充分履行告知说明义务；医院应当执行符合医疗法律、法规以及行业常规的诊疗规范或操作规范。心理沟通维度项目包括：医生能告知患者及其家属应有的权利和义务情况；院方能向患者及其家属提供相关疾病防治知识指导、咨询服务；医生耐心倾听患者；医生常给患者提供心理支持、心理抚慰等；文化维度项目包括：语言文明规范、微笑服务；对待患者耐心，尊重患者；各种信息网络渠道通畅，使用方便、快捷。

这些评价指标相互关联，可以对医院人文服务进行全面完整的评价。通过调查医务人员对患者的诊疗方案的最佳选择，平等对待每一位患者，满足患者的知情权等方面，评价医务人员对患者的人文服务情况；同时也通过调查患者在诊疗过程中的感受，分析医务人员是否以正确的方式使患者感受到人文关怀。

依据这些指标进行评价，可以确保医院人文服务满足患者生理、心理、伦理等方面需求，以尊重人性为出发点，从精神、文化、情感上满足人文关怀，从单纯的治愈疾病、寻求技术性医疗服务为主，逐渐转变为注重就医感受、环境和流程等人文服务上。

一、数据分析

（一）医务人员问卷数据分析

根据表 7-1，在所有受访者中，性别、学历、职称、岗位、单位归属地 P 值大于 0.05，无统计学差异。

其中，年龄、工龄 P 值小于 0.05，有统计学差异。

年龄上，30 岁以下的受访者认为"最重要"的人数占其总人数的 59.1％，比例为最高；30～39 岁的受访者认为"最重要"的人数占其总人数的 45.5％；40～49 岁的受访者认为"最重要"的人数占其总人数的 46.8％；50 岁及以上的受访者认为"最重要"的人数占其总人数的 37.9％，比例为最低。这说明随着年龄的增加对此条重要性的认识比例是逐渐降低的。

工龄上，6 年以下的受访者认为"最重要"的人数占其总人数的 59.3％，比例为最高；6～10 年的受访者认为"最重要"的人数占其总人数的 45.9％；11～15 年的受访者认为"最重要"的人数占其总人数的 52.5％；16～20 年的受访者认为"最重要"的人数占其总人数的 44.8％；21 年及以上的受访者认为"最重要"的人数占其总人数的 40.8％，比例为最低。这说明随着工龄的增加对此条重要性的认识比例是逐渐降低的。

认为此条最重要的人数为 210 人，占管理者和医生受调查总人数 435 人的 48.3%，排名第 6。

表 7-1　医方能根据患者最佳利益，提供符合医方当时医学能力水平的诊疗
方案和服务，并能及时转诊或会诊（医方）

| 分组依据 | 组别 | 医方能根据患者最佳利益，提供符合医方当时医学能力水平的诊疗方案和服务，并能及时转诊或会诊 | | | | | 合计 | χ^2 (LR)[a] | P |
		不重要	比较重要	重要	很重要	最重要			
性别	男	0(0.0%)	0(0.0%)	15(10.5%)	51(35.7%)	77(53.8%)	143(100.0%)	6.889	0.076
	女	0(0.0%)	6(2.1%)	34(11.6%)	119(40.8%)	133(45.5%)	292(100.0%)		
年龄	30 岁以下	0(0.0%)	0(0.0%)	6(5.2%)	41(35.7%)	68(59.1%)	115(100.0%)	25.081	0.003
	30~39 岁	0(0.0%)	2(1.4%)	13(9.0%)	64(44.1%)	66(45.5%)	145(100.0%)		
	40~49 岁	0(0.0%)	2(1.8%)	13(11.9%)	43(39.4%)	51(46.8%)	109(100.0%)		
	50 岁及以上	0(0.0%)	2(3.0%)	17(25.8%)	22(33.3%)	25(37.9%)	66(100.0%)		
学历	中专及以下	0(0.0%)	1(14.3%)	1(14.3%)	2(28.6%)	3(42.9%)	7(100.0%)	13.214	0.354
	大专	0(0.0%)	2(3.2%)	11(17.7%)	22(35.5%)	27(43.5%)	62(100.0%)		
	本科	0(0.0%)	3(1.2%)	28(10.9%)	105(40.9%)	121(47.1%)	257(100.0%)		
	硕士	0(0.0%)	0(0.0%)	6(6.7%)	34(38.2%)	49(55.1%)	89(100.0%)		
	博士	0(0.0%)	0(0.0%)	3(15.0%)	7(35.0%)	10(50.0%)	20(100.0%)		
工龄	6 年以下	0(0.0%)	0(0.0%)	4(3.7%)	40(37.0%)	64(59.3%)	108(100.0%)	24.744	0.016
	6~10 年	0(0.0%)	1(1.6%)	6(9.8%)	26(42.6%)	28(45.9%)	61(100.0%)		
	11~15 年	0(0.0%)	0(0.0%)	6(9.8%)	23(37.7%)	32(52.5%)	61(100.0%)		
	16~20 年	0(0.0%)	2(3.4%)	6(10.3%)	24(41.4%)	26(44.8%)	58(100.0%)		
	21 年及以上	0(0.0%)	3(2.0%)	27(18.4%)	57(38.8%)	60(40.8%)	147(100.0%)		
职称	初级	0(0.0%)	1(0.8%)	7(5.7%)	48(39.3%)	66(54.1%)	122(100.0%)	15.465	0.217
	中级	0(0.0%)	2(1.3%)	20(12.6%)	67(42.1%)	70(44.0%)	159(100.0%)		
	副高级	0(0.0%)	2(2.2%)	15(16.1%)	31(33.3%)	45(48.4%)	93(100.0%)		
	正高级	0(0.0%)	0(0.0%)	6(16.7%)	16(44.4%)	14(38.9%)	36(100.0%)		
	无	0(0.0%)	1(4.0%)	1(4.0%)	8(32.0%)	15(60.0%)	25(100.0%)		
岗位	临床	0(0.0%)	3(2.3%)	15(11.3%)	54(40.6%)	61(45.9%)	133(100.0%)	14.422	0.275

续表 7-1

分组依据	组别	医方能根据患者最佳利益,提供符合医方当时医学能力水平的诊疗方案和服务,并能及时转诊或会诊					合计	χ^2 (LR)[a]	P
		不重要	比较重要	重要	很重要	最重要			
	医技	0(0.0%)	0(0.0%)	4(6.1%)	21(31.8%)	41(62.1%)	66(100.0%)		
	行政	0(0.0%)	3(2.4%)	16(12.8%)	45(36.0%)	61(48.8%)	125(100.0%)		
	护理	0(0.0%)	0(0.0%)	13(12.6%)	46(44.7%)	44(42.7%)	103(100.0%)		
	其他	0(0.0%)	0(0.0%)	1(12.5%)	4(50.0%)	3(37.5%)	8(100.0%)		
单位归属地	南京	0(0.0%)	4(1.2%)	38(11.1%)	127(37.1%)	173(50.6%)	342(100.0%)	12.363	0.054
	苏南	0(0.0%)	2(3.4%)	10(16.9%)	28(47.5%)	19(32.2%)	59(100.0%)		
	苏中	0(0.0%)	0(0.0%)	1(2.9%)	15(44.1%)	18(52.9%)	34(100.0%)		

a 当数据不符合卡方检验(χ^2)标准,即 1/5 以上理论频数<5 时,选用似然比检验(LR)分析。

根据表 7-2,性别、学历、岗位 P 值大于 0.05,无统计学差异。

其中,年龄、工龄、职称、单位归属地 P 值小于 0.05,有统计学差异。

年龄上,30 岁以下的受访者认为"最重要"的人数占其总人数的 67.8%,比例为最高;30～39 岁的受访者认为"最重要"的人数占其总人数的 60.7%;40～49 岁的受访者认为"最重要"的人数占其总人数的 52.3%;50 岁及以上的受访者认为"最重要"的人数占其总人数的 42.4%,比例为最低。这说明随着年龄的增加对此条重要性的认识比例是逐渐降低的。

工龄上,6 年以下的受访者认为"最重要"的人数占其总人数的 66.7%;6～10 年的受访者认为"最重要"的人数占其总人数的 59.0%;11～15 年的受访者认为"最重要"的人数占其总人数的 68.9%,比例为最高;16～20 年的受访者认为"最重要"的人数占其总人数的 55.2%;21 年及以上的受访者认为"最重要"的人数占其总人数的 46.9%,比例为最低。这说明随着工龄的增加对此条重要性的认识比例总体上是逐渐降低的。

职称上,初级职称的受访者认为"最重要"的人数占其总人数的 67.2%,比例为最高;中级职称的受访者认为"最重要"的人数占其总人数的 56.6%;副高级职称的受访者认为"最重要"的人数占其总人数的 55.9%;正高级职称的受访者认为"最重要"的人数占其总人数的 36.1%,比例为最低。这说明随着职称的提升对此条重要性的认识比例是逐渐降低的,正高职称的受访者对此条的重要性认识低于其他职称的受访者。

单位归属地上,南京地区的受访者认为"最重要"的人数占其总人数的 59.6％,比例为最高;苏南地区的受访者认为"最重要"的人数占其总人数的 47.5％;苏中地区的受访者认为"最重要"的人数占其总人数的 55.9％;苏北无统计数据。这说明南京地区、苏中地区的受访者对此条重要性的认知要好于苏南地区的受访者。

认为此条最重要的人数为 251 人,占管理者和医生受调查总人数 435 人的 57.7％,排名第 2。

表 7-2 对患者一视同仁,不因性别、地位、收入等予以歧视

分组依据	组别	对患者一视同仁,不因性别、地位、收入等予以歧视					合计	χ^2 (LR)[a]	P
		不重要	比较重要	重要	很重要	最重要			
性别	男	0(0.0%)	1(0.7%)	11(7.7%)	49(34.3%)	82(57.3%)	143(100.0%)	0.873	0.832
	女	0(0.0%)	5(1.7%)	21(7.2%)	97(33.2%)	169(57.9%)	292(100.0%)		
年龄	30 岁以下	0(0.0%)	1(0.9%)	3(2.6%)	33(28.7%)	78(67.8%)	115(100.0%)	29.157	0.001
	30～39 岁	0(0.0%)	3(2.1%)	6(4.1%)	48(33.1%)	88(60.7%)	145(100.0%)		
	40～49 岁	0(0.0%)	1(0.9%)	8(7.3%)	43(39.4%)	57(52.3%)	109(100.0%)		
	50 岁及以上	0(0.0%)	1(1.5%)	15(22.7%)	22(33.3%)	28(42.4%)	66(100.0%)		
学历	中专及以下	0(0.0%)	1(14.3%)	0(0.0%)	2(28.6%)	4(57.1%)	7(100.0%)	8.492	0.746
	大专	0(0.0%)	0(0.0%)	6(9.7%)	21(33.9%)	35(56.5%)	62(100.0%)		
	本科	0(0.0%)	4(1.6%)	20(7.8%)	87(33.9%)	146(56.8%)	257(100.0%)		
	硕士	0(0.0%)	1(1.1%)	4(4.5%)	29(32.6%)	55(61.8%)	89(100.0%)		
	博士	0(0.0%)	0(0.0%)	2(10.0%)	7(35.0%)	11(55.0%)	20(100.0%)		
工龄	6 年以下	0(0.0%)	1(0.9%)	3(2.8%)	32(29.6%)	72(66.7%)	108(100.0%)	24.776	0.016
	6～10 年	0(0.0%)	1(1.6%)	2(3.3%)	22(36.1%)	36(59.0%)	61(100.0%)		
	11～15 年	0(0.0%)	0(0.0%)	4(6.6%)	15(24.6%)	42(68.9%)	61(100.0%)		
	16～20 年	0(0.0%)	2(3.4%)	3(5.2%)	21(36.2%)	32(55.2%)	58(100.0%)		
	21 年及以上	0(0.0%)	2(1.4%)	20(13.6%)	56(38.1%)	69(46.9%)	147(100.0%)		
职称	初级	0(0.0%)	2(1.6%)	2(1.6%)	36(29.5%)	82(67.2%)	122(100.0%)	34.301	0.001
	中级	0(0.0%)	4(2.5%)	11(6.9%)	54(34.0%)	90(56.6%)	159(100.0%)		

续表 7-2

分组依据	组别	对患者一视同仁,不因性别、地位、收入等予以歧视					合计	χ^2 (LR)[a]	P
		不重要	比较重要	重要	很重要	最重要			
岗位	副高级	0(0.0%)	0(0.0%)	14(15.1%)	27(29.0%)	52(55.9%)	93(100.0%)		
	正高级	0(0.0%)	0(0.0%)	5(13.9%)	18(50.0%)	13(36.1%)	36(100.0%)		
	无	0(0.0%)	0(0.0%)	0(0.0%)	11(44.0%)	14(56.0%)	25(100.0%)		
	临床	0(0.0%)	1(0.8%)	15(11.3%)	42(31.6%)	75(56.4%)	133(100.0%)	20.660	0.056
	医技	0(0.0%)	0(0.0%)	4(6.1%)	20(30.3%)	42(63.6%)	66(100.0%)		
	行政	0(0.0%)	5(4.0%)	10(8.0%)	43(34.4%)	67(53.6%)	125(100.0%)		
	护理	0(0.0%)	0(0.0%)	3(2.9%)	36(35.0%)	64(62.1%)	103(100.0%)		
	其他	0(0.0%)	0(0.0%)	0(0.0%)	5(62.5%)	3(37.5%)	8(100.0%)		
单位归属地	南京	0(0.0%)	5(1.5%)	22(6.4%)	111(32.5%)	204(59.6%)	342(100.0%)	14.323	0.026
	苏南	0(0.0%)	1(1.7%)	10(16.9%)	20(33.9%)	28(47.5%)	59(100.0%)		
	苏中	0(0.0%)	0(0.0%)	0(0.0%)	15(44.1%)	19(55.9%)	34(100.0%)		

　　a 当数据不符合卡方检验(χ^2)标准,即 1/5 以上理论频数<5 时,选用似然比检验(LR)分析。

　　根据表 7-3,其中性别、学历、岗位、单位归属地 P 值大于 0.05,无统计学差异。

　　其中,年龄、工龄、职称 P 值小于 0.05,有统计学差异。

　　年龄上,30 岁以下的受访者认为"最重要"的人数占其总人数的 65.2%,比例为最高;30～39 岁的受访者认为"最重要"的人数占其总人数的 51.0%;40～49 岁的受访者认为"最重要"的人数占其总人数的 41.3%;50 岁及以上的受访者认为"最重要"的人数占其总人数的 36.4%,比例为最低。这说明随着年龄的增加对此条重要性的认识比例是逐渐降低的。

　　工龄上,6 年以下的受访者认为"最重要"的人数占其总人数的 66.7%,比例为最高;6～10 年的受访者认为"最重要"的人数占其总人数的 47.5%;11～15 年的受访者认为"最重要"的人数占其总人数的 60.7%;16～20 年的受访者认为"最重要"的人数占其总人数的 39.7%,认为"很重要"的比例最高,为 50.0%;21 年及以上的受访者认为"最重要"的人数占其总人数的 38.8%。这说明工龄在16 年以下的医务人员对知情同意权的使用和认知要好于 16 年工龄以上的医务人员。

职称上,初级职称的受访者认为"最重要"的人数占其总人数的63.1％,比例为最高;中级职称的受访者认为"最重要"的人数占其总人数的46.5％;副高级职称的受访者认为"最重要"的人数占其总人数的41.9％;正高级职称的受访者认为"最重要"的人数占其总人数的33.3％。这说明随着职称的提升对此条重要性的认识比例是逐渐降低的,正高级职称的受访者对此条的重要性认识明显不同于其他职称的受访者。

认为此条最重要的人数为218人,占管理者和医生受调查总人数435人的50.1％,排名第3。

表 7-3　尊重患者的知情同意权,耐心回答患者问题

| 分组依据 | 组别 | 尊重患者的知情同意权,解释详尽,耐心回答患者问题 | | | | | 合计 | χ^2 (LR)[a] | P |
		不重要	比较重要	重要	很重要	最重要			
性别	男	0(0.0％)	2(1.4％)	15(10.5％)	57(39.9％)	69(48.3％)	143(100.0％)	1.253	0.740
	女	0(0.0％)	8(2.7％)	29(9.9％)	106(36.3％)	149(51.0％)	292(100.0％)		
年龄	30岁以下	0(0.0％)	1(0.9％)	3(2.6％)	36(31.3％)	75(65.2％)	115(100.0％)	32.507	<0.001
	30～39岁	0(0.0％)	4(2.8％)	12(8.3％)	55(37.9％)	74(51.0％)	145(100.0％)		
	40～49岁	0(0.0％)	1(0.9％)	19(17.4％)	44(40.4％)	45(41.3％)	109(100.0％)		
	50岁及以上	0(0.0％)	4(6.1％)	10(15.2％)	28(42.4％)	24(36.4％)	66(100.0％)		
学历	中专及以下	0(0.0％)	1(14.3％)	0(0.0％)	4(57.1％)	2(28.6％)	7(100.0％)	18.709	0.096
	大专	0(0.0％)	3(4.8％)	6(9.7％)	29(46.8％)	24(38.7％)	62(100.0％)		
	本科	0(0.0％)	5(1.9％)	30(11.7％)	87(33.9％)	135(52.5％)	257(100.0％)		
	硕士	0(0.0％)	1(1.1％)	4(4.5％)	35(39.3％)	49(55.1％)	89(100.0％)		
	博士	0(0.0％)	0(0.0％)	4(20.0％)	8(40.0％)	8(40.0％)	20(100.0％)		
工龄	6年以下	0(0.0％)	0(0.0％)	2(1.9％)	34(31.5％)	72(66.7％)	108(100.0％)	46.932	<0.001
	6～10年	0(0.0％)	3(4.9％)	3(4.9％)	26(42.6％)	29(47.5％)	61(100.0％)		
	11～15年	0(0.0％)	1(1.6％)	8(13.1％)	15(24.6％)	37(60.7％)	61(100.0％)		
	16～20年	0(0.0％)	1(1.7％)	5(8.6％)	29(50.0％)	23(39.7％)	58(100.0％)		
	21年及以上	0(0.0％)	5(3.4％)	26(17.7％)	59(40.1％)	57(38.8％)	147(100.0％)		
职称	初级	0(0.0％)	1(0.8％)	4(3.3％)	40(32.8％)	77(63.1％)	122(100.0％)	39.135	<0.001
	中级	0(0.0％)	8(5.0％)	15(9.4％)	62(39.0％)	74(46.5％)	159(100.0％)		

续表 7-3

| 分组依据 | 组别 | 尊重患者的知情同意权,解释详尽,耐心回答患者问题 | | | | | 合计 | χ^2 (LR)a | P |
		不重要	比较重要	重要	很重要	最重要			
岗位	副高级	0(0.0%)	0(0.0%)	16(17.2%)	38(40.9%)	39(41.9%)	93(100.0%)		
	正高级	0(0.0%)	0(0.0%)	8(22.2%)	16(44.4%)	12(33.3%)	36(100.0%)		
	无	0(0.0%)	1(4.0%)	1(4.0%)	7(28.0%)	16(64.0%)	25(100.0%)		
	临床	0(0.0%)	3(2.3%)	18(13.5%)	43(32.3%)	69(51.9%)	133(100.0%)	13.908	0.307
	医技	0(0.0%)	1(1.5%)	4(6.1%)	24(36.4%)	37(56.1%)	66(100.0%)		
	行政	0(0.0%)	5(4.0%)	16(12.8%)	50(40.0%)	54(43.2%)	125(100.0%)		
	护理	0(0.0%)	1(1.0%)	6(5.8%)	43(41.7%)	53(51.5%)	103(100.0%)		
	其他	0(0.0%)	0(0.0%)	0(0.0%)	3(37.5%)	5(62.5%)	8(100.0%)		
单位归属地	南京	0(0.0%)	6(1.8%)	33(9.6%)	125(36.5%)	178(52.0%)	342(100.0%)	9.849	0.131
	苏南	0(0.0%)	4(6.8%)	9(15.3%)	23(39.0%)	23(39.0%)	59(100.0%)		
	苏中	0(0.0%)	0(0.0%)	2(5.9%)	15(44.1%)	17(50.0%)	34(100.0%)		

　　a 当数据不符合卡方检验(χ^2)标准,即 1/5 以上理论频数<5 时,选用似然比检验(LR)分析。

　　根据表 7-4,其中性别、学历、岗位 P 值大于 0.05,无统计学差异。

　　其中,年龄、工龄、职称、单位归属地 P 值小于 0.05,有统计学差异。

　　年龄上,30 岁以下的受访者认为"最重要"的人数占其总人数的 52.2%;30~39 岁的受访者认为"最重要"的人数占其总人数的 56.6%,比例为最高;40~49 岁的受访者认为"最重要"的人数占其总人数的 42.2%;50 岁及以上的受访者认为"最重要"的人数占其总人数的 37.9%,比例为最低。这说明随着年龄的增加对此条重要性的认识比例有降低的趋势。

　　工龄上,6 年以下的受访者认为"最重要"的人数占其总人数的 49.7%;6~10 年的受访者认为"最重要"的人数占其总人数的 60.7%,比例为最高;11~15 年的受访者认为"最重要"的人数占其总人数的 59.0%;16~20 年的受访者认为"最重要"的人数占其总人数的 48.3%;21 年及以上的受访者认为"最重要"的人数占其总人数的 38.8%,比例为最低。这说明工龄在 16 年以下的医务人员对检查适度、合理的认知要好于 16 年以上工龄的医务人员。

　　职称上,初级职称的受访者认为"最重要"的人数占其总人数的 58.2%,比例为最高;中级职称的受访者认为"最重要"的人数占其总人数的 50.3%;副高级职称的受访者认为"最重要"的人数占其总人数的 41.9%;正高级职称的受访者认为"最重要"的人数占其总人数的 38.9%,比例为最低。这说明随着职称的提升对此条重要性的认识比例是逐渐降低的。

单位归属地上,南京地区的受访者认为"最重要"的人数占其总人数的52.0%,认为"最重要"的比例为最高;单位归属地为苏南、苏中地区的受访者认为"最重要"的比例分别为 37.3% 和 38.2%,认为"很重要"的比例分别为 40.7% 和 58.8%。

认为此条最重要的人数为 213 人,占管理者和医生受调查总人数 435 人的49.0%,排名第 5。

表 7-4 检查适度、合理,无过度治疗

分组依据	组别	检查适度、合理,无过度治疗					合计	χ^2 (LR)[a]	P
		不重要	比较重要	重要	很重要	最重要			
性别	男	0(0.0%)	2(1.4%)	18(12.6%)	58(40.6%)	65(45.5%)	143(100.0%)	1.193	0.775
	女	0(0.0%)	5(1.7%)	33(11.3%)	106(36.3%)	148(50.7%)	292(100.0%)		
年龄	30 岁以下	0(0.0%)	0(0.0%)	5(4.3%)	50(43.5%)	60(52.2%)	115(100.0%)	26.150	0.002
	30～39 岁	0(0.0%)	2(1.4%)	17(11.7%)	44(30.3%)	82(56.6%)	145(100.0%)		
	40～49 岁	0(0.0%)	2(1.8%)	15(13.8%)	46(42.2%)	46(42.2%)	109(100.0%)		
	50 岁及以上	0(0.0%)	3(4.5%)	14(21.2%)	24(36.4%)	25(37.9%)	66(100.0%)		
学历	中专及以下	0(0.0%)	1(14.3%)	0(0.0%)	2(28.6%)	4(57.1%)	7(100.0%)	15.972	0.195
	大专	0(0.0%)	3(4.8%)	7(11.3%)	25(40.3%)	27(43.5%)	62(100.0%)		
	本科	0(0.0%)	3(1.2%)	28(10.9%)	92(35.8%)	134(52.1%)	257(100.0%)		
	硕士	0(0.0%)	0(0.0%)	11(12.4%)	38(42.7%)	40(44.9%)	89(100.0%)		
	博士	0(0.0%)	0(0.0%)	5(25.0%)	7(35.0%)	8(40.0%)	20(100.0%)		
工龄	6 年以下	0(0.0%)	0(0.0%)	6(5.6%)	48(44.4%)	54(50.0%)	108(100.0%)	26.295	0.010
	6～10 年	0(0.0%)	1(1.6%)	4(6.6%)	19(31.1%)	37(60.7%)	61(100.0%)		
	11～15 年	0(0.0%)	1(1.6%)	9(14.8%)	15(24.6%)	36(59.0%)	61(100.0%)		
	16～20 年	0(0.0%)	1(1.7%)	6(10.3%)	23(39.7%)	28(48.3%)	58(100.0%)		
	21 年及以上	0(0.0%)	4(2.7%)	26(17.7%)	60(40.8%)	57(38.8%)	147(100.0%)		
职称	初级	0(0.0%)	1(0.8%)	6(4.9%)	44(36.1%)	71(58.2%)	122(100.0%)	25.579	0.012
	中级	0(0.0%)	4(2.5%)	20(12.6%)	55(34.6%)	80(50.3%)	159(100.0%)		

续表 7-4

分组依据	组别	检查适度、合理,无过度治疗					合计	χ^2(LR)[a]	P
		不重要	比较重要	重要	很重要	最重要			
岗位	副高级	0(0.0%)	1(1.1%)	14(15.1%)	39(41.9%)	39(41.9%)	93(100.0%)		
	正高级	0(0.0%)	0(0.0%)	10(27.8%)	12(33.3%)	14(38.9%)	36(100.0%)		
	无	0(0.0%)	1(4.0%)	1(4.0%)	14(56.0%)	9(36.0%)	25(100.0%)		
	临床	0(0.0%)	3(2.3%)	17(12.8%)	48(36.1%)	65(48.9%)	133(100.0%)	14.949	0.244
	医技	0(0.0%)	1(1.5%)	3(4.5%)	25(37.9%)	37(56.1%)	66(100.0%)		
	行政	0(0.0%)	3(2.4%)	20(16.0%)	50(40.0%)	52(41.6%)	125(100.0%)		
	护理	0(0.0%)	0(0.0%)	9(8.7%)	38(36.9%)	56(54.4%)	103(100.0%)		
	其他	0(0.0%)	0(0.0%)	2(25.0%)	3(37.5%)	3(37.5%)	8(100.0%)		
单位归属地	南京	0(0.0%)	2(0.6%)	42(12.3%)	120(35.1%)	178(52.0%)	342(100.0%)	23.529	0.001
	苏南	0(0.0%)	5(8.5%)	8(13.6%)	24(40.7%)	22(37.3%)	59(100.0%)		
	苏中	0(0.0%)	0(0.0%)	1(2.9%)	20(58.8%)	13(38.2%)	34(100.0%)		

　　a 当数据不符合卡方检验(χ^2)标准,即 1/5 以上理论频数<5 时,选用似然比检验(LR)分析。

　　根据表 7-5,其中性别、学历、岗位、单位归属地 P 值大于 0.05,无统计学差异。

　　其中,年龄、工龄及职称 P 值小于 0.05,有统计学差异。

　　年龄上,30 岁以下的受访者认为"最重要"的人数占其总人数的 54.8%,比例为最高;30～39 岁的受访者认为"最重要"的人数占其总人数的 50.3%;40～49 岁的受访者认为"最重要"的人数占其总人数的 42.2%;50 岁及以上的受访者认为"最重要"的人数占其总人数的 37.9%,比例为最低。这说明随着年龄的增加对此条重要性的认识比例是逐渐降低的。

　　工龄上,6 年以下的受访者认为"最重要"的人数占其总人数的 51.9%;6～10 年的受访者认为"最重要"的人数占其总人数的 50.8%;11～15 年的受访者认为"最重要"的人数占其总人数的 52.5%,比例为最高;16～20 年的受访者认为"最重要"的人数占其总人数的 50.0%;21 年及以上的受访者认为"最重要"的人数占其总人数的 40.1%。这说明工龄在 16 年以下的医务人员对此条的认识要好于 16 年以上工龄的医务人员。

　　职称上,初级职称的受访者认为"最重要"的人数占其总人数的 56.6%,比例为最高；中级职称的受访者认为"最重要"的人数占其总人数的44.0%；副高级职称的受访者认为"最重要"的人数占其总人数的46.2%；正高级职称的受访者认为"最重要"的人数占其总人数的30.6%，比例为最低。这说明随着职称的提升对此条重要性的认识比例逐渐降低。

认为此条最重要的人数为207人，占管理者和医生受调查总人数435人的47.6%，排名第7。

表7-5　医务人员应当尽到高度注意义务，医疗服务合理、规范、安全

| 分组依据 | 组别 | 医务人员应当尽到高度注意义务，医疗服务合理、规范、安全 | | | | | 合计 | χ^2(LR)[a] | P |
		不重要	比较重要	重要	很重要	最重要			
性别	男	0(0.0%)	3(2.1%)	15(10.5%)	52(36.4%)	73(51.0%)	143(100.0%)	1.215	0.749
	女	0(0.0%)	5(1.7%)	33(11.3%)	120(41.1%)	134(45.9%)	292(100.0%)		
年龄	30岁以下	0(0.0%)	1(0.9%)	4(3.5%)	47(40.9%)	63(54.8%)	115(100.0%)	29.958	<0.001
	30~39岁	0(0.0%)	1(0.7%)	16(11.0%)	55(37.9%)	73(50.3%)	145(100.0%)		
	40~49岁	0(0.0%)	2(1.8%)	11(10.1%)	50(45.9%)	46(42.2%)	109(100.0%)		
	50岁及以上	0(0.0%)	4(6.1%)	17(25.8%)	20(30.3%)	25(37.9%)	66(100.0%)		
学历	中专及以下	0(0.0%)	1(14.3%)	1(14.3%)	2(28.6%)	3(42.9%)	7(100.0%)	16.733	0.160
	大专	0(0.0%)	3(4.8%)	3(4.8%)	28(45.2%)	28(45.2%)	62(100.0%)		
	本科	0(0.0%)	4(1.6%)	30(11.7%)	96(37.4%)	127(49.4%)	257(100.0%)		
	硕士	0(0.0%)	0(0.0%)	9(10.1%)	40(44.9%)	40(44.9%)	89(100.0%)		
	博士	0(0.0%)	0(0.0%)	5(25.0%)	6(30.0%)	9(45.0%)	20(100.0%)		
工龄	6年以下	0(0.0%)	1(0.9%)	3(2.8%)	48(44.4%)	56(51.9%)	108(100.0%)	26.702	0.009
	6~10年	0(0.0%)	1(1.6%)	5(8.2%)	24(39.3%)	31(50.8%)	61(100.0%)		
	11~15年	0(0.0%)	0(0.0%)	7(11.5%)	22(36.1%)	32(52.5%)	61(100.0%)		
	16~20年	0(0.0%)	0(0.0%)	7(12.1%)	22(37.9%)	29(50.0%)	58(100.0%)		
	21年及以上	0(0.0%)	6(4.1%)	26(17.7%)	56(38.1%)	59(40.1%)	147(100.0%)		
职称	初级	0(0.0%)	2(1.6%)	4(3.3%)	47(38.5%)	69(56.6%)	122(100.0%)	29.320	0.004
	中级	0(0.0%)	3(1.9%)	21(13.2%)	65(40.9%)	70(44.0%)	159(100.0%)		
	副高级	0(0.0%)	2(2.2%)	10(10.8%)	38(40.9%)	43(46.2%)	93(100.0%)		
	正高级	0(0.0%)	0(0.0%)	12(33.3%)	13(36.1%)	11(30.6%)	36(100.0%)		

续表 7-5

分组依据	组别	医务人员应当尽到高度注意义务,医疗服务合理、规范、安全					合计	χ^2 (LR)[a]	P
		不重要	比较重要	重要	很重要	最重要			
岗位	无	0(0.0%)	1(4.0%)	1(4.0%)	9(36.0%)	14(56.0%)	25(100.0%)	14.739	0.256
	临床	0(0.0%)	3(2.3%)	20(15.0%)	45(33.8%)	65(48.9%)	133(100.0%)		
	医技	0(0.0%)	2(3.0%)	5(7.6%)	22(33.3%)	37(56.1%)	66(100.0%)		
	行政	0(0.0%)	2(1.6%)	16(12.8%)	59(47.2%)	48(38.4%)	125(100.0%)		
	护理	0(0.0%)	1(1.0%)	6(5.8%)	43(41.7%)	53(51.5%)	103(100.0%)		
	其他	0(0.0%)	0(0.0%)	1(12.5%)	3(37.5%)	4(50.0%)	8(100.0%)		
单位归属地	南京	0(0.0%)	5(1.5%)	38(11.1%)	132(38.6%)	167(48.8%)	342(100.0%)	9.202	0.163
	苏南	0(0.0%)	3(5.1%)	9(15.3%)	23(39.0%)	24(40.7%)	59(100.0%)		
	苏中	0(0.0%)	0(0.0%)	1(2.9%)	17(50.0%)	16(47.1%)	34(100.0%)		

　　a 当数据不符合卡方检验(χ^2)标准,即 1/5 以上理论频数<5 时,选用似然比检验(LR)分析。

　　根据表 7-6,其中性别、学历、岗位、单位归属地 P 值大于 0.05,无统计学差异。

　　其中,年龄、工龄及职称 P 值小于 0.05,有统计学差异。

　　年龄上,30 岁以下的受访者认为"最重要"的人数占其总人数的 57.4%,比例为最高;30~39 岁的受访者认为"最重要"的人数占其总人数的 50.3%;40~49 岁的受访者认为"最重要"的人数占其总人数的 47.7%;50 岁及以上的受访者认为"最重要"的人数占其总人数的 40.9%,比例为最低。这说明随着年龄的增加对此条重要性的认识比例是逐渐降低的。

　　工龄上,6 年以下的受访者认为"最重要"的人数占其总人数的 56.5%,比例为最高;6~10 年的受访者认为"最重要"的人数占其总人数的 47.5%;11~15 年的受访者认为"最重要"的人数占其总人数的 55.7%;16~20 年的受访者认为"最重要"的人数占其总人数的 48.3%;21 年及以上的受访者认为"最重要"的人数占其总人数的 44.9%。这说明总体上工龄在 16 年以下的医务人员对此条的认识要好于 16 年以上工龄的医务人员。

　　职称上,初级职称的受访者认为"最重要"的人数占其总人数的 58.2%,比例为最高;中级职称的受访者认为"最重要"的人数占其总人数的 49.1%;副高级职称的受访者认为"最重要"的人数占其总人数的 50.5%;正高级职称的受访者认为"最重要"的人数占其总人数的 33.3％，比例为最低。这说明随着职称的提升对此条重要性的认识比例是逐渐降低的。

认为此条最重要的人数为 218 人，占管理者和医生受调查总人数 435 人的 50.1％，排名第 4。

表 7-6　医务人员在医疗活动中应当依照法律规定充分履行告知说明义务

分组依据	组别	医务人员在医疗活动中应当依照法律规定充分履行告知说明义务					合计	χ^2 (LR)[a]	P
		不重要	比较重要	重要	很重要	最重要			
性别	男	0(0.0％)	1(0.7％)	14(9.8％)	54(37.8％)	74(51.7％)	143(100.0％)	1.474	0.532
	女	0(0.0％)	6(2.1％)	27(9.2％)	115(39.4％)	144(49.3％)	292(100.0％)		
年龄	30 岁以下	0(0.0％)	0(0.0％)	4(3.5％)	45(39.1％)	66(57.4％)	115(100.0％)	23.455	0.005
	30~39 岁	0(0.0％)	2(1.4％)	11(7.6％)	59(40.7％)	73(50.3％)	145(100.0％)		
	40~49 岁	0(0.0％)	3(2.8％)	11(10.1％)	43(39.4％)	52(47.7％)	109(100.0％)		
	50 岁及以上	0(0.0％)	2(3.0％)	15(22.7％)	22(33.3％)	27(40.9％)	66(100.0％)		
学历	中专及以下	0(0.0％)	1(14.3％)	1(14.3％)	1(14.3％)	4(57.1％)	7(100.0％)	13.038	0.366
	大专	0(0.0％)	1(1.6％)	5(8.1％)	26(41.9％)	30(48.4％)	62(100.0％)		
	本科	0(0.0％)	5(1.9％)	22(8.6％)	98(38.1％)	132(51.4％)	257(100.0％)		
	硕士	0(0.0％)	0(0.0％)	8(9.0％)	38(42.7％)	43(48.3％)	89(100.0％)		
	博士	0(0.0％)	0(0.0％)	5(25.0％)	6(30.0％)	9(45.0％)	20(100.0％)		
工龄	6 年以下	0(0.0％)	0(0.0％)	3(2.8％)	44(40.7％)	61(56.5％)	108(100.0％)	2.559	0.012
	6~10 年	0(0.0％)	1(1.6％)	4(6.6％)	27(44.3％)	29(47.5％)	61(100.0％)		
	11~15 年	0(0.0％)	0(0.0％)	6(9.8％)	21(34.4％)	34(55.7％)	61(100.0％)		
	16~20 年	0(0.0％)	1(1.7％)	4(6.9％)	25(43.1％)	28(48.3％)	58(100.0％)		
	21 年及以上	0(0.0％)	5(3.4％)	24(16.3％)	52(35.4％)	65(44.2％)	146(100.0％)		
职称	初级	0(0.0％)	1(0.8％)	5(4.1％)	45(36.9％)	71(58.2％)	122(100.0％)	24.344	0.018
	中级	0(0.0％)	3(1.9％)	16(10.1％)	62(39.0％)	78(49.1％)	159(100.0％)		
	副高级	0(0.0％)	1(1.1％)	11(11.8％)	34(36.6％)	47(50.5％)	93(100.0％)		
	正高级	0(0.0％)	1(2.8％)	9(25.0％)	14(38.9％)	12(33.3％)	36(100.0％)		
	无	0(0.0％)	1(4.0％)	0(0.0％)	14(56.0％)	10(40.0％)	25(100.0％)		
岗位	临床	0(0.0％)	1(0.8％)	17(12.8％)	46(34.6％)	69(51.9％)	133(100.0％)	11.500	0.487

续表 7-6

| 分组依据 | 组别 | 医务人员在医疗活动中应当依照法律规定充分履行告知说明义务 | | | | | 合计 | χ^2 (LR)[a] | P |
		不重要	比较重要	重要	很重要	最重要			
单位归属地	医技	0(0.0%)	1(1.5%)	3(4.5%)	25(37.9%)	37(56.1%)	66(100.0%)		
	行政	0(0.0%)	3(2.4%)	14(11.2%)	55(44.0%)	53(42.4%)	125(100.0%)		
	护理	0(0.0%)	2(1.9%)	6(5.8%)	41(39.8%)	54(52.4%)	103(100.0%)		
	其他	0(0.0%)	0(0.0%)	1(12.5%)	2(25.0%)	5(62.5%)	8(100.0%)		
	南京	0(0.0%)	5(1.5%)	34(9.9%)	132(38.6%)	171(50.0%)	342(100.0%)	4.585	0.598
	苏南	0(0.0%)	2(3.4%)	6(10.2%)	23(39.0%)	28(47.5%)	59(100.0%)		
	苏中	0(0.0%)	0(0.0%)	1(2.9%)	14(41.2%)	19(55.9%)	34(100.0%)		

　　a 当数据不符合卡方检验(χ^2)标准，即 1/5 以上理论频数 <5 时，选用似然比检验(LR)分析。

　　根据表 7-7，其中，性别、学历、工龄、职称、岗位、单位归属地 P 值大于 0.05，无统计学差异。

　　年龄 P 值小于 0.05，差异有统计学意义。

　　年龄上，30 岁以下的受访者认为"最重要"的人数占其总人数的 68.7%，比例为最高；30～39 岁的受访者认为"最重要"的人数占其总人数的 57.2%；40～49 岁的受访者认为"最重要"的人数占其总人数的 59.6%；50 岁及以上的受访者认为"最重要"的人数占其总人数的 40.9%，比例为最低。

　　认为此条最重要的人数为 254 人，占管理者和医生受调查总人数 435 人的 58.4%，排名第 1。

表 7-7　医院应当执行符合医疗法律、法规以及行业常规的诊疗规范或操作规范（医方）

| 分组依据 | 组别 | 医院应当执行符合医疗法律、法规以及行业常规的诊疗规范或操作规范 | | | | | 合计 | χ^2 (LR)[a] | P |
		不重要	比较重要	重要	很重要	最重要			
性别	男	0(0.0%)	0(0.0%)	10(7.0%)	51(35.7%)	82(57.3%)	143(100.0%)	2.012	0.570
	女	0(0.0%)	2(0.7%)	23(7.9%)	95(32.5%)	172(58.9%)	292(100.0%)		
年龄	30 岁以下	0(0.0%)	0(0.0%)	2(1.7%)	34(29.6%)	79(68.7%)	115(100.0%)	25.760	0.002
	30～39 岁	0(0.0%)	0(0.0%)	12(8.3%)	50(34.5%)	83(57.2%)	145(100.0%)		
	40～49 岁	0(0.0%)	1(0.9%)	7(6.4%)	36(33.0%)	65(59.6%)	109(100.0%)		

续表 7-7

分组依据	组别	医院应当执行符合医疗法律、法规以及行业常规的诊疗规范或操作规范					合计	χ^2(LR)[a]	P
		不重要	比较重要	重要	很重要	最重要			
	50岁及以上	0(0.0%)	1(1.5%)	12(18.2%)	26(39.4%)	27(40.9%)	66(100.0%)		
学历	中专及以下	0(0.0%)	1(14.3%)	1(14.3%)	2(28.6%)	3(42.9%)	7(100.0%)	9.944	0.621
	大专	0(0.0%)	0(0.0%)	4(6.5%)	21(33.9%)	37(59.7%)	62(100.0%)		
	本科	0(0.0%)	1(0.4%)	23(8.9%)	83(32.3%)	150(58.4%)	257(100.0%)		
	硕士	0(0.0%)	0(0.0%)	4(4.5%)	33(37.1%)	52(58.4%)	89(100.0%)		
	博士	0(0.0%)	0(0.0%)	1(5.0%)	7(35.0%)	12(60.0%)	20(100.0%)		
工龄	6年以下	0(0.0%)	0(0.0%)	2(1.9%)	35(32.4%)	71(65.7%)	108(100.0%)	19.277	0.082
	6~10年	0(0.0%)	0(0.0%)	4(6.6%)	22(36.1%)	35(57.4%)	61(100.0%)		
	11~15年	0(0.0%)	0(0.0%)	5(8.2%)	20(32.8%)	36(59.0%)	61(100.0%)		
	16~20年	0(0.0%)	0(0.0%)	3(5.2%)	18(31.0%)	37(63.8%)	58(100.0%)		
	21年及以上	0(0.0%)	2(1.4%)	19(12.9%)	51(34.7%)	75(51.0%)	147(100.0%)		
职称	初级	0(0.0%)	1(0.8%)	5(4.1%)	38(31.1%)	78(63.9%)	122(100.0%)	11.326	0.501
	中级	0(0.0%)	1(0.6%)	13(8.2%)	56(35.2%)	89(56.0%)	159(100.0%)		
	副高级	0(0.0%)	0(0.0%)	7(7.5%)	33(35.5%)	53(57.0%)	93(100.0%)		
	正高级	0(0.0%)	0(0.0%)	7(19.4%)	11(30.6%)	18(50.0%)	36(100.0%)		
	无	0(0.0%)	0(0.0%)	1(4.0%)	8(32.0%)	16(64.0%)	25(100.0%)		
岗位	临床	0(0.0%)	1(0.8%)	12(9.0%)	39(29.3%)	81(60.9%)	133(100.0%)	12.094	0.348
	医技	0(0.0%)	0(0.0%)	4(6.1%)	20(30.3%)	42(63.6%)	66(100.0%)		
	行政	0(0.0%)	1(0.8%)	11(8.8%)	53(42.4%)	60(48.0%)	125(100.0%)		
	护理	0(0.0%)	0(0.0%)	6(5.8%)	31(30.1%)	66(64.1%)	103(100.0%)		
	其他	0(0.0%)	0(0.0%)	0(0.0%)	3(37.5%)	5(62.5%)	8(100.0%)		
单位归属地	南京	0(0.0%)	1(0.3%)	24(7.0%)	117(34.2%)	200(58.5%)	342(100.0%)	3.562	0.736
	苏南	0(0.0%)	1(1.7%)	7(11.9%)	18(30.5%)	33(55.9%)	59(100.0%)		
	苏中	0(0.0%)	0(0.0%)	2(5.9%)	11(32.4%)	21(61.8%)	34(100.0%)		

　　a 当数据不符合卡方检验(χ^2)标准,即1/5以上理论频数<5时,选用似然比检验(LR)分析。

根据表 7-8,其中性别、学历、岗位、单位归属地 P 值大于 0.05,无统计学差异。

其中,年龄、工龄及职称 P 值小于 0.05,有统计学差异。

年龄上,30 岁以下的受访者认为"最重要"的人数占其总人数的 42.6%,比例为最高;30～39 岁的受访者认为"最重要"的人数占其总人数的 40.0%;40～49 岁的受访者认为"最重要"的人数占其总人数的 35.8%;50 岁及以上的受访者认为"最重要"的人数占其总人数的 24.2%,比例为最低。这说明随着年龄的增加对此条重要性的认识比例是逐渐降低的。

工龄上,6 年以下的受访者认为"最重要"的人数占其总人数的 39.8%,比例为最高;6～10 年的受访者认为"最重要"的人数占其总人数的 39.3%;11～15 年的受访者认为"最重要"的人数占其总人数的 50.8%;16～20 年的受访者认为"最重要"的人数占其总人数的 34.5%;21 年及以上的受访者认为"最重要"的人数占其总人数的 29.9%,比例为最低。这说明工龄在 16 年以下的医务人员对此条的认识要好于 16 年以上工龄的医务人员。

职称上,初级职称的受访者认为"最重要"的人数占其总人数的 41.0%,比例为最高;中级职称的受访者认为"最重要"的人数占其总人数的 35.2%,比例为最低;副高级职称的受访者认为"最重要"的人数占其总人数的 35.5%;正高级职称的受访者认为"最重要"的人数占其总人数的 38.9%。

认为此条最重要的人数为 162 人,占管理者和医生受调查总人数 435 人的 37.2%,排名第 11。

表 7-8　院方建立方便患者的投诉处理流程并告知患者及其家属反映意见的渠道和方式

分组依据	组别	院方建立方便患者的投诉处理流程并告知患者及其家属反映意见的渠道和方式					合计	χ^2 (LR)[a]	P
		不重要	比较重要	重要	很重要	最重要			
性别	男	0(0.0%)	2(1.4%)	21(14.7%)	65(45.5%)	55(38.5%)	143(100.0%)	0.561	0.905
	女	0(0.0%)	7(2.4%)	44(15.1%)	134(45.9%)	107(36.6%)	292(100.0%)		
年龄	30 岁以下	0(0.0%)	0(0.0%)	9(7.8%)	57(49.6%)	49(42.6%)	115(100.0%)	24.034	0.004
	30～39 岁	0(0.0%)	2(1.4%)	18(12.4%)	67(46.2%)	58(40.0%)	145(100.0%)		
	40～49 岁	0(0.0%)	4(3.7%)	21(19.3%)	45(41.3%)	39(35.8%)	109(100.0%)		
	50 岁及以上	0(0.0%)	3(4.5%)	17(25.8%)	30(45.5%)	16(24.2%)	66(100.0%)		

续表 7-8

| 分组依据 | 组别 | 院方建立方便患者的投诉处理流程并告知患者及其家属反映意见的渠道和方式 | | | | | 合计 | χ^2 (LR)[a] | P |
		不重要	比较重要	重要	很重要	最重要			
学历	中专及以下	0(0.0%)	1(14.3%)	1(14.3%)	3(42.9%)	2(28.6%)	7(100.0%)	13.019	0.368
	大专	0(0.0%)	3(4.8%)	7(11.3%)	33(53.2%)	19(30.6%)	62(100.0%)		
	本科	0(0.0%)	5(1.9%)	42(16.3%)	115(44.7%)	95(37.0%)	257(100.0%)		
	硕士	0(0.0%)	0(0.0%)	11(12.4%)	41(46.1%)	37(41.6%)	89(100.0%)		
	博士	0(0.0%)	0(0.0%)	4(20.0%)	7(35.0%)	9(45.0%)	20(100.0%)		
工龄	6 年以下	0(0.0%)	0(0.0%)	11(10.2%)	54(50.0%)	43(39.8%)	108(100.0%)	26.170	0.010
	6~10 年	0(0.0%)	1(1.6%)	7(11.5%)	29(47.5%)	24(39.3%)	61(100.0%)		
	11~15 年	0(0.0%)	1(1.6%)	5(8.2%)	24(39.3%)	31(50.8%)	61(100.0%)		
	16~20 年	0(0.0%)	0(0.0%)	10(17.2%)	28(48.3%)	20(34.5%)	58(100.0%)		
	21 年及以上	0(0.0%)	7(4.8%)	32(21.8%)	64(43.5%)	44(29.9%)	147(100.0%)		
职称	初级	0(0.0%)	3(2.5%)	10(8.2%)	59(48.4%)	50(41.0%)	122(100.0%)	23.665	0.023
	中级	0(0.0%)	2(1.3%)	19(11.9%)	82(51.6%)	56(35.2%)	159(100.0%)		
	副高级	0(0.0%)	4(4.3%)	25(26.9%)	31(33.3%)	33(35.5%)	93(100.0%)		
	正高级	0(0.0%)	0(0.0%)	7(19.4%)	15(41.7%)	14(38.9%)	36(100.0%)		
	无	0(0.0%)	0(0.0%)	4(16.0%)	12(48.0%)	9(36.0%)	25(100.0%)		
岗位	临床	0(0.0%)	2(1.5%)	24(18.0%)	55(41.4%)	52(39.1%)	133(100.0%)	14.020	0.299
	医技	0(0.0%)	0(0.0%)	8(12.1%)	30(45.5%)	28(42.4%)	66(100.0%)		
	行政	0(0.0%)	3(2.4%)	22(17.6%)	62(49.6%)	38(30.4%)	125(100.0%)		
	护理	0(0.0%)	4(3.9%)	11(10.7%)	47(45.6%)	41(39.8%)	103(100.0%)		
	其他	0(0.0%)	0(0.0%)	0(0.0%)	5(62.5%)	3(37.5%)	8(100.0%)		
单位归属地	南京	0(0.0%)	5(1.5%)	50(14.6%)	158(46.2%)	129(37.3%)	342(100.0%)	9.005	0.173
	苏南	0(0.0%)	3(5.1%)	13(22.0%)	22(37.3%)	21(35.6%)	59(100.0%)		
	苏中	0(0.0%)	1(2.9%)	2(5.9%)	19(55.9%)	12(35.3%)	34(100.0%)		

　　a 当数据不符合卡方检验(χ^2)标准,即 1/5 以上理论频数<5 时,选用似然比检验(LR)分析。

　　根据表 7-9,其中性别、学历、岗位 P 值大于 0.05,无统计学差异。

其中,年龄、工龄、职称及单位归属地 P 值小于 0.05,有统计学差异。

年龄上,30 岁以下的受访者认为"最重要"的人数占其总人数的 47.8%,比例为最高;30～39 岁的受访者认为"最重要"的人数占其总人数的 44.8%;40～49 岁的受访者认为"最重要"的人数占其总人数的 37.6%;50 岁及以上的受访者认为"最重要"的人数占其总人数的 25.8%,比例为最低。这说明随着年龄的增加对此条重要性的认识比例是逐渐降低的。

工龄上,6 年以下的受访者认为"最重要"的人数占其总人数的 45.4%;6～10 年的受访者认为"最重要"的人数占其总人数的 45.9%;11～15 年的受访者认为"最重要"的人数占其总人数的 49.2%,比例为最高;16～20 年的受访者认为"最重要"的人数占其总人数的 41.4%;21 年及以上的受访者认为"最重要"的人数占其总人数的 32.2%,比例为最低。这说明工龄在 16 年以下的医务人员对此条的认识要好于 16 年以上工龄的医务人员。

职称上,初级职称的受访者认为"最重要"的人数占其总人数的 47.5%,比例为最高;中级职称的受访者认为"最重要"的人数占其总人数的 42.1%;副高级职称的受访者认为"最重要"的人数占其总人数的 32.3%,比例为最低;正高级职称的受访者认为"最重要"的人数占其总人数的 33.3%。

单位归属地上,南京地区的受访者认为"最重要"比例为 40.9%,认为"很重要"的比例为 43.6%;苏南地区的受访者认为"最重要"的比例为 39.0%,认为"很重要"的比例为 28.8%;苏中地区的受访者认为"最重要"的比例为 44.1%,认为"很重要"的比例最高,为 55.9%。

认为此条最重要的人数为 178 人,占管理者和医生受调查总人数 435 人的 40.9%,排名第 9。

表 7-9 医生告知患者及其家属应有的权利和义务情况

分组依据	组别	医生告知患者及其家属应有的权利和义务情况					合计	χ^2 (LR)[a]	P
		不重要	比较重要	重要	很重要	最重要			
性别	男	0(0.0%)	1(0.7%)	22(15.4%)	63(44.1%)	57(39.9%)	143(100.0%)	3.452	0.485
	女	1(0.3%)	8(2.7%)	41(14.0%)	121(41.4%)	121(41.4%)	292(100.0%)		
年龄	30 岁以下	0(0.0%)	0(0.0%)	7(6.1%)	53(46.1%)	55(47.8%)	115(100.0%)	33.965	0.001
	30～39 岁	0(0.0%)	2(1.4%)	18(12.4%)	60(41.4%)	65(44.8%)	145(100.0%)		
	40～49 岁	1(0.9%)	4(3.7%)	18(16.5%)	45(41.3%)	41(37.6%)	109(100.0%)		

续表 7-9

分组依据	组别	医生告知患者及其家属应有的权利和义务情况					合计	χ^2 (LR)[a]	P
		不重要	比较重要	重要	很重要	最重要			
	50岁及以上	0(0.0%)	3(4.5%)	20(30.3%)	26(39.4%)	17(25.8%)	66(100.0%)		
学历	中专及以下	0(0.0%)	1(14.3%)	0(0.0%)	2(28.6%)	4(57.1%)	7(100.0%)	20.315	0.206
	大专	0(0.0%)	3(4.8%)	9(14.5%)	33(53.2%)	17(27.4%)	62(100.0%)		
	本科	1(0.4%)	5(1.9%)	41(16.0%)	102(39.7%)	108(42.0%)	257(100.0%)		
	硕士	0(0.0%)	0(0.0%)	9(10.1%)	40(44.9%)	40(44.9%)	89(100.0%)		
	博士	0(0.0%)	0(0.0%)	4(20.0%)	7(35.0%)	9(45.0%)	20(100.0%)		
工龄	6年以下	0(0.0%)	0(0.0%)	7(6.5%)	52(48.1%)	49(45.4%)	108(100.0%)	37.559	0.002
	6~10年	0(0.0%)	2(3.3%)	6(9.8%)	25(41.0%)	28(45.9%)	61(100.0%)		
	11~15年	0(0.0%)	0(0.0%)	10(16.4%)	21(34.4%)	30(49.2%)	61(100.0%)		
	16~20年	0(0.0%)	0(0.0%)	6(10.3%)	28(48.3%)	24(41.4%)	58(100.0%)		
	21年及以上	1(0.7%)	7(4.8%)	34(23.1%)	58(39.5%)	47(32.0%)	147(100.0%)		
职称	初级	0(0.0%)	2(1.6%)	11(9.0%)	51(41.8%)	58(47.5%)	122(100.0%)	27.118	0.040
	中级	0(0.0%)	3(1.9%)	21(13.2%)	68(42.8%)	67(42.1%)	159(100.0%)		
	副高级	1(1.1%)	3(3.2%)	22(23.7%)	37(39.8%)	30(32.3%)	93(100.0%)		
	正高级	0(0.0%)	0(0.0%)	9(25.0%)	15(41.7%)	12(33.3%)	36(100.0%)		
	无	0(0.0%)	1(4.0%)	0(0.0%)	13(52.0%)	11(44.0%)	25(100.0%)		
岗位	临床	1(0.8%)	2(1.5%)	21(15.8%)	51(38.3%)	58(43.6%)	133(100.0%)	13.123	0.664
	医技	0(0.0%)	0(0.0%)	9(13.6%)	24(36.4%)	33(50.0%)	66(100.0%)		
	行政	0(0.0%)	5(4.0%)	20(16.0%)	56(44.8%)	44(35.2%)	125(100.0%)		
	护理	0(0.0%)	2(1.9%)	12(11.7%)	49(47.6%)	40(38.8%)	103(100.0%)		
	其他	0(0.0%)	0(0.0%)	1(12.5%)	4(50.0%)	3(37.5%)	8(100.0%)		
单位归属地	南京	1(0.3%)	4(1.2%)	48(14.0%)	149(43.6%)	140(40.9%)	342(100.0%)	23.953	0.002
	苏南	0(0.0%)	4(6.8%)	15(25.4%)	17(28.8%)	23(39.0%)	59(100.0%)		
	苏中	0(0.0%)	1(2.9%)	0(0.0%)	18(52.9%)	15(44.1%)	34(100.0%)		

　　a 当数据不符合卡方检验(χ^2)标准,即 1/5 以上理论频数＜5 时,选用似然比检验(LR)分析。

　　根据表 7-10,其中性别、学历、职称、岗位、单位归属地 P 值大于 0.05,无统计学差异。

其中,年龄、工龄 P 值小于 0.05,有统计学差异。

年龄上,30 岁以下的受访者认为"最重要"的人数占其总人数的 40.9%,比例为最高;30~39 岁的受访者认为"最重要"的人数占其总人数的 38.6%;40~49 岁的受访者认为"最重要"的人数占其总人数的 28.4%;50 岁及以上的受访者认为"最重要"的人数占其总人数的 22.7%,比例为最低。这说明随着年龄的增加对此条重要性的认识比例是逐渐降低的。

工龄上,6 年以下的受访者认为"最重要"的人数占其总人数的 38.0%;6~10 年的受访者认为"最重要"的人数占其总人数的 42.6%;11~15 年的受访者认为"最重要"的人数占其总人数的 45.9%,比例为最高;16~20 年的受访者认为"最重要"的人数占其总人数的 31.0%;21 年及以上的受访者认为"最重要"的人数占其总人数的 24.5%,比例为最低。这说明工龄在 16 年以下的医务人员对此条的认识要好于 16 年以上工龄的医务人员。

认为此条最重要的人数为 149 人,占管理者和医生受调查总人数 435 人的 34.3%,排名第 12。

表 7-10 院方向患者及其家属提供相关疾病防治知识指导、咨询服务

| 分组依据 | 组别 | 院方向患者及其家属提供相关疾病防治知识指导、咨询服务 | | | | | 合计 | χ^2 (LR)[a] | P |
		不重要	比较重要	重要	很重要	最重要			
性别	男	0(0.0%)	4(2.8%)	32(22.4%)	61(42.7%)	46(32.2%)	143(100.0%)	2.103	0.726
	女	2(0.7%)	8(2.7%)	60(20.5%)	119(40.8%)	103(35.3%)	292(100.0%)		
年龄	30 岁以下	0(0.0%)	0(0.0%)	16(13.9%)	52(45.2%)	47(40.9%)	115(100.0%)	37.994	<0.001
	30~39 岁	0(0.0%)	3(2.1%)	25(17.2%)	61(42.1%)	56(38.6%)	145(100.0%)		
	40~49 岁	2(1.8%)	5(4.6%)	24(22.0%)	47(43.1%)	31(28.4%)	109(100.0%)		
	50 岁及以上	0(0.0%)	4(6.1%)	27(40.9%)	20(30.3%)	15(22.7%)	66(100.0%)		
学历	中专及以下	0(0.0%)	1(14.3%)	2(28.6%)	2(28.6%)	2(28.6%)	7(100.0%)	13.014	0.672
	大专	0(0.0%)	3(4.8%)	16(25.8%)	24(38.7%)	19(30.6%)	62(100.0%)		
	本科	2(0.8%)	7(2.7%)	51(19.8%)	101(39.3%)	96(37.4%)	257(100.0%)		
	硕士	0(0.0%)	1(1.1%)	19(21.3%)	41(46.1%)	28(31.5%)	89(100.0%)		
	博士	0(0.0%)	0(0.0%)	4(20.0%)	12(60.0%)	4(20.0%)	20(100.0%)		
工龄	6 年以下	0(0.0%)	0(0.0%)	18(16.7%)	49(45.4%)	41(38.0%)	108(100.0%)	40.715	0.001

续表 7-10

分组依据	组别	院方向患者及其家属提供相关疾病防治知识指导、咨询服务					合计	χ^2 (LR)[a]	P
		不重要	比较重要	重要	很重要	最重要			
	6~10 年	0(0.0%)	3(4.9%)	5(8.2%)	27(44.3%)	26(42.6%)	61(100.0%)		
	11~15 年	0(0.0%)	0(0.0%)	12(19.7%)	21(34.4%)	28(45.9%)	61(100.0%)		
	16~20 年	0(0.0%)	2(3.4%)	11(19.0%)	27(46.6%)	18(31.0%)	58(100.0%)		
	21 年及以上	2(1.4%)	7(4.8%)	46(31.3%)	56(38.1%)	36(24.5%)	147(100.0%)		
职称	初级	0(0.0%)	2(1.6%)	17(13.9%)	52(42.6%)	51(41.8%)	122(100.0%)	26.147	0.052
	中级	1(0.6%)	4(2.5%)	31(19.5%)	72(45.3%)	51(32.1%)	159(100.0%)		
	副高级	1(1.1%)	5(5.4%)	32(34.4%)	28(30.1%)	27(29.0%)	93(100.0%)		
	正高级	0(0.0%)	0(0.0%)	9(25.0%)	17(47.2%)	10(27.8%)	36(100.0%)		
	无	0(0.0%)	1(4.0%)	3(12.0%)	11(44.0%)	10(40.0%)	25(100.0%)		
岗位	临床	1(0.8%)	6(4.5%)	28(21.1%)	55(41.4%)	43(32.3%)	133(100.0%)	17.468	0.356
	医技	0(0.0%)	1(1.5%)	13(19.7%)	30(45.5%)	22(33.3%)	66(100.0%)		
	行政	0(0.0%)	5(4.0%)	33(26.4%)	50(40.0%)	37(29.6%)	125(100.0%)		
	护理	1(1.0%)	0(0.0%)	17(16.5%)	41(39.8%)	44(42.7%)	103(100.0%)		
	其他	0(0.0%)	0(0.0%)	1(12.5%)	4(50.0%)	3(37.5%)	8(100.0%)		
单位归属地	南京	1(0.3%)	7(2.0%)	78(22.8%)	134(39.2%)	122(35.7%)	342(100.0%)	14.926	0.061
	苏南	1(1.7%)	4(6.8%)	12(20.3%)	25(42.4%)	17(28.8%)	59(100.0%)		
	苏中	0(0.0%)	1(2.9%)	2(5.9%)	21(61.8%)	10(29.4%)	34(100.0%)		

a 当数据不符合卡方检验(χ^2)标准,即 1/5 以上理论频数<5 时,选用似然比检验(LR)分析。

根据表 7-11,其中性别、学历、岗位、单位归属地 P 值大于 0.05,无统计学差异。

其中,年龄、工龄 P 值小于 0.05,有统计学差异。

年龄上,30 岁以下的受访者认为"最重要"的人数占其总人数的 44.3%,比例为最高;30~39 岁的受访者认为"最重要"的人数占其总人数的 40.0%;40~49 岁的受访者认为"最重要"的人数占其总人数的 35.8%;50 岁及以上的受访者认为"最重要"的人数占其总人数的 27.3%,比例为最低。这说明随着年龄的增加对此条重要性的认识比例是逐渐降低的。

工龄上,6 年以下的受访者认为"最重要"的人数占其总人数的 45.4%;6～10 年的受访者认为"最重要"的人数占其总人数的 39.3%;11～15 年的受访者认为"最重要"的人数占其总人数的 45.9%,比例为最高;16～20 年的受访者认为"最重要"的人数占其总人数的 29.3%,比例为最低;21 年及以上的受访者认为"最重要"的人数占其总人数的 32.7%。这说明工龄在 16 年以下的医务人员对此条的认识要好于 16 年以上工龄的医务人员。

认为此条最重要的人数为 166 人,占管理者和医生受调查总人数 435 人的 38.2%,排名第 10。

表 7-11 医生耐心倾听患者

分组依据	组别	医生耐心倾听患者					合计	χ^2 (LR)[a]	P
		不重要	比较重要	重要	很重要	最重要			
性别	男	0(0.0%)	2(1.4%)	20(14.0%)	68(47.6%)	53(37.1%)	143(100.0%)	3.122	0.373
	女	0(0.0%)	12(4.1%)	45(15.4%)	122(41.8%)	113(38.7%)	292(100.0%)		
年龄	30 岁以下	0(0.0%)	1(0.9%)	7(6.1%)	56(48.7%)	51(44.3%)	115(100.0%)	26.495	0.002
	30～39 岁	0(0.0%)	6(4.1%)	19(13.1%)	62(42.8%)	58(40.0%)	145(100.0%)		
	40～49 岁	0(0.0%)	4(3.7%)	18(16.5%)	48(44.0%)	39(35.8%)	109(100.0%)		
	50 岁及以上	0(0.0%)	3(4.5%)	21(31.8%)	24(36.4%)	18(27.3%)	66(100.0%)		
学历	中专及以下	0(0.0%)	1(14.3%)	1(14.3%)	2(28.6%)	3(42.9%)	7(100.0%)	10.369	0.584
	大专	0(0.0%)	3(4.8%)	12(19.4%)	26(41.9%)	21(33.9%)	62(100.0%)		
	本科	0(0.0%)	8(3.1%)	39(15.2%)	108(42.0%)	102(39.7%)	257(100.0%)		
	硕士	0(0.0%)	2(2.2%)	10(11.2%)	41(46.1%)	36(40.4%)	89(100.0%)		
	博士	0(0.0%)	0(0.0%)	3(15.0%)	13(65.0%)	4(20.0%)	20(100.0%)		
工龄	6 年以下	0(0.0%)	1(0.9%)	6(5.6%)	52(48.1%)	49(45.4%)	108(100.0%)	35.883	<0.001
	6～10 年	0(0.0%)	3(4.9%)	3(4.9%)	31(50.8%)	24(39.3%)	61(100.0%)		
	11～15 年	0(0.0%)	1(1.6%)	14(23.0%)	18(29.5%)	28(45.9%)	61(100.0%)		
	16～20 年	0(0.0%)	2(3.4%)	9(15.5%)	30(51.7%)	17(29.3%)	58(100.0%)		
	21 年及以上	0(0.0%)	7(4.8%)	33(22.4%)	59(40.1%)	48(32.7%)	147(100.0%)		
职称	初级	0(0.0%)	4(3.3%)	8(6.6%)	55(45.1%)	55(45.1%)	122(100.0%)	21.918	0.038
	中级	0(0.0%)	6(3.8%)	24(15.1%)	67(42.1%)	62(39.0%)	159(100.0%)		

续表 7-11

分组依据	组别	医生耐心倾听患者					合计	χ^2 (LR)[a]	P
		不重要	比较重要	重要	很重要	最重要			
岗位	副高级	0(0.0%)	3(3.2%)	22(23.7%)	37(39.8%)	31(33.3%)	93(100.0%)		
	正高级	0(0.0%)	0(0.0%)	9(25.0%)	18(50.0%)	9(25.0%)	36(100.0%)		
	无	0(0.0%)	1(4.0%)	2(8.0%)	13(52.0%)	9(36.0%)	25(100.0%)		
	临床	0(0.0%)	3(2.3%)	24(18.0%)	57(42.9%)	49(36.8%)	133(100.0%)	13.443	0.338
	医技	0(0.0%)	1(1.5%)	4(6.1%)	34(51.5%)	27(40.9%)	66(100.0%)		
	行政	0(0.0%)	8(6.4%)	21(16.8%)	52(41.6%)	44(35.2%)	125(100.0%)		
	护理	0(0.0%)	2(1.9%)	14(13.6%)	44(42.7%)	43(41.7%)	103(100.0%)		
	其他	0(0.0%)	0(0.0%)	2(25.0%)	3(37.5%)	3(37.5%)	8(100.0%)		
单位归属地	南京	0(0.0%)	9(2.6%)	51(14.9%)	147(43.0%)	135(39.5%)	342(100.0%)	5.121	0.528
	苏南	0(0.0%)	4(6.8%)	11(18.6%)	26(44.1%)	18(30.5%)	59(100.0%)		
	苏中	0(0.0%)	1(2.9%)	3(8.8%)	17(50.0%)	13(38.2%)	34(100.0%)		

a 当数据不符合卡方检验（χ^2）标准，即 1/5 以上理论频数＜5 时，选用似然比检验（LR）分析。

根据表 7-12，其中性别、学历、岗位、单位归属地 P 值大于 0.05，无统计学差异。

其中，年龄、工龄、职称 P 值小于 0.05，有统计学差异。

年龄上，30 岁以下的受访者认为"最重要"的人数占其总人数的 39.1%，比例为最高；30～39 岁的受访者认为"最重要"的人数占其总人数的 29.0%；40～49 岁的受访者认为"最重要"的人数占其总人数的 26.6%；50 岁及以上的受访者认为"最重要"的人数占其总人数的 21.2%，比例为最低。这说明随着年龄的增加对此条重要性的认识比例是逐渐降低的。

工龄上，6 年以下的受访者认为"最重要"的人数占其总人数的 40.7%，比例为最高；6～10 年的受访者认为"最重要"的人数占其总人数的 34.4%；11～15 年的受访者认为"最重要"的人数占其总人数的 29.5%；16～20 年的受访者认为"最重要"的人数占其总人数的 22.4%，比例为最低；21 年及以上的受访者认为"最重要"的人数占其总人数的 23.1%。这说明工龄在 16 年以下的医务人员对此条的认识要好于 16 年以上工龄的医务人员。

职称上，初级职称的受访者认为"最重要"的人数占其总人数的 38.5%，比例为最高;中级职称的受访者认为"最重要"的人数占其总人数的26.4%;副高级职称的受访者认为"最重要"的人数占其总人数的23.7%,比例为最低;正高级职称的受访者认为"最重要"的人数占其总人数的27.8%。

认为此条最重要的人数为130人,占管理者和医生受调查总人数435人的29.9%,排名第13。

表 7-12　医生常给患者提供心理支持、心理抚慰等

| 分组依据 | 组别 | 医生常给患者提供心理支持、心理抚慰等 | | | | | 合计 | χ^2 (LR)[a] | P |
		不重要	比较重要	重要	很重要	最重要			
性别	男	0(0.0%)	6(4.2%)	34(23.8%)	61(42.7%)	42(29.4%)	143(100.0%)	0.198	0.978
	女	0(0.0%)	12(4.1%)	64(21.9%)	128(43.8%)	88(30.1%)	292(100.0%)		
年龄	30岁以下	0(0.0%)	2(1.7%)	13(11.3%)	55(47.8%)	45(39.1%)	115(100.0%)	29.70	0.001
	30~39岁	0(0.0%)	7(4.8%)	28(19.3%)	68(46.9%)	42(29.0%)	145(100.0%)		
	40~49岁	0(0.0%)	5(4.6%)	30(27.5%)	45(41.3%)	29(26.6%)	109(100.0%)		
	50岁及以上	0(0.0%)	4(6.1%)	27(40.9%)	21(31.8%)	14(21.2%)	66(100.0%)		
学历	中专及以下	0(0.0%)	1(14.3%)	1(14.3%)	2(28.6%)	3(42.9%)	7(100.0%)	13.896	0.307
	大专	0(0.0%)	6(9.7%)	15(24.2%)	24(38.7%)	17(27.4%)	62(100.0%)		
	本科	0(0.0%)	10(3.9%)	60(23.3%)	113(44.0%)	74(28.8%)	257(100.0%)		
	硕士	0(0.0%)	1(1.1%)	16(18.0%)	40(44.9%)	32(36.0%)	89(100.0%)		
	博士	0(0.0%)	0(0.0%)	6(30.0%)	10(50.0%)	4(20.0%)	20(100.0%)		
工龄	6年以下	0(0.0%)	2(1.9%)	10(9.3%)	52(48.1%)	44(40.7%)	108(100.0%)	35.044	<0.001
	6~10年	0(0.0%)	4(6.6%)	8(13.1%)	28(45.9%)	21(34.4%)	61(100.0%)		
	11~15年	0(0.0%)	2(3.3%)	16(26.2%)	25(41.0%)	18(29.5%)	61(100.0%)		
	16~20年	0(0.0%)	2(3.4%)	13(22.4%)	30(51.7%)	13(22.4%)	58(100.0%)		
	21年及以上	0(0.0%)	8(5.4%)	51(34.7%)	54(36.7%)	34(23.1%)	147(100.0%)		
职称	初级	0(0.0%)	6(4.9%)	15(12.3%)	54(44.3%)	47(38.5%)	122(100.0%)	26.226	0.010
	中级	0(0.0%)	6(3.8%)	38(23.9%)	73(45.9%)	42(26.4%)	159(100.0%)		
	副高级	0(0.0%)	5(5.4%)	34(36.6%)	32(34.4%)	22(23.7%)	93(100.0%)		
	正高级	0(0.0%)	0(0.0%)	9(25.0%)	17(47.2%)	10(27.8%)	36(100.0%)		
	无	0(0.0%)	1(4.0%)	2(8.0%)	13(52.0%)	9(36.0%)	25(100.0%)		

续表 7-12

| 分组依据 | 组别 | 医生常给患者提供心理支持、心理抚慰等 | | | | | 合计 | χ^2 (LR)[a] | P |
		不重要	比较重要	重要	很重要	最重要			
岗位	临床	0(0.0%)	5(3.8%)	30(22.6%)	56(42.1%)	42(31.6%)	133(100.0%)	15.486	0.216
	医技	0(0.0%)	1(1.5%)	15(22.7%)	28(42.4%)	22(33.3%)	66(100.0%)		
	行政	0(0.0%)	11(8.8%)	29(23.2%)	56(44.8%)	29(23.2%)	125(100.0%)		
	护理	0(0.0%)	1(1.0%)	21(20.4%)	47(45.6%)	34(33.0%)	103(100.0%)		
	其他	0(0.0%)	0(0.0%)	3(37.5%)	2(25.0%)	3(37.5%)	8(100.0%)		
单位归属地	南京	0(0.0%)	12(3.5%)	77(22.5%)	147(43.0%)	106(31.0%)	342(100.0%)	11.941	0.063
	苏南	0(0.0%)	3(5.1%)	19(32.2%)	22(37.3%)	15(25.4%)	59(100.0%)		
	苏中	0(0.0%)	3(8.8%)	2(5.9%)	20(58.8%)	9(26.5%)	34(100.0%)		

a 当数据不符合卡方检验(χ^2)标准,即 1/5 以上理论频数<5 时,选用似然比检验(LR)分析。

根据表 7-13,其中性别、学历、职称、岗位、单位归属地 P 值大于 0.05,无统计学差异。

其中,年龄、工龄 P 值小于 0.05,有统计学差异。

年龄上,30 岁以下的受访者认为"最重要"的人数占其总人数的 38.3%,比例为最高;30~39 岁的受访者认为"最重要"的人数占其总人数的 31.0%;40~49 岁的受访者认为"最重要"的人数占其总人数的 23.9%;50 岁及以上的受访者认为"最重要"的人数占其总人数的 18.2%,比例为最低。这说明随着年龄的增加对此条重要性的认识比例是逐渐降低的。

工龄上,6 年以下的受访者认为"最重要"的人数占其总人数的 38.0%,比例为最高;6~10 年的受访者认为"最重要"的人数占其总人数的 27.9%;11~15 年的受访者认为"最重要"的人数占其总人数的 42.6%,比例为最高;16~20 年的受访者认为"最重要"的人数占其总人数的 20.7%,比例为最低;21 年及以上的受访者认为"最重要"的人数占其总人数的 21.1%。这说明工龄在 16 年以下的医务人员对此条的重要性认识要好于 16 年以上工龄的医务人员。

认为此条最重要的人数为 127 人,占管理者和医生受调查总人数 435 人的 29.2%,排名第 14。

表 7-13　为患者提供身体、心理、社会的全面服务

| 分组依据 | 组别 | 为患者提供身体、心理、社会的全面服务 | | | | | 合计 | χ^2 (LR)[a] | P |
		不重要	比较重要	重要	很重要	最重要			
性别	男	4(2.8%)	4(2.8%)	41(28.7%)	52(36.4%)	42(29.4%)	143(100.0%)	8.419	0.077
	女	2(0.7%)	19(6.5%)	63(21.6%)	123(4213%)	85(29.1%)	292(100.0%)		
年龄	30 岁以下	0(0.0%)	1(0.9%)	22(19.1%)	48(41.7%)	44(38.3%)	115(100.0%)	29.452	0.003
	30~39 岁	3(2.1%)	8(5.5%)	30(20.7%)	59(40.7%)	45(31.0%)	145(100.0%)		
	40~49 岁	3(2.8%)	9(8.3%)	27(24.8%)	44(40.4%)	26(23.9%)	109(100.0%)		
	50 岁及以上	0(0.0%)	5(7.6%)	25(37.9%)	24(36.4%)	12(18.2%)	66(100.0%)		
学历	中专及以下	0(0.0%)	1(14.3%)	1(14.3%)	3(42.9%)	2(28.6%)	7(100.0%)	13.770	0.616
	大专	1(1.6%)	6(9.7%)	12(19.4%)	26(41.9%)	17(27.4%)	62(100.0%)		
	本科	4(1.6%)	12(4.7%)	64(24.9%)	104(40.5%)	73(28.4%)	257(100.0%)		
	硕士	0(0.0%)	4(4.5%)	19(21.3%)	35(39.3%)	31(34.8%)	89(100.0%)		
	博士	1(5.0%)	0(0.0%)	8(40.0%)	7(35.0%)	4(20.0%)	20(100.0%)		
工龄	6 年以下	0(0.0%)	2(1.9%)	20(18.5%)	45(41.7%)	41(38.0%)	108(100.0%)	38.957	0.001
	6~10 年	2(3.3%)	3(4.9%)	9(14.8%)	30(49.2%)	17(27.9%)	61(100.0%)		
	11~15 年	0(0.0%)	3(4.9%)	14(23.0%)	18(29.5%)	26(42.6%)	61(100.0%)		
	16~20 年	2(3.4%)	1(1.7%)	15(25.9%)	28(48.3%)	12(20.7%)	58(100.0%)		
	21 年及以上	2(1.4%)	14(9.5%)	46(31.3%)	54(36.7%)	31(21.1%)	147(100.0%)		
职称	初级	1(0.8%)	4(3.3%)	23(18.9%)	47(38.5%)	47(38.5%)	122(100.0%)	25.373	0.064
	中级	3(1.9%)	8(5.7%)	32(20.1%)	68(42.8%)	47(29.6%)	159(100.0%)		
	副高级	2(2.2%)	8(8.6%)	31(33.3%)	34(36.6%)	18(19.4%)	93(100.0%)		
	正高级	0(0.0%)	0(0.0%)	13(36.1%)	14(38.9%)	9(25.0%)	36(100.0%)		
	无	0(0.0%)	2(8.0%)	5(20.0%)	12(48.0%)	6(24.0%)	25(100.0%)		
岗位	临床	2(1.5%)	5(3.8%)	39(29.3%)	44(33.1%)	43(32.3%)	133(100.0%)	22.469	0.129
	医技	0(0.0%)	2(3.0%)	17(25.8%)	29(43.9%)	18(27.3%)	66(100.0%)		
	行政	3(2.4%)	11(8.8%)	31(24.8%)	51(40.8%)	29(23.2%)	125(100.0%)		
	护理	1(1.0%)	5(4.9%)	14(13.6%)	47(45.6%)	36(35.0%)	103(100.0%)		
	其他	0(0.0%)	0(0.0%)	3(37.5%)	4(50.0%)	1(12.5%)	8(100.0%)		

续表 7-13

分组依据	组别	为患者提供身体、心理、社会的全面服务					合计	χ^2 (LR)[a]	P
		不重要	比较重要	重要	很重要	最重要			
单位归属地	南京	4(1.2%)	17(5.0%)	82(24.0%)	138(40.4%)	101(29.5%)	342(100.0%)	7.393	0.495
	苏南	1(1.7%)	5(8.5%)	18(30.5%)	21(35.6%)	14(23.7%)	59(100.0%)		
	苏中	1(2.9%)	1(2.9%)	4(11.8%)	16(47.1%)	12(35.3%)	34(100.0%)		

a 当数据不符合卡方检验(χ^2)标准,即 1/5 以上理论频数<5 时,选用似然比检验(LR)分析。

根据表 7-14,其中性别、学历、岗位、单位归属地 P 值大于 0.05,无统计学差异。

其中,年龄、工龄、职称 P 值小于 0.05,有统计学差异。

年龄上,30 岁以下的受访者认为"最重要"的人数占其总人数的 50.4%,比例为最高;30~39 岁的受访者认为"最重要"的人数占其总人数的 45.5%;40~49 岁的受访者认为"最重要"的人数占其总人数的 42.2%;50 岁及以上的受访者认为"最重要"的人数占其总人数的 22.7%,比例为最低。这说明随着年龄的增加对此条重要性的认识比例是逐渐降低的。

工龄上,6 年以下的受访者认为"最重要"的人数占其总人数的 51.9%;6~10 年的受访者认为"最重要"的人数占其总人数的 34.4%;11~15 年的受访者认为"最重要"的人数占其总人数的 57.4%,比例为最高;16~20 年的受访者认为"最重要"的人数占其总人数的 41.4%;21 年及以上的受访者认为"最重要"的人数占其总人数的 33.3%,比例为最低。

职称上,初级职称的受访者认为"最重要"的人数占其总人数的 50.8%,比例为最高;中级职称的受访者认为"最重要"的人数占其总人数的 43.4%;副高级职称的受访者认为"最重要"的人数占其总人数的 38.7%;正高级职称的受访者认为"最重要"的人数占其总人数的 25.0%。

认为此条最重要的人数为 185 人,占管理者和医生受调查总人数 435 人的 42.5%,排名第 8。

表 7-14 诊疗流程设置人性化、科学化

分组依据	组别	诊疗流程设置人性化、科学化					合计	χ^2 (LR)[a]	P
		不重要	比较重要	重要	很重要	最重要			
性别	男	0(0.0%)	1(0.7%)	24(16.8%)	61(42.7%)	57(39.9%)	143(100.0%)	4.103	0.251
	女	0(0.0%)	10(3.4%)	47(16.1%)	107(36.6%)	128(43.8%)	292(100.0%)		
年龄	30 岁以下	0(0.0%)	0(0.0%)	9(7.8%)	48(41.7%)	58(50.4%)	115(100.0%)	33.057	<0.001
	30~39 岁	0(0.0%)	6(4.1%)	20(13.8%)	53(36.6%)	66(45.5%)	145(100.0%)		
	40~49 岁	0(0.0%)	2(1.8%)	21(19.3%)	40(36.7%)	46(42.2%)	109(100.0%)		
	50 岁及以上	0(0.0%)	3(4.5%)	21(31.8%)	27(40.9%)	15(22.7%)	66(100.0%)		
学历	中专及以下	0(0.0%)	1(14.3%)	1(14.3%)	2(28.6%)	3(42.9%)	7(100.0%)	9.801	0.633
	大专	0(0.0%)	3(4.8%)	12(19.4%)	22(35.5%)	25(40.3%)	62(100.0%)		
	本科	0(0.0%)	5(1.9%)	37(14.4%)	103(40.1%)	112(43.6%)	257(100.0%)		
	硕士	0(0.0%)	2(2.2%)	14(15.7%)	35(39.3%)	38(42.7%)	89(100.0%)		
	博士	0(0.0%)	0(0.0%)	7(35.0%)	6(30.0%)	7(35.0%)	20(100.0%)		
工龄	6 年以下	0(0.0%)	0(0.0%)	10(9.3%)	42(38.9%)	56(51.9%)	108(100.0%)	34.394	0.001
	6~10 年	0(0.0%)	3(4.9%)	7(11.5%)	30(49.2%)	21(34.4%)	61(100.0%)		
	11~15 年	0(0.0%)	1(1.6%)	8(13.1%)	17(27.9%)	35(57.4%)	61(100.0%)		
	16~20 年	0(0.0%)	2(3.4%)	7(12.1%)	25(43.1%)	24(41.4%)	58(100.0%)		
	21 年及以上	0(0.0%)	5(3.4%)	39(26.5%)	54(36.7%)	49(33.3%)	147(100.0%)		
职称	初级	0(0.0%)	1(0.8%)	12(9.8%)	47(38.5%)	62(50.8%)	122(100.0%)	27.399	0.007
	中级	0(0.0%)	8(5.0%)	25(15.7%)	57(35.8%)	69(43.4%)	159(100.0%)		
	副高级	0(0.0%)	0(0.0%)	21(22.6%)	36(38.7%)	36(38.7%)	93(100.0%)		
	正高级	0(0.0%)	1(2.8%)	11(30.6%)	15(41.7%)	9(25.0%)	36(100.0%)		
	无	0(0.0%)	1(4.0%)	2(8.0%)	13(52.0%)	9(36.0%)	25(100.0%)		
岗位	临床	0(0.0%)	2(1.5%)	32(24.1%)	49(36.8%)	50(37.6%)	133(100.0%)	19.237	0.083
	医技	0(0.0%)	0(0.0%)	8(12.1%)	26(39.4%)	32(48.5%)	66(100.0%)		
	行政	0(0.0%)	7(5.6%)	18(14.4%)	51(40.8%)	49(39.2%)	125(100.0%)		
	护理	0(0.0%)	2(1.9%)	11(10.7%)	40(38.8%)	50(48.5%)	103(100.0%)		
	其他	0(0.0%)	0(0.0%)	2(25.0%)	2(25.0%)	4(50.0%)	8(100.0%)		

续表 7-14

分组依据	组别	诊疗流程设置人性化、科学化					合计	χ^2(LR)ᵃ	P
		不重要	比较重要	重要	很重要	最重要			
单位归属地	南京	0(0.0%)	8(2.3%)	59(17.3%)	124(36.3%)	151(44.2%)	341(100.0%)	7.500	0.277
	苏南	0(0.0%)	3(5.1%)	9(15.3%)	27(45.8%)	20(33.9%)	59(100.0%)		
	苏中	0(0.0%)	0(0.0%)	3(8.8%)	17(50.0%)	14(41.2%)	34(100.0%)		

a 当数据不符合卡方检验(χ^2)标准,即1/5以上理论频数<5时,选用似然比检验(LR)分析。

（二）患者问卷数据分析

根据表 7-15,其中性别、年龄、学历、就诊科室、就诊类别、职业、户籍、婚姻状况、支付方式 P 值大于 0.05,无统计学差异,认为"最重要"的比例均为最高。

依据性别分组,认为此条最重要的人数为 190 人,占患者受调查总人数 366 人的 51.9%,排名第 2。

表 7-15　医方能根据患者最佳利益,提供符合医方当时医学能力水平的诊疗方案和服务,并能及时转诊或会诊（患方）

分组依据	组别	医方能根据患者最佳利益,提供符合医方当时医学能力水平的诊疗方案和服务,并能及时转诊或会诊					合计	χ^2(LR)ᵃ	P
		不重要	比较重要	重要	很重要	最重要			
性别	男	0(0.0%)	2(1.3%)	21(13.4%)	54(34.4%)	80(51.0%)	157(100.0%)	6.297	0.178
	女	1(0.5%)	0(0.0%)	17(8.1%)	81(38.8%)	110(52.6%)	209(100.0%)		
年龄	30岁以下	0(0.0%)	1(1.0%)	10(10.4%)	28(29.2%)	57(59.4%)	95(100.0%)	14.875	0.248
	30~39岁	0(0.0%)	0(0.0%)	4(4.7%)	32(37.6%)	49(57.6%)	85(100.0%)		
	40~49岁	0(0.0%)	0(0.0%)	7(8.9%)	35(44.3%)	37(46.8%)	79(100.0%)		
	50岁及以上	1(0.9%)	1(0.9%)	17(15.3%)	41(36.9%)	51(45.9%)	111(100.0%)		
学历	中专及以下	1(0.6%)	1(0.6%)	24(13.7%)	59(33.7%)	90(51.4%)	175(100.0%)	11.356	0.787
	大专	0(0.0%)	0(0.0%)	8(9.2%)	32(36.8%)	47(54.0%)	87(100.0%)		
	本科	0(0.0%)	0(0.0%)	4(5.0%)	32(40.0%)	44(55.0%)	80(100.0%)		
	硕士	0(0.0%)	0(0.0%)	1(6.2%)	5(31.2%)	10(62.5%)	16(100.0%)		
	博士	0(0.0%)	0(0.0%)	1(50.0%)	0(0.0%)	1(50.0%)	2(100.0%)		

续表 7-15

分组依据	组别	医方能根据患者最佳利益,提供符合医方当时医学能力水平的诊疗方案和服务,并能及时转诊或会诊					合计	χ^2 (LR)^a	P
		不重要	比较重要	重要	很重要	最重要			
就诊科室	内科	1(0.8%)	1(0.8%)	13(10.6%)	46(37.4%)	62(50.4%)	123(100.0%)	5.139	0.995
	外科	0(0.0%)	1(0.9%)	13(11.6%)	42(37.5%)	56(50.0%)	112(100.0%)		
	妇产科	0(0.0%)	0(0.0%)	7(10.4%)	24(35.8%)	36(53.7%)	67(100.0%)		
	儿科	0(0.0%)	0(0.0%)	1(10.0%)	2(20.0%)	7(70.0%)	10(100.0%)		
	其他	0(0.0%)	0(0.0%)	4(8.3%)	17(35.4%)	27(56.2%)	48(100.0%)		
就诊类别	门诊	0(0.0%)	0(0.0%)	9(9.9%)	29(31.9%)	53(58.2%)	91(100.0%)	2.744	0.602
	住院	1(0.4%)	2(0.8%)	29(11.5%)	95(37.5%)	126(49.8%)	252(100.0%)		
职业	工人	1(0.8%)	1(0.8%)	16(12.6%)	41(34.6%)	65(51.2%)	127(100.0%)	7.943	0.951
	农民	0(0.0%)	1(1.6%)	7(10.9%)	22(34.4%)	34(53.1%)	64(100.0%)		
	军人	0(0.0%)	0(0.0%)	0(0.0%)	2(28.6%)	5(71.4%)	7(100.0%)		
	干部	0(0.0%)	0(0.0%)	3(7.5%)	18(45.0%)	19(47.5%)	40(100.0%)		
	其他	0(0.0%)	0(0.0%)	12(9.2%)	48(36.9%)	70(53.8%)	130(100.0%)		
户籍	南京	1(0.5%)	2(1.0%)	25(12.3%)	79(38.7%)	97(47.5%)	204(100.0%)	7.992	0.786
	苏南	0(0.0%)	0(0.0%)	6(9.4%)	23(35.9%)	35(54.7%)	64(100.0%)		
	苏中	0(0.0%)	0(0.0%)	2(4.8%)	12(28.6%)	28(66.7%)	42(100.0%)		
	苏北	0(0.0%)	0(0.0%)	5(10.6%)	16(34.0%)	26(55.3%)	47(100.0%)		
婚姻状况	已婚	1(0.3%)	1(0.3%)	33(10.7%)	116(37.8%)	156(50.8%)	307(100.0%)	6.350	0.897
	未婚	0(0.0%)	1(2.3%)	4(9.3%)	14(32.6%)	24(55.8%)	43(100.0%)		
	离异	0(0.0%)	0(0.0%)	1(10.0%)	4(40.0%)	5(50.0%)	10(100.0%)		
	其他	0(0.0%)	0(0.0%)	0(0.0%)	0(0.0%)	3(100.0%)	3(100.0%)		
支付方式	自费	0(0.0%)	0(0.0%)	7(11.3%)	19(30.6%)	36(58.1%)	62(100.0%)	15.861	0.725
	城镇职工基本医疗保险	0(0.0%)	0(0.0%)	8(7.8%)	36(35.3%)	58(56.9%)	102(100.0%)		
	城镇居民基本医疗保险	1(1.0%)	1(1.0%)	9(8.7%)	42(40.8%)	50(48.5%)	103(100.0%)		
	新农合	0(0.0%)	1(1.8%)	9(16.4%)	19(34.5%)	26(47.3%)	55(100.0%)		
	公费	0(0.0%)	0(0.0%)	5(20.8%)	9(37.5%)	10(41.7%)	24(100.0%)		
	其他	0(0.0%)	0(0.0%)	0(0.0%)	7(43.8%)	9(56.2%)	16(100.0%)		

a 当数据不符合卡方检验(χ^2)标准,即 1/5 以上理论频数<5 时,选用似然比检验(LR)分析。

根据表 7-16，其中性别、年龄、就诊科室、就诊类别、职业、婚姻状况、支付方式 P 值大于 0.05，无统计学差异。

其中，学历、户籍 P 值小于 0.05，有统计学差异。

学历上，大专学历的受访者认为"最重要"的人数占其总人数的 54.0%；本科学历的受访者认为"最重要"的人数占其总人数的 61.3%；硕士学历的受访者认为"最重要"的人数占其总人数的 75.0%，比例为最高；博士学历的受访者认为"最重要"的比例为 0，认为"重要"和"不重要"的各占其总人数的 50.0%。这说明硕士以下学历的患者对此条重要性的理解均好于博士学历的患者，而博士学历的患者对此条重要性的认识应基于现实的不公平性的感受，以及认为此不具有可行性。

户籍上，南京地区的受访者认为"最重要"的人数占其总人数的 47.1%；苏南地区的受访者认为"最重要"的人数占其总人数的 51.6%；苏中地区的受访者认为"最重要"的人数占其总人数的 66.7%；苏北地区的受访者认为"最重要"的人数占其总人数的 67.4%，比例为最高。这说明江苏省从南到北对此条重要性的认知比例是逐渐递增的，苏北地区最高，南京地区最低。

依据性别分组，认为此条最重要的人数为 195 人，占患者受调查总人数 365 人的 53.4%，排名第 1。

表 7-16　医务人员对患者一视同仁，不因性别、地位、收入等予以歧视

| 分组依据 | 组别 | 医务人员对患者一视同仁，不因性别、地位、收入等予以歧视 | | | | | 合计 | χ^2 (LR)[a] | P |
		不重要	比较重要	重要	很重要	最重要			
性别	男	1(0.6%)	0(0.0%)	16(10.3%)	59(37.8%)	80(51.3%)	156(100.0%)	4.976	0.290
	女	5(2.4%)	2(1.0%)	14(6.7%)	73(34.9%)	115(55.0%)	209(100.0%)		
年龄	30 岁以下	0(0.0%)	2(2.1%)	6(6.2%)	30(31.2%)	58(60.4%)	96(100.0%)	15.700	0.205
	30~39 岁	2(2.4%)	0(0.0%)	5(5.9%)	27(31.8%)	51(60.0%)	85(100.0%)		
	40~49 岁	2(2.5%)	0(0.0%)	8(10.1%)	34(43.0%)	35(44.3%)	79(100.0%)		
	50 岁及以上	2(1.8%)	0(0.0%)	11(10.0%)	44(40.0%)	53(48.2%)	110(100.0%)		
学历	中专及以下	2(1.1%)	1(0.5%)	18(10.3%)	67(38.5%)	86(49.4%)	174(100.0%)	49.768	<0.001
	大专	0(0.0%)	0(0.0%)	5(5.7%)	35(40.2%)	47(54.0%)	87(100.0%)		
	本科	2(2.5%)	1(1.2%)	3(3.8%)	25(31.2%)	49(61.3%)	80(100.0%)		
	硕士	1(6.2%)	0(0.0%)	1(6.2%)	2(12.5%)	12(75.0%)	16(100.0%)		

续表 7-16

| 分组依据 | 组别 | 医务人员对患者一视同仁,不因性别、地位、收入等予以歧视 | | | | | 合计 | χ^2 (LR)[a] | P |
		不重要	比较重要	重要	很重要	最重要			
就诊科室	博士	1(50.0%)	0(0.0%)	1(50.0%)	0(0.0%)	0(0.0%)	2(100.0%)		
	内科	3(2.4%)	0(0.0%)	7(5.7%)	47(38.2%)	66(53.7%)	123(100.0%)	21.434	0.162
	外科	0(0.0%)	0(0.0%)	10(9.0%)	45(40.5%)	56(50.5%)	111(100.0%)		
	妇产科	3(4.5%)	2(3.0%)	5(7.5%)	20(29.9%)	37(55.2%)	67(100.0%)		
	儿科	0(0.0%)	0(0.0%)	1(10.0%)	1(10.0%)	8(80.0%)	10(100.0%)		
	其他	0(0.0%)	0(0.0%)	5(35.4%)	17(35.4%)	26(54.2%)	48(100.0%)		
就诊类别	门诊	1(1.1%)	0(0.0%)	6(6.6%)	32(35.2%)	52(57.1%)	91(100.0%)	2.017	0.733
	住院	5(2.0%)	2(0.8%)	24(9.5%)	90(35.7%)	131(52.0%)	252(100.0%)		
职业	工人	2(1.6%)	1(0.8%)	13(10.2%)	50(39.4%)	61(48.0%)	127(100.0%)	11.096	0.804
	农民	1(1.6%)	1(1.6%)	6(9.5%)	25(39.7%)	30(47.6%)	63(100.0%)		
	军人	0(0.0%)	0(0.0%)	0(0.0%)	4(57.1%)	3(42.9%)	7(100.0%)		
	干部	0(0.0%)	0(0.0%)	2(5.0%)	16(40.0%)	22(55.0%)	40(100.0%)		
	其他	3(2.3%)	0(0.0%)	9(6.9%)	39(30.0%)	79(60.8%)	130(100.0%)		
户籍	南京	5(2.5%)	0(0.0%)	20(9.8%)	83(40.7%)	96(47.1%)	204(100.0%)	27.494	0.007
	苏南	1(1.6%)	0(0.0%)	5(7.8%)	25(39.1%)	33(51.6%)	64(100.0%)		
	苏中	0(0.0%)	2(4.8%)	2(4.8%)	10(23.8%)	28(66.7%)	42(100.0%)		
	苏北	0(0.0%)	0(0.0%)	3(6.5%)	12(26.1%)	31(67.4%)	46(100.0%)		
婚姻状况	已婚	4(1.3%)	2(0.7%)	27(8.8%)	112(36.6%)	161(52.6%)	306(100.0%)	12.046	0.442
	未婚	1(2.3%)	0(0.0%)	3(7.0%)	11(25.6%)	28(65.1%)	43(100.0%)		
	离异	0(0.0%)	0(0.0%)	0(0.0%)	8(80.0%)	2(20.0%)	10(100.0%)		
	其他	0(0.0%)	0(0.0%)	0(0.0%)	1(33.3%)	2(66.7%)	3(100.0%)		
支付方式	自费	1(1.6%)	0(0.0%)	7(11.5%)	20(32.2%)	33(54.1%)	61(100.0%)	26.138	0.161
	城镇职工基本医疗保险	2(2.0%)	0(0.0%)	3(2.9%)	37(36.3%)	60(58.8%)	102(100.0%)		
	城镇居民基本医疗保险	1(1.0%)	0(0.0%)	12(11.7%)	36(35.0%)	54(52.4%)	103(100.0%)		
	新农合	2(3.6%)	1(1.8%)	3(5.5%)	21(38.2%)	28(50.9%)	103(100.0%)		
	公费	0(0.0%)	1(4.2%)	5(20.8%)	9(37.5%)	9(37.5%)	24(100.0%)		
	其他	0(0.0%)	0(0.0%)	0(0.0%)	8(50.0%)	8(50.0%)	16(100.0%)		

　　a 当数据不符合卡方检验(χ^2)标准,即 1/5 以上理论频数<5 时,选用似然比检验(LR)分析。

根据表 7-17,其中性别、年龄、学历、就诊科室、就诊类别、职业、户籍、婚姻状况、支付方式 P 值均大于 0.05,无统计学差异。

依据性别分组,认为此条最重要的人数为 171 人,占患者受调查总人数 365人的 46.8%,排名第 5。

表 7-17　医务人员尊重患者的知情同意权,解释详尽,耐心回答患者问题

分组依据	组别	医务人员尊重患者的知情同意权,解释详尽,耐心回答患者问题					合计	χ^2 (LR)[a]	P
		不重要	比较重要	重要	很重要	最重要			
性别	男	0(0.0%)	2(1.3%)	20(12.7%)	68(43.3%)	67(42.7%)	157(100.0%)	3.808	0.433
	女	2(1.0%)	3(1.4%)	22(10.6%)	77(37.0%)	104(50.0%)	208(100.0%)		
年龄	30 岁以下	0(0.0%)	3(3.1%)	8(8.3%)	34(35.4%)	51(53.1%)	96(100.0%)	13.440	0.338
	30~39 岁	1(1.2%)	1(1.2%)	10(11.8%)	30(35.3%)	43(50.4%)	85(100.0%)		
	40~49 岁	0(0.0%)	0(0.0%)	9(11.4%)	40(50.6%)	30(38.0%)	79(100.0%)		
	50 岁及以上	1(0.9%)	1(0.9%)	17(15.5%)	43(39.1%)	48(43.6%)	110(100.0%)		
学历	中专及以下	1(0.6%)	2(1.1%)	25(14.4%)	67(38.5%)	79(45.4%)	174(100.0%)	25.498	0.062
	大专	0(0.0%)	1(1.1%)	12(13.8%)	34(39.1%)	40(46.0%)	87(100.0%)		
	本科	0(0.0%)	1(1.2%)	3(3.8%)	38(47.5%)	38(47.5%)	80(100.0%)		
	硕士	1(6.2%)	0(0.0%)	2(12.5%)	2(12.5%)	11(68.8%)	16(100.0%)		
	博士	0(0.0%)	0(0.0%)	1(50.0%)	1(50.0%)	0(0.0%)	2(100.0%)		
就诊科室	内科	1(0.8%)	1(0.8%)	13(10.6%)	53(43.1%)	55(44.7%)	123(100.0%)	16.722	0.404
	外科	0(0.0%)	2(1.8%)	14(12.6%)	44(39.6%)	51(45.9%)	11(100.0%)		
	妇产科	1(1.5%)	1(1.5%)	10(14.9%)	24(35.8%)	31(46.3%)	67(100.0%)		
	儿科	0(0.0%)	1(10.0%)	1(10.0%)	0(0.0%)	8(80.0%)	10(100.0%)		
	其他	0(0.0%)	0(0.0%)	5(10.4%)	21(43.8%)	22(45.8%)	48(100.0%)		
就诊类别	门诊	1(1.1%)	1(1.1%)	8(8.8%)	40(44.0%)	41(45.1%)	91(100.0%)	2.832	0.586
	住院	1(0.4%)	4(0.6%)	34(13.5%)	93(36.9%)	120(47.6%)	252(100.0%)		
职业	工人	1(0.8%)	3(2.4%)	17(13.4%)	52(40.9%)	54(42.5%)	127(100.0%)	10.553	0.836
	农民	0(0.0%)	1(1.6%)	10(15.9%)	23(36.5%)	29(46.0%)	63(100.0%)		
	军人	0(0.0%)	0(0.0%)	1(14.3%)	5(71.4%)	1(14.3%)	7(100.0%)		
	干部	0(0.0%)	0(0.0%)	3(7.5%)	18(45.0%)	19(47.5%)	40(100.0%)		

续表 **7-17**

分组依据	组别	医务人员尊重患者的知情同意权,解释详尽,耐心回答患者问题					合计	χ^2 (LR)[a]	P
		不重要	比较重要	重要	很重要	最重要			
户籍	其他	1(0.8%)	1(0.8%)	13(10.0%)	47(36.2%)	68(52.3%)	130(100.0%)		
	南京	2(1.0%)	3(1.5%)	30(14.7%)	87(42.6%)	82(40.2%)	204(100.0%)	13.748	0.317
	苏南	0(0.0%)	0(0.0%)	6(9.4%)	24(37.5%)	34(53.1%)	64(100.0%)		
	苏中	0(0.0%)	1(2.4%)	5(11.9%)	10(23.8%)	26(61.9%)	42(100.0%)		
	苏北	0(0.0%)	1(2.1%)	3(6.4%)	18(38.3%)	25(53.2%)	47(100.0%)		
婚姻状况	已婚	1(0.3%)	4(1.3%)	38(12.4%)	124(40.5%)	139(45.4%)	306(100.0%)	6.733	0.875
	未婚	1(2.3%)	1(2.3%)	3(7.0%)	14(32.6%)	24(55.8%)	43(100.0%)		
	离异	0(0.0%)	0(0.0%)	1(10.0%)	5(50.0%)	4(40.0%)	10(100.0%)		
	其他	0(0.0%)	0(0.0%)	0(0.0%)	1(33.3%)	2(66.7%)	3(100.0%)		
支付方式	自费	0(0.0%)	1(1.6%)	12(19.4%)	19(30.6%)	30(48.4%)	62(100.0%)	27.351	0.126
	城镇职工基本医疗保险	1(1.0%)	0(0.0%)	8(7.8%)	43(42.2%)	50(49.0%)	102(100.0%)		
	城镇居民基本医疗保险	1(1.0%)	2(1.9%)	15(14.6%)	34(33.0%)	51(49.5%)	103(100.0%)		
	新农合	0(0.0%)	1(1.9%)	5(9.3%)	23(42.6%)	25(46.3%)	54(100.0%)		
	公费	0(0.0%)	1(4.2%)	4(16.7%)	14(58.3%)	5(20.8%)	24(100.0%)		
	其他	0(0.0%)	0(0.0%)	0(0.0%)	12(75.0%)	4(25.0%)	16(100.0%)		

a 当数据不符合卡方检验(χ^2)标准,即 1/5 以上理论频数<5 时,选用似然比检验(LR)分析。

根据表 7-18,其中性别、年龄、学历、就诊科室、就诊类别、职业、户籍、婚姻状况、支付方式 P 值均大于 0.05,无统计学差异。

依据性别分组,认为此条最重要的人数为 158 人,占患者受调查总人数 364 人的 43.4%,排名第 9。

表 7-18　医务人员能积极主动与患者交流和沟通,为患者的利益进行协商

| 分组依据 | 组别 | 医务人员能积极主动与患者交流和沟通,为患者的利益进行协商 | | | | | 合计 | χ^2 (LR)[a] | P |
		不重要	比较重要	重要	很重要	最重要			
性别	男	0(0.0%)	2(1.3%)	27(17.3%)	64(41.0%)	63(40.4%)	156(100.0%)	4.150	0.386
年龄	30 岁以下	0(0.0%)	0(0.0%)	12(12.5%)	39(40.6%)	45(46.9%)	96(100.0%)	14.392	0.276
	30~39 岁	0(0.0%)	1(1.2%)	8(9.4%)	31(36.5%)	45(52.9%)	85(100.0%)		
	40~49 岁	0(0.0%)	0(0.0%)	10(13.0%)	36(46.8%)	31(40.3%)	77(100.0%)		
	50 岁及以上	1(0.9%)	2(1.8%)	22(19.8%)	47(42.3%)	39(35.1%)	111(100.0%)		
学历	中专及以下	1(0.6%)	2(1.1%)	32(18.4%)	66(37.9%)	73(42.0%)	174(100.0%)	15.899	0.460
	大专	0(0.0%)	0(0.0%)	10(11.5%)	38(43.7%)	39(44.8%)	87(100.0%)		
	本科	0(0.0%)	0(0.0%)	6(7.6%)	35(44.3%)	38(48.1%)	79(100.0%)		
	硕士	0(0.0%)	1(6.2%)	1(6.2%)	6(37.5%)	8(50.0%)	16(100.0%)		
	女	1(0.5%)	1(0.5%)	24(11.5%)	87(41.8%)	95(45.7%)	208(100.0%)		
	博士	0(0.0%)	0(0.0%)	0(0.0%)	1(50.0%)	1(50.0%)	2(100.0%)		
就诊科室	内科	1(0.8%)	0(0.0%)	26(21.3%)	44(36.1%)	51(41.8%)	122(100.0%)	16.805	0.398
	外科	0(0.0%)	1(0.9%)	14(12.5%)	48(42.9%)	49(43.8%)	112(100.0%)		
	妇产科	0(0.0%)	1(1.5%)	8(12.1%)	25(37.9%)	32(48.5%)	66(100.0%)		
	儿科	0(0.0%)	0(0.0%)	0(0.0%)	3(30.0%)	7(70.0%)	10(100.0%)		
	其他	0(0.0%)	1(2.1%)	3(6.2%)	24(50.0%)	20(41.7%)	48(100.0%)		
就诊类别	门诊	0(0.0%)	1(1.1%)	8(8.8%)	39(42.9%)	43(47.3%)	91(100.0%)	3.722	0.445
	住院	1(0.4%)	2(0.8%)	41(16.3%)	104(41.4%)	103(41.0%)	251(100.0%)		
职业	工人	0(0.0%)	1(0.8%)	23(18.4%)	52(41.6%)	49(39.2%)	125(100.0%)	20.651	0.192
	农民	0(0.0%)	0(0.0%)	13(20.3%)	24(37.5%)	27(42.2%)	64(100.0%)		
	军人	0(0.0%)	0(0.0%)	2(28.6%)	3(42.9%)	2(28.6%)	7(100.0%)		
	干部	0(0.0%)	0(0.0%)	3(7.5%)	24(60.0%)	13(32.5%)	40(100.0%)		
	其他	1(0.8%)	2(1.5%)	11(8.5%)	48(36.9%)	68(52.3%)	130(100.0%)		
户籍	南京	1(0.5%)	3(1.5%)	29(14.4%)	92(45.5%)	77(38.1%)	202(100.0%)	16.816	0.157
	苏南	0(0.0%)	0(0.0%)	7(10.9%)	31(48.4%)	26(40.6%)	64(100.0%)		
	苏中	0(0.0%)	0(0.0%)	5(11.9%)	10(23.8%)	27(64.3%)	42(100.0%)		

续表 7-18

| 分组依据 | 组别 | 医务人员能积极主动与患者交流和沟通，为患者的利益进行协商 | | | | | 合计 | χ^2 (LR)[a] | P |
		不重要	比较重要	重要	很重要	最重要			
婚姻状况	苏北	0(0.0%)	0(0.0%)	8(17.0%)	14(29.8%)	25(53.2%)	47(100.0%)	4.075	0.982
	已婚	1(0.3%)	2(0.7%)	44(14.4%)	126(41.3%)	132(43.3%)	305(100.0%)		
	未婚	0(0.0%)	1(2.3%)	6(14.0%)	16(37.2%)	20(37.2%)	43(100.0%)		
	离异	0(0.0%)	0(0.0%)	1(10.0%)	6(60.0%)	3(60.0%)	10(100.0%)		
	其他	0(0.0%)	0(0.0%)	0(0.0%)	1(33.3%)	2(66.7%)	3(100.0%)		
支付方式	自费	0(0.0%)	1(1.6%)	11(17.7%)	23(37.1%)	27(43.5%)	62(100.0%)	20.442	0.431
	城镇职工基本医疗保险	1(1.0%)	1(1.0%)	14(13.9%)	34(33.7%)	51(50.5%)	101(100.0%)		
	城镇居民基本医疗保险	0(0.0%)	1(1.0%)	10(9.8%)	47(46.1%)	44(43.1%)	102(100.0%)		
	新农合	0(0.0%)	0(0.0%)	10(18.2%)	23(41.8%)	22(40.0%)	55(100.0%)		
	公费	0(0.0%)	0(0.0%)	6(25.0%)	13(54.2%)	5(20.8%)	24(100.0%)		
	其他	0(0.0%)	0(0.0%)	1(6.2%)	11(68.8%)	4(25.0%)	16(100.0%)		

a 当数据不符合卡方检验(χ^2)标准，即 1/5 以上理论频数＜5 时，选用似然比检验(LR)分析。

根据表 7-19，其中性别、年龄、学历、就诊科室、就诊类别、职业、户籍、婚姻状况、支付方式 P 值均大于 0.05，无统计学差异。

依据性别分组，认为此条最重要的人数为 178 人，占患者受调查总人数 363 人的 49.0%，排名第 4。

表 7-19　医务人员进行与病情诊断相关医学检查，适度、合理且没有过度医疗

| 分组依据 | 组别 | 医务人员进行与病情诊断相关医学检查，适度、合理且没有过度医疗 | | | | | 合计 | χ^2 (LR)[a] | P |
		不重要	比较重要	重要	很重要	最重要			
性别	男	2(1.3%)	2(1.3%)	22(14.2%)	57(36.8%)	72(46.5%)	155(100.0%)	1.566	0.797
	女	1(0.5%)	2(1.0%)	24(11.5%)	75(36.1%)	106(51.0%)	208(100.0%)		
年龄	30 岁以下	1(1.0%)	1(1.0%)	16(16.7%)	31(32.3%)	47(49.0%)	96(100.0%)	6.177	0.907
	30～39 岁	1(1.2%)	1(1.2%)	8(9.5%)	32(38.1%)	42(50.0%)	84(100.0%)		
	40～49 岁	1(1.3%)	0(0.0%)	8(10.1%)	32(40.5%)	38(48.1%)	79(100.0%)		

续表 7-19

| 分组依据 | 组别 | 医务人员进行与病情诊断相关医学检查,适度、合理且没有过度医疗 | | | | | 合计 | χ^2 (LR)[a] | P |
		不重要	比较重要	重要	很重要	最重要			
	50 岁及以上	0(0.0%)	2(1.8%)	15(13.8%)	37(33.9%)	55(50.5%)	109(100.0%)		
学历	中专及以下	2(1.1%)	3(1.7%)	24(13.8%)	60(34.5%)	85(48.9%)	174(100.0%)	6.012	0.988
	大专	0(0.0%)	0(0.0%)	13(14.9%)	33(37.9%)	41(47.1%)	87(100.0%)		
	本科	1(1.3%)	1(1.3%)	6(7.6%)	30(38.0%)	41(51.9%)	79(100.0%)		
	硕士	0(0.0%)	0(0.0%)	2(12.5%)	6(37.5%)	8(50.0%)	16(100.0%)		
	博士	0(0.0%)	0(0.0%)	0(0.0%)	1(50.0%)	1(50.0%)	2(100.0%)		
就诊科室	内科	2(1.5%)	3(2.4%)	16(13.0%)	47(38.2%)	55(44.7%)	123(100.0%)	11.760	0.760
	外科	0(0.0%)	0(0.0%)	13(11.8%)	42(38.2%)	55(50.0%)	110(100.0%)		
	妇产科	1(1.5%)	1(1.5%)	9(13.6%)	19(28.8%)	36(54.5%)	66(100.0%)		
	儿科	0(0.0%)	0(0.0%)	3(30.0%)	3(30.0%)	1(40.0%)	10(100.0%)		
	其他	0(0.0%)	0(0.0%)	5(10.4%)	19(39.6%)	24(50.0%)	48(100.0%)		
就诊类别	门诊	0(0.0%)	0(0.0%)	15(16.5%)	29(31.9%)	47(51.6%)	91(100.0%)	4.539	0.338
	住院	3(1.2%)	4(1.6%)	29(11.6%)	94(37.5%)	121(48.2%)	251(100.0%)		
职业	工人	0(0.0%)	2(1.6%)	17(13.5%)	49(38.9%)	58(46.0%)	126(100.0%)	10.893	0.816
	农民	1(1.6%)	2(3.2%)	8(12.7%)	18(28.5%)	34(54.0%)	63(100.0%)		
	军人	0(0.0%)	0(0.0%)	1(14.3%)	4(57.1%)	2(28.6%)	7(100.0%)		
	干部	0(0.0%)	0(0.0%)	5(12.5%)	14(35.0%)	21(52.5%)	40(100.0%)		
	其他	2(1.6%)	0(0.0%)	16(12.4%)	46(35.7%)	65(50.4%)	129(100.0%)		
户籍	南京	1(0.5%)	2(1.0%)	32(15.9%)	67(33.3%)	99(49.3%)	201(100.0%)	18.970	0.089
	苏南	1(1.6%)	0(0.0%)	7(10.9%)	29(45.3%)	27(42.2%)	64(100.0%)		
	苏中	1(2.4%)	2(4.8%)	4(9.5%)	9(21.4%)	26(51.9%)	42(100.0%)		
	苏北	0(0.0%)	0(0.0%)	3(6.4%)	20(42.6%)	24(51.1%)	47(100.0%)		
婚姻状况	已婚	3(1.0%)	3(1.0%)	40(13.2%)	107(35.2%)	151(49.7%)	304(100.0%)	2.663	0.997
	未婚	0(0.0%)	0(0.0%)	6(14.0%)	16(37.2%)	21(48.8%)	43(100.0%)		
	离异	0(0.0%)	0(0.0%)	1(10.0%)	4(40.0%)	5(50.0%)	10(100.0%)		
	其他	0(0.0%)	0(0.0%)	0(0.0%)	2(66.7%)	1(33.3%)	3(100.0%)		

续表 7-19

分组依据	组别	医务人员进行与病情诊断相关医学检查,适度、合理且没有过度医疗					合计	χ^2 (LR)[a]	P
		不重要	比较重要	重要	很重要	最重要			
支付方式	自费	1(1.6%)	1(1.6%)	12(19.4%)	23(37.1%)	25(40.3%)	62(100.0%)		
	城镇职工基本医疗保险	0(0.0%)	1(1.0%)	6(5.9%)	37(36.6%)	57(56.4%)	101(100.0%)		
	城镇居民基本医疗保险	1(1.0%)	0(0.0%)	13(12.7%)	37(36.3%)	51(50.0%)	102(100.0%)	26.324	0.121
	新农合	1(1.8%)	1(1.8%)	7(12.7%)	18(32.7%)	28(50.9%)	55(100.0%)		
	公费	0(0.0%)	1(4.2%)	8(33.3%)	7(29.2%)	8(33.3%)	24(100.0%)		
	其他	0(0.0%)	0(0.0%)	3(6.7%)	8(53.3%)	6(40.0%)	15(100.0%)		

a 当数据不符合卡方检验(χ^2)标准,即 1/5 以上理论频数<5 时,选用似然比检验(LR)分析。

根据表 7-20,其中性别、年龄、学历、就诊类别、户籍、婚姻状况、支付方式 P 值大于 0.05,无统计学差异。

其中,就诊科室和职业 P 值小于 0.05,有统计学差异。

就诊科室上,除就诊其他科室的受访者外,内科就诊的受访者认为"最重要"的人数占其总人数的 40.7%,比例为最低;外科就诊的受访者认为"最重要"的人数占其总人数的 42.3%;妇产科就诊的受访者认为"最重要"的人数占其总人数的 54.5%,比例为最高;儿科就诊的受访者认为"最重要"的人数占其总人数的 50.0%。这说明相对"弱势"的"妇、儿"患者对合理且适度的检查的需求高。

职业上,除其他职业的受访者外,工人认为"最重要"的人数占其总人数的 37.3%;农民认为"最重要"的人数占其总人数的 45.3%,比例为最高;军人认为"最重要"的人数占其总人数的 28.6%,比例为最低;干部认为"最重要"的人数占其总人数的 41.0%。这说明相对"社会身份"较低的工人、农民群众对合理且适度的检查的需求高,也体现了与其"经济"状况的一致性。

依据性别分组,认为此条最重要的人数为 155 人,占患者受调查总人数 357 人的 43.4%,排名第 8。

表 7-20 医务人员应当尽到高度注意义务，医疗服务合理、规范、安全

| 分组依据 | 组别 | 医务人员应当尽到高度注意义务，医疗服务合理、规范、安全 | | | | | 合计 | χ^2 (LR)[a] | P |
		不重要	比较重要	重要	很重要	最重要			
性别	男	0(0.0%)	1(1.3%)	28(18.6%)	58(37.8%)	64(42.3%)	151(100.0%)	4.446	0.349
	女	2(1.0%)	5(2.4%)	26(12.5%)	82(39.9%)	91(44.2%)	206(100.0%)		
年龄	30 岁以下	0(0.0%)	2(2.1%)	9(9.4%)	37(38.5%)	48(50.0%)	96(100.0%)	19.481	0.078
	30~39 岁	0(0.0%)	2(2.4%)	11(12.9%)	30(35.3%)	42(49.4%)	85(100.0%)		
	40~49 岁	0(0.0%)	0(0.0%)	13(16.5%)	40(50.6%)	26(32.9%)	79(100.0%)		
	50 岁及以上	2(1.8%)	3(2.8%)	23(21.1%)	37(33.9%)	44(40.4%)	109(100.0%)		
学历	中专及以下	2(1.1%)	4(2.3%)	31(17.8%)	66(37.9%)	71(40.0%)	174(100.0%)	12.839	0.0689
	大专	0(0.0%)	1(1.2%)	14(16.3%)	34(39.5%)	37(43.0%)	86(100.0%)		
	本科	0(0.0%)	2(2.5%)	5(6.2%)	34(42.5%)	39(48.8%)	80(100.0%)		
	硕士	0(0.0%)	0(0.0%)	1(6.2%)	7(43.8%)	8(50.0%)	16(100.0%)		
	博士	0(0.0%)	0(0.0%)	1(50.0%)	0(0.0%)	1(50.0%)	2(100.0%)		
就诊科室	内科	2(1.6%)	2(1.6%)	24(19.5%)	45(36.6%)	50(40.7%)	123(100.0%)	31.041	0.013
	外科	0(0.0%)	2(1.8%)	16(14.4%)	46(41.4%)	47(42.3%)	111(100.0%)		
	妇产科	0(0.0%)	1(1.5%)	7(10.6%)	22(33.3%)	36(54.5%)	66(100.0%)		
	儿科	0(0.0%)	2(20.0%)	0(0.0%)	3(30.0%)	5(50.0%)	10(100.0%)		
	其他	0(0.0%)	0(0.0%)	6(12.5%)	24(50.0%)	18(37.5%)	48(100.0%)		
就诊类别	门诊	0(0.0%)	0(0.0%)	12(13.2%)	36(39.6%)	43(47.3%)	91(100.0%)	4.094	0.393
	住院	2(0.8%)	6(2.4%)	43(17.1%)	97(38.5%)	104(41.3%)	252(100.0%)		
职业	工人	1(0.8%)	4(3.2%)	17(13.5%)	57(45.2%)	47(37.3%)	126(100.0%)	28.011	0.032
	农民	0(0.0%)	2(3.1%)	19(29.7%)	14(21.9%)	29(45.3%)	64(100.0%)		
	军人	0(0.0%)	0(0.0%)	0(0.0%)	5(71.4%)	2(28.6%)	7(100.0%)		
	干部	0(0.0%)	1(2.6%)	4(10.3%)	18(46.2%)	16(41.0%)	39(100.0%)		
	其他	1(0.8%)	0(0.0%)	16(12.3%)	48(36.9%)	65(50.0%)	130(100.0%)		
户籍	南京	2(1.6%)	6(3.0%)	39(19.3%)	69(34.2%)	86(42.6%)	202(100.0%)	12.924	0.375
	苏南	0(0.0%)	0(0.0%)	6(9.4%)	31(48.4%)	27(42.2%)	64(100.0%)		
	苏中	0(0.0%)	1(2.4%)	5(11.9%)	16(38.1%)	20(47.6%)	42(100.0%)		
	苏北	0(0.0%)	0(0.0%)	5(10.6%)	22(46.8%)	20(42.6%)	47(100.0%)		

续表 7-20

分组依据	组别	医务人员应当尽到高度注意义务,医疗服务合理、规范、安全					合计	χ^2 (LR)[a]	P
		不重要	比较重要	重要	很重要	最重要			
婚姻状况	已婚	2(0.7%)	6(2.0%)	47(15.4%)	124(40.7%)	126(41.3%)	305(100.0%)	4.827	0.964
	未婚	0(0.0%)	1(2.3%)	4(9.3%)	15(34.9%)	23(53.5%)	43(100.0%)		
	离异	0(0.0%)	0(0.0%)	2(20.0%)	3(30.0%)	5(50.0%)	10(100.0%)		
	其他	0(0.0%)	0(0.0%)	0(0.0%)	2(66.7%)	1(33.3%)	3(100.0%)		
支付方式	自费	0(0.0%)	3(4.8%)	9(14.5%)	25(40.3%)	25(40.3%)	62(100.0%)	14.485	0.805
	城镇职工基本医疗保险	1(1.0%)	1(1.0%)	13(12.9%)	38(37.6%)	48(47.5%)	101(100.0%)		
	城镇居民基本医疗保险	1(1.0%)	1(1.0%)	17(16.7%)	38(37.3%)	45(44.1%)	102(100.0%)		
	新农合	0(0.0%)	1(1.8%)	11(20.0%)	21(38.2%)	22(40.0%)	55(100.0%)		
	公费	0(0.0%)	1(4.2%)	6(25.0%)	10(41.7%)	7(29.2%)	24(100.0%)		
	其他	0(0.0%)	0(0.0%)	0(0.0%)	9(56.2%)	7(43.8%)	16(100.0%)		

　a 当数据不符合卡方检验(χ^2)标准,即 1/5 以上理论频数<5 时,选用似然比检验(LR)分析。

　　根据表 7-21,其中性别、年龄、学历、就诊科室、就诊类别、职业、户籍、婚姻状况、支付方式 P 值大于 0.05,无统计学差异。

　　依据性别分组,认为此条最重要的人数为 158 人,占患者受调查总人数 357 人的 44.2%,排名第 6。

表 7-21　医务人员在医疗活动中应当依照法律规定充分履行告知说明义务

分组依据	组别	医务人员在医疗活动中应当依照法律规定充分履行告知说明义务					合计	χ^2 (LR)[a]	P
		不重要	比较重要	重要	很重要	最重要			
性别	男	0(0.0%)	4(3.2%)	22(14.6%)	63(41.4%)	62(40.8%)	151(100.0%)	2.589	0.629
	女	1(0.5%)	4(1.9%)	24(12.0%)	81(39.2%)	96(46.4%)	206(100.0%)		
年龄	30 岁以下	0(0.0%)	1(1.0%)	12(12.5%)	32(33.3%)	51(53.1%)	96(100.0%)	19.406	0.079
	30~39 岁	0(0.0%)	1(1.2%)	8(9.4%)	34(40.0%)	42(49.4%)	85(100.0%)		
	40~49 岁	0(0.0%)	1(1.3%)	13(16.5%)	40(50.6%)	25(31.6%)	79(100.0%)		
	50 岁及以上	1(0.9%)	6(5.4%)	18(16.2%)	42(37.8%)	44(39.6%)	111(100.0%)		

续表 7-21

| 分组依据 | 组别 | 医务人员在医疗活动中应当依照法律规定充分履行告知说明义务 | | | | | 合计 | χ^2(LR)[a] | P |
		不重要	比较重要	重要	很重要	最重要			
学历	中专及以下	1(0.6%)	6(3.4%)	27(15.4%)	74(42.3%)	67(38.3%)	175(100.0%)	11.215	0.796
	大专	0(0.0%)	2(2.3%)	9(10.3%)	33(37.9%)	43(49.4%)	87(100.0%)		
	本科	0(0.0%)	1(1.2%)	9(11.2%)	29(36.2%)	41(51.2%)	80(100.0%)		
	硕士	0(0.0%)	0(0.0%)	3(18.8%)	5(31.2%)	8(50.0%)	16(100.0%)		
	博士	0(0.0%)	0(0.0%)	0(0.0%)	2(100.0%)	0(0.0%)	2(100.0%)		
就诊科室	内科	1(0.8%)	4(3.3%)	19(15.4%)	39(31.7%)	60(48.8%)	123(100.0%)	17.996	0.324
	外科	0(0.0%)	2(1.8%)	15(13.4%)	55(49.1%)	40(35.7%)	112(100.0%)		
	妇产科	0(0.0%)	1(1.5%)	9(13.4%)	22(32.8%)	35(52.2%)	67(100.0%)		
	儿科	0(0.0%)	0(0.0%)	2(20.0%)	2(20.0%)	6(60.0%)	10(100.0%)		
	其他	0(0.0%)	2(4.2%)	4(8.3%)	25(52.1%)	17(35.4%)	48(100.0%)		
就诊类别	门诊	0(0.0%)	2(2.2%)	13(14.3%)	31(34.1%)	45(49.5%)	91(100.0%)	2.258	0.688
	住院	1(0.4%)	7(2.8%)	36(14.2%)	104(41.1%)	105(41.5%)	253(100.0%)		
职业	工人	0(0.0%)	4(3.1%)	14(11.0%)	57(44.9%)	52(40.9%)	127(100.0%)	19.356	0.251
	农民	0(0.0%)	2(3.1%)	14(21.9%)	26(40.6%)	22(34.4%)	64(100.0%)		
	军人	0(0.0%)	0(0.0%)	3(42.9%)	1(14.3%)	3(42.9%)	7(100.0%)		
	干部	0(0.0%)	2(5.0%)	3(7.5%)	15(37.5%)	20(50.0%)	40(100.0%)		
	其他	1(0.8%)	1(0.8%)	17(13.1%)	47(36.2%)	64(49.2%)	130(100.0%)		
户籍	南京	1(0.5%)	6(2.9%)	32(15.7%)	80(39.2%)	85(41.7%)	204(100.0%)	10.929	0.535
	苏南	0(0.0%)	1(1.6%)	7(10.9%)	26(40.6%)	30(46.9%)	64(100.0%)		
	苏中	0(0.0%)	2(4.8%)	4(9.5%)	11(26.2%)	25(59.5%)	42(100.0%)		
	苏北	0(0.0%)	0(0.0%)	7(14.9%)	23(48.9%)	17(36.2%)	47(100.0%)		
婚姻状况	已婚	1(0.3%)	8(2.6%)	43(14.0%)	125(40.7%)	130(42.3%)	307(100.0%)	5.533	0.938
	未婚	0(0.0%)	0(0.0%)	5(11.6%)	16(37.2%)	22(51.2%)	43(100.0%)		
	离异	0(0.0%)	0(0.0%)	3(30.0%)	3(30.0%)	4(40.0%)	10(100.0%)		
	其他	0(0.0%)	0(0.0%)	0(0.0%)	1(33.3%)	2(66.7%)	3(100.0%)		

续表 7-21

分组依据	组别	医务人员在医疗活动中应当依照法律规定充分履行告知说明义务					合计	χ^2 (LR)[a]	P
		不重要	比较重要	重要	很重要	最重要			
支付方式	自费	0(0.0%)	1(1.6%)	12(19.4%)	24(38.7%)	25(40.3%)	62(100.0%)	28.890	0.090
	城镇职工基本医疗保险	1(1.0%)	1(1.0%)	13(12.7%)	35(34.3%)	52(51.0%)	102(100.0%)		
	城镇居民基本医疗保险	0(0.0%)	3(2.9%)	12(11.7%)	40(38.8%)	48(46.6%)	103(100.0%)		
	新农合	0(0.0%)	1(1.8%)	9(16.4%)	28(50.9%)	17(30.9%)	55(100.0%)		
	公费	0(0.0%)	3(12.8%)	5(20.8%)	11(45.8%)	5(20.8%)	24(100.0%)		
	其他	0(0.0%)	0(0.0%)	0(0.0%)	7(43.8%)	9(56.2%)	16(100.0%)		

　　a 当数据不符合卡方检验(χ^2)标准,即 1/5 以上理论频数<5 时,选用似然比检验(LR)分析。

　　根据表 7-22,其中性别、学历、就诊科室、就诊类别、职业、户籍、婚姻状况、支付方式 P 值大于 0.05,无统计学差异。

　　年龄 P 值小于 0.05,有统计学差异。

　　年龄上,30 岁以下的受访者认为"最重要"的人数占其总人数的 58.3%,比例为最高;30～39 岁的受访者认为"最重要"的人数占其总人数的 54.1%;40～49 岁的受访者认为"最重要"的人数占其总人数的 31.6%,比例为最低;50 岁及以上的受访者认为"最重要"的人数占其总人数的 48.2%。在年龄分组中,年龄越小,越看重这一方面。

　　依据性别分组,认为此条最重要的人数为 177 人,占患者受调查总人数 357 人的 49.6%,排名第 3。

表 7-22　医院应当执行符合医疗法律、法规以及行业常规的诊疗规范或操作规范(患方)

分组依据	组别	医院应当执行符合医疗法律、法规以及行业常规的诊疗规范或操作规范					合计	χ^2 (LR)[a]	P
		不重要	比较重要	重要	很重要	最重要			
性别	男	1(1.3%)	2(1.9%)	24(16.0%)	56(36.5%)	68(44.2%)	151(100.0%)	5.797	0.215
	女	1(0.5%)	1(0.5%)	21(10.5%)	74(35.9%)	109(52.6%)	206(100.0%)		
年龄	30 岁以下	1(1.0%)	0(0.0%)	9(9.4%)	30(31.2%)	56(58.3%)	96(100.0%)	27.530	0.006
	30～39 岁	1(1.2%)	0(0.0%)	8(9.4%)	30(35.3%)	46(54.1%)	85(100.0%)		

续表 7-22

分组依据	组别	医院应当执行符合医疗法律、法规以及行业常规的诊疗规范或操作规范					合计	χ^2 (LR)[a]	P
		不重要	比较重要	重要	很重要	最重要			
	40~49 岁	1(1.3%)	0(0.0%)	15(19.0%)	38(48.1%)	25(31.6%)	79(100.0%)		
	50 岁及以上	0(0.0%)	4(3.6%)	19(17.3%)	34(30.9%)	53(48.2%)	110(100.0%)		
学历	中专及以下	1(0.6%)	3(1.7%)	33(19.0%)	62(35.6%)	75(43.1%)	174(100.0%)	18.789	0.280
	大专	0(0.0%)	1(1.1%)	10(11.5%)	29(33.3%)	47(54.0%)	87(100.0%)		
	本科	2(2.5%)	0(0.0%)	4(5.0%)	30(37.5%)	41(55.0%)	80(100.0%)		
	硕士	0(0.0%)	0(0.0%)	2(12.5%)	5(31.2%)	9(56.2%)	16(100.0%)		
	博士	0(0.0%)	0(0.0%)	1(50.0%)	0(0.0%)	1(50.0%)	2(100.0%)		
就诊科室	内科	1(0.8%)	1(0.8%)	23(18.7%)	400(32.5%)	58(47.2%)	123(100.0%)	14.234	0.581
	外科	1(0.9%)	1(0.9%)	13(11.7%)	39(35.1%)	57(51.4%)	111(100.0%)		
	妇产科	1(1.5%)	0(0.0%)	9(13.4%)	22(32.8%)	35(52.2%)	67(100.0%)		
	儿科	0(0.0%)	0(0.0%)	1(10.0%)	3(30.0%)	6(60.0%)	10(100.0%)		
	其他	0(0.0%)	2(4.2%)	3(6.2%)	23(47.9%)	20(41.7%)	48(100.0%)		
就诊类别	门诊	0(0.0%)	0(0.0%)	9(9.9%)	36(39.6%)	46(50.5%)	91(100.0%)	4.692	0.320
	住院	3(1.2%)	4(1.6%)	39(15.5%)	86(34.1%)	120(47.6%)	252(100.0%)		
职业	工人	1(0.8%)	2(1.6%)	18(14.2%)	48(37.8%)	58(45.7%)	127(100.0%)	13.219	0.657
	农民	1(1.6%)	0(0.0%)	15(23.8%)	19(30.2%)	28(44.4%)	63(100.0%)		
	军人	0(0.0%)	0(0.0%)	2(28.6%)	2(28.6%)	3(42.9%)	7(100.0%)		
	干部	0(0.0%)	1(2.5%)	5(12.5%)	13(32.5%)	21(52.5%)	40(100.0%)		
	其他	1(0.8%)	1(0.8%)	11(8.5%)	48(36.9%)	69(53.1%)	130(100.0%)		
户籍	南京	1(0.5%)	4(2.0%)	29(14.2%)	72(35.3%)	98(48.0%)	204(100.0%)	6.326	0.899
	苏南	1(1.6%)	0(0.0%)	8(12.5%)	26(40.6%)	29(45.3%)	64(100.0%)		
	苏中	1(2.4%)	0(0.0%)	5(11.9%)	14(33.3%)	22(52.4%)	42(100.0%)		
	苏北	0(0.0%)	0(0.0%)	7(15.2%)	16(34.8%)	23(50.0%)	46(100.0%)		
婚姻状况	已婚	3(1.0%)	4(1.3%)	45(14.7%)	112(36.6%)	142(46.4%)	306(100.0%)	11.601	0.478
	未婚	0(0.0%)	0(0.0%)	2(4.7%)	14(32.6%)	27(62.8%)	43(100.0%)		
	离异	0(0.0%)	0(0.0%)	3(30.0%)	3(30.0%)	4(40.0%)	10(100.0%)		
	其他	0(0.0%)	0(0.0%)	0(0.0%)	0(0.0%)	3(100.0%)	3(100.0%)		

续表 7-22

分组依据	组别	医院应当执行符合医疗法律、法规以及行业常规的诊疗规范或操作规范					合计	χ^2 (LR)[a]	P
		不重要	比较重要	重要	很重要	最重要			
支付方式	自费	1(1.6%)	0(0.0%)	14(23.0%)	17(27.9%)	29(47.5%)	61(100.0%)	25.769	0.174
	城镇职工基本医疗保险	0(0.0%)	1(1.0%)	14(13.7%)	36(35.3%)	51(50.0%)	102(100.0%)		
	城镇居民基本医疗保险	0(0.0%)	2(1.9%)	10(9.7%)	40(38.8%)	51(49.5%)	103(100.0%)		
	新农合	1(1.8%)	0(0.0%)	6(10.9%)	23(41.8%)	25(45.5%)	55(100.0%)		
	公费	1(4.2%)	1(4.2%)	7(29.2%)	6(25.0%)	9(37.5%)	24(100.0%)		
	其他	0(0.0%)	0(0.0%)	0(0.0%)	6(37.5%)	10(62.5%)	16(100.0%)		

a 当数据不符合卡方检验(χ^2)标准,即 1/5 以上理论频数<5 时,选用似然比检验(LR)分析。

根据表 7-23,其中性别、年龄、学历、就诊科室、就诊类别、职业、户籍、婚姻状况、支付方式 P 值大于 0.05,无统计学差异。

依据性别分组,认为此条最重要的人数为 147 人,占患者受调查总人数 364 人的 40.4%,排名第 11。

表 7-23 医生能告知患者及其家属应有的权利和义务情况

分组依据	组别	医生能告知患者及其家属应有的权利和义务情况					合计	χ^2 (LR)[a]	P
		不重要	比较重要	重要	很重要	最重要			
性别	男	1(0.6%)	1(0.6%)	30(19.2%)	68(43.6%)	56(35.9%)	156(100.0%)	7.850	0.097
	女	2(1.0%)	4(1.9%)	21(10.1%)	90(43.3%)	91(43.8%)	208(100.0%)		
年龄	30 岁以下	0(0.0%)	2(2.1%)	13(13.5%)	35(37.5%)	45(46.9%)	96(100.0%)	10.611	0.563
	30~39 岁	1(1.2%)	0(0.0%)	10(11.8%)	35(41.2%)	39(45.9%)	85(100.0%)		
	40~49 岁	0(0.0%)	1(1.3%)	12(15.4%)	39(50.0%)	26(33.3%)	78(100.0%)		
	50 岁及以上	2(1.8%)	2(1.8%)	17(15.5%)	51(46.4%)	38(34.5%)	110(100.0%)		
学历	中专及以下	1(0.6%)	3(1.7%)	30(17.3%)	71(41.0%)	68(39.3%)	173(100.0%)	8.240	0.941
	大专	0(0.0%)	1(1.1%)	10(11.5%)	37(42.5%)	39(44.8%)	87(100.0%)		
	本科	1(1.2%)	1(1.2%)	8(10.0%)	38(47.5%)	32(40.0%)	80(100.0%)		
	硕士	0(0.0%)	0(0.0%)	3(18.8%)	6(37.5%)	7(43.8%)	16(100.0%)		

续表 7-23

| 分组依据 | 组别 | 医生能告知患者及其家属应有的权利和义务情况 | | | | | 合计 | χ^2 (LR)[a] | P |
		不重要	比较重要	重要	很重要	最重要			
就诊科室	博士	0(0.0%)	0(0.0%)	1(50.0%)	1(50.0%)	0(0.0%)	2(100.0%)	7.543	0.961
	内科	2(1.6%)	3(2.4%)	18(14.6%)	55(44.7%)	45(36.6%)	123(100.0%)		
	外科	0(0.0%)	1(0.9%)	17(15.3%)	48(43.2%)	45(40.5%)	111(100.0%)		
	妇产科	1(1.5%)	1(1.5%)	10(14.9%)	26(38.8%)	29(43.3%)	67(100.0%)		
	儿科	0(0.0%)	0(0.0%)	1(10.0%)	3(30.0%)	6(60.0%)	10(100.0%)		
	其他	0(0.0%)	0(0.0%)	6(12.5%)	23(47.9%)	19(39.6%)	48(100.0%)		
就诊类别	门诊	0(0.0%)	0(0.0%)	13(14.3%)	38(41.0%)	40(44.0%)	91(100.0%)	3.556	0.469
	住院	3(1.2%)	5(2.0%)	37(14.7%)	111(44.0%)	96(38.1%)	252(100.0%)		
职业	工人	0(0.0%)	3(2.4%)	20(15.9%)	54(42.9%)	49(38.9%)	126(100.0%)	10.785	0.823
	农民	1(1.6%)	1(1.6%)	12(19.0%)	27(42.9%)	22(34.9%)	63(100.0%)		
	军人	0(0.0%)	0(0.0%)	0(0.0%)	3(42.9%)	4(57.1%)	7(100.0%)		
	干部	0(0.0%)	0(0.0%)	4(10.0%)	22(55.0%)	14(35.0%)	40(100.0%)		
	其他	2(1.5%)	1(0.8%)	16(12.3%)	54(41.5%)	57(43.8%)	130(100.0%)		
户籍	南京	2(1.0%)	4(2.0%)	25(12.3%)	97(47.8%)	75(36.9%)	203(100.0%)	18.527	0.101
	苏南	1(1.6%)	0(0.0%)	11(17.2%)	29(45.3%)	23(35.9%)	64(100.0%)		
	苏中	0(0.0%)	1(2.4%)	9(21.4%)	7(16.7%)	25(59.5%)	42(100.0%)		
	苏北	0(0.0%)	0(0.0%)	7(14.9%)	21(44.7%)	19(40.4%)	47(100.0%)		
婚姻状况	已婚	3(1.0%)	4(1.3%)	46(15.1%)	132(43.3%)	120(39.3%)	305(100.0%)	6.751	0.874
	未婚	0(0.0%)	1(2.3%)	4(9.3%)	19(44.3%)	19(44.2%)	43(100.0%)		
	离异	0(0.0%)	0(0.0%)	1(10.0%)	5(50.0%)	4(40.0%)	10(100.0%)		
	其他	0(0.0%)	0(0.0%)	0(0.0%)	0(0.0%)	3(100.0%)	3(100.0%)		
支付方式	自费	2(3.3%)	1(1.6%)	7(11.5%)	22(36.1%)	29(47.5%)	61(100.0%)	27.076	0.133
	城镇职工基本医疗保险	1(1.0%)	3(3.0%)	11(10.9%)	45(44.6%)	41(40.6%)	101(100.0%)		
	城镇居民基本医疗保险	0(0.0%)	0(0.0%)	14(13.6%)	50(48.5%)	39(37.9%)	103(100.0%)		
	新农合	0(0.0%)	0(0.0%)	11(20.0%)	22(40.0%)	22(40.0%)	55(100.0%)		
	公费	0(0.0%)	1(4.2%)	8(33.3%)	11(16.7%)	4(16.7%)	24(100.0%)		
	其他	0(0.0%)	0(0.0%)	1(6.2%)	7(50.0%)	8(50.0%)	16(100.0%)		

a 当数据不符合卡方检验(χ^2)标准,即 1/5 以上理论频数<5 时,选用似然比检验(LR)分析。

根据表 7-24,其中性别、年龄、学历、就诊科室、职业、户籍、婚姻状况 P 值大于 0.05,无统计学差异。

其中,就诊类别和支付方式 P 值小于 0.05,有统计学差异。

在就诊类别上,门诊患者认为该问题"最重要"的人数占其总人数的 47.3%,比例为最高;住院患者认为该问题"很重要"的人数占其总人数的 48.4%,比例为最高。这说明住院患者较门诊患者更注重对权利和义务的知晓。

在支付方式上,自费患者认为此项"最重要"的人数占其总人数的 41.9%,比例为最高;城镇职工基本医疗保险患者认为此项"最重要"的人数占其总人数的 40.6%;城镇居民基本医疗保险患者认为此项"最重要"的人数占其总人数的 35.0%;新农合患者认为此项"最重要"的人数占其总人数的 34.5%;公费患者认为此项"最重要"的人数占其总人数的 16.7%,比例为最低。这说明支付方式体现的权利和义务知晓权与个人"支付"相关,个人"支付"越高则更注重其权利和义务的知晓。

依据性别分组,认为此条最重要的人数为 136 人,占患者受调查总人数 365 人的 37.3%,排名第 13。

表 7-24　院方能向患者及其家属提供相关疾病防治知识指导、咨询服务

分组依据	组别	院方能向患者及其家属提供相关疾病防治知识指导、咨询服务					合计	χ^2 (LR)[a]	P
		不重要	比较重要	重要	很重要	最重要			
性别	男	1(0.6%)	8(5.1%)	22(14.1%)	75(48.1%)	50(32.1%)	156(100.0%)	3.243	0.518
	女	1(0.5%)	9(4.3%)	24(11.5%)	89(42.6%)	86(41.1%)	209(100.0%)		
年龄	30 岁以下	0(0.0%)	3(3.1%)	12(12.5%)	38(39.6%)	43(44.8%)	95(100.0%)	15.039	0.239
	30~39 岁	0(0.0%)	2(2.4%)	7(8.2%)	43(50.6%)	33(38.8%)	85(100.0%)		
	40~49 岁	0(0.0%)	4(5.1%)	9(11.4%)	40(50.6%)	26(32.9%)	79(100.0%)		
	50 岁及以上	2(1.8%)	8(7.3%)	18(16.4%)	46(41.8%)	36(32.7%)	110(100.0%)		
学历	中专及以下	1(0.6%)	10(5.7%)	24(13.7%)	77(44.0%)	63(36.0%)	175(100.0%)	8.580	0.930
	大专	0(0.0%)	4(4.7%)	12(14.0%)	33(38.4%)	37(43.0%)	86(100.0%)		
	本科	0(0.0%)	2(2.5%)	8(10.0%)	39(48.8%)	31(38.8%)	80(100.0%)		
	硕士	0(0.0%)	1(6.2%)	1(6.2%)	9(56.2%)	5(31.2%)	16(100.0%)		
	博士	0(0.0%)	0(0.0%)	0(0.0%)	2(100.0%)	0(0.0%)	2(100.0%)		

续表 7-24

分组依据	组别	院方能向患者及其家属提供相关疾病防治知识指导、咨询服务					合计	χ^2 (LR)[a]	P
		不重要	比较重要	重要	很重要	最重要			
就诊科室	内科	0(0.0%)	7(5.7%)	19(15.4%)	60(48.8%)	37(30.1%)	123(100.0%)	15.163	0.513
	外科	1(0.9%)	4(3.6%)	14(12.6%)	38(34.2%)	54(48.6%)	111(100.0%)		
	妇产科	1(1.5%)	3(4.5%)	8(11.9%)	31(46.3%)	24(35.8%)	67(100.0%)		
	儿科	0(0.0%)	0(0.0%)	0(0.0%)	6(60.0%)	4(40.0%)	10(100.0%)		
	其他	0(0.0%)	3(6.2%)	5(10.4%)	23(47.9%)	17(35.4%)	48(100.0%)		
就诊类别	门诊	0(0.0%)	3(3.3%)	15(16.5%)	30(33.0%)	43(47.3%)	91(100.0%)	9.577	0.048
	住院	2(0.8%)	14(5.6%)	30(11.9%)	122(48.4%)	84(33.3%)	252(100.0%)		
职业	工人	1(0.8%)	8(6.3%)	18(14.3%)	53(42.1%)	46(36.5%)	126(100.0%)	10.888	0.816
	农民	1(1.6%)	1(1.6%)	6(9.4%)	28(43.8%)	28(43.8%)	64(100.0%)		
	军人	0(0.0%)	0(0.0%)	1(14.3%)	3(42.9%)	3(42.9%)	7(100.0%)		
	干部	0(0.0%)	4(10.0%)	5(12.5%)	19(47.5%)	12(30.0%)	40(100.0%)		
	其他	0(0.0%)	4(3.1%)	15(11.5%)	63(48.5%)	48(36.9%)	130(100.0%)		
户籍	南京	2(1.0%)	14(6.9%)	26(12.7%)	96(47.1%)	66(32.4%)	204(100.0%)	12.859	0.379
	苏南	0(0.0%)	3(3.1%)	9(14.1%)	28(43.8%)	25(39.1%)	64(100.0%)		
	苏中	0(0.0%)	1(2.4%)	4(9.8%)	14(34.1%)	22(53.7%)	41(100.0%)		
	苏北	0(0.0%)	0(0.0%)	5(10.6%)	23(48.9%)	19(40.4%)	47(100.0%)		
婚姻状况	已婚	2(0.7%)	15(4.9%)	40(13.1%)	142(46.4%)	107(35.0%)	306(100.0%)	8.289	0.762
	未婚	0(0.0%)	1(2.3%)	5(11.6%)	16(37.2%)	21(48.8%)	43(100.0%)		
	离异	0(0.0%)	1(10.0%)	0(0.0%)	3(30.0%)	6(60.0%)	10(100.0%)		
	其他	0(0.0%)	0(0.0%)	0(0.0%)	2(66.7%)	1(33.3%)	3(100.0%)		
支付方式	自费	2(3.2%)	0(0.0%)	10(16.1%)	24(38.7%)	26(41.9%)	62(100.0%)	47.250	0.001
	城镇职工基本医疗保险	0(0.0%)	5(5.0%)	15(14.9%)	40(39.6%)	41(40.6%)	101(100.0%)		
	城镇居民基本医疗保险	0(0.0%)	3(2.9%)	11(10.7%)	53(51.5%)	36(35.0%)	103(100.0%)		
	新农合	0(0.0%)	3(5.5%)	4(7.3%)	29(52.7%)	19(34.5%)	55(100.0%)		
	公费	0(0.0%)	6(25.0%)	4(16.7%)	10(41.7%)	4(16.7%)	24(100.0%)		
	其他	0(0.0%)	0(0.0%)	0(0.0%)	9(56.2%)	7(43.8%)	16(100.0%)		

a 当数据不符合卡方检验(χ^2)标准,即 1/5 以上理论频数<5 时,选用似然比检验(LR)分析。

根据表 7-25,其中性别、年龄、学历、就诊科室、职业、户籍、婚姻状况、支付方式 P 值大于 0.05,无统计学差异。

就诊类别 P 值小于 0.05,有统计学差异。

在就诊类别这一分组中,门诊患者认为该问题"最重要"的人数占其总人数的 56.0%;住院患者认为该问题"很重要"的人数占其总人数的 41.9%。

依据性别分组,认为此条最重要的人数为 159 人,占患者受调查总人数 366 人的 43.4%,排名第 7。

表 7-25 医生耐心倾听患者

分组依据	组别	医生耐心倾听患者					合计	χ^2 (LR)[a]	P
		不重要	比较重要	重要	很重要	最重要			
性别	男	2(1.3%)	6(3.8%)	21(13.4%)	63(40.1%)	65(41.4%)	157(100.0%)	0.983	0.912
	女	3(1.4%)	5(2.4%)	27(12.9%)	80(38.3%)	94(45.0%)	209(100.0%)		
年龄	30 岁以下	1(1.0%)	1(1.0%)	8(8.3%)	45(46.9%)	41(42.7%)	96(100.0%)	15.342	0.223
	30~39 岁	1(1.2%)	1(1.2%)	10(11.8%)	32(37.6%)	41(48.2%)	85(100.0%)		
	40~49 岁	0(0.0%)	2(2.5%)	14(17.7%)	31(39.2%)	32(40.5%)	79(100.0%)		
	50 岁及以上	3(2.7%)	7(6.3%)	16(14.4%)	37(33.3%)	48(43.2%)	111(100.0%)		
学历	中专及以下	2(1.1%)	9(5.1%)	23(13.1%)	60(34.3%)	81(46.3%)	175(100.0%)	15.147	0.514
	大专	1(1.1%)	1(1.1%)	14(16.1%)	34(39.1%)	37(42.5%)	87(100.0%)		
	本科	1(1.2%)	1(1.2%)	8(10.0%)	37(46.2%)	33(41.2%)	80(100.0%)		
	硕士	0(0.0%)	0(0.0%)	2(12.5%)	10(62.5%)	4(25.0%)	16(100.0%)		
	博士	0(0.0%)	0(0.0%)	1(50.0%)	0(0.0%)	1(50.0%)	2(100.0%)		
就诊科室	内科	3(2.4%)	5(4.1%)	15(12.2%)	43(35.0%)	57(46.3%)	123(100.0%)	12.757	0.690
	外科	1(0.9%)	3(2.7%)	16(14.3%)	47(42.0%)	45(40.2%)	112(100.0%)		
	妇产科	1(1.5%)	1(1.5%)	7(10.4%)	28(41.8%)	30(44.8%)	67(100.0%)		
	儿科	0(0.0%)	0(0.0%)	0(0.0%)	2(20.0%)	8(80.0%)	10(100.0%)		
	其他	0(0.0%)	2(4.2%)	9(18.8%)	20(41.7%)	17(35.4%)	48(100.0%)		
就诊类别	门诊	0(0.0%)	1(1.1%)	14(15.4%)	25(27.5%)	51(56.0%)	91(100.0%)	11.819	0.019
	住院	5(2.0%)	10(4.0%)	33(13.0%)	106(41.9%)	99(39.1%)	253(100.0%)		
职业	工人	1(0.8%)	7(5.5%)	19(15.0%)	44(34.6%)	56(44.1%)	127(100.0%)	17.918	0.329
	农民	1(1.6%)	2(3.1%)	9(14.1%)	21(32.8%)	31(48.4%)	64(100.0%)		

续表 7-25

分组依据	组别	医生耐心倾听患者					合计	χ^2 (LR)[a]	P
		不重要	比较重要	重要	很重要	最重要			
	军人	0(0.0%)	0(0.0%)	0(0.0%)	5(71.4%)	2(28.6%)	7(100.0%)		
	干部	0(0.0%)	2(5.0%)	3(7.5%)	21(52.5%)	14(35.0%)	40(100.0%)		
	其他	3(2.3%)	0(0.0%)	17(13.1%)	53(40.8%)	57(43.8%)	130(100.0%)		
户籍	南京	4(2.0%)	8(3.9%)	23(11.3%)	80(39.2%)	89(43.6%)	204(100.0%)	13.583	0.328
	苏南	1(1.6%)	2(3.1%)	14(21.9%)	25(39.1%)	22(34.4%)	64(100.0%)		
	苏中	0(0.0%)	1(2.4%)	7(16.7%)	11(26.2%)	23(54.8%)	42(100.0%)		
	苏北	0(0.0%)	0(0.0%)	4(8.5%)	20(42.6%)	23(48.9%)	47(100.0%)		
婚姻状况	已婚	4(1.3%)	10(3.3%)	40(13.0%)	117(38.1%)	136(44.3%)	307(100.0%)	6.646	0.880
	未婚	1(2.3%)	0(0.0%)	5(11.6%)	19(44.2%)	18(41.9%)	43(100.0%)		
	离异	0(0.0%)	1(10.0%)	0(0.0%)	5(50.0%)	4(40.0%)	10(100.0%)		
	其他	0(0.0%)	0(0.0%)	0(0.0%)	2(66.7%)	1(33.3%)	3(100.0%)		
支付方式	自费	2(3.2%)	2(3.2%)	7(11.3%)	23(37.1%)	28(45.2%)	62(100.0%)	19.209	0.508
	城镇职工基本医疗保险	1(1.0%)	3(2.9%)	13(12.7%)	39(38.2%)	46(45.1%)	102(100.0%)		
	城镇居民基本医疗保险	2(1.9%)	2(1.9%)	11(10.7%)	44(42.7%)	44(42.7%)	103(100.0%)		
	新农合	0(0.0%)	1(1.8%)	11(20.0%)	17(30.9%)	26(47.3%)	55(100.0%)		
	公费	0(0.0%)	3(12.5%)	4(16.7%)	11(45.8%)	6(25.0%)	24(100.0%)		
	其他	0(0.0%)	0(0.0%)	1(6.2%)	8(50.0%)	7(43.8%)	16(100.0%)		

a 当数据不符合卡方检验(χ^2)标准,即 1/5 以上理论频数<5 时,选用似然比检验(LR)分析。

根据表 7-26,其中性别、年龄、学历、就诊科室、就诊类别、职业、户籍、婚姻状况、支付方式 P 值大于 0.05,无统计学差异。

依据性别分组,认为此条最重要的人数为 140 人,占患者受调查总人数 366 人的 38.2%,排名第 12。

表 7-26　医生常给患者提供心理支持、心理抚慰等

分组依据	组别	医生常给患者提供心理支持、心理抚慰等					合计	χ^2 (LR)[a]	P
		不重要	比较重要	重要	很重要	最重要			
性别	男	1(0.6%)	6(3.8%)	24(15.3%)	68(43.3%)	58(36.9%)	157(100.0%)	2.867	0.580
	女	1(0.5%)	13(6.2%)	38(18.2%)	75(35.9%)	82(39.2%)	209(100.0%)		
年龄	30 岁以下	0(0.0%)	4(4.2%)	15(15.6%)	38(39.6%)	39(40.6%)	96(100.0%)	7.085	0.852
	30~39 岁	0(0.0%)	2(2.4%)	15(17.6%)	35(41.2%)	33(38.8%)	85(100.0%)		
	40~49 岁	1(1.3%)	4(5.1%)	16(20.3%)	32(40.5%)	26(32.9%)	79(100.0%)		
	50 岁及以上	1(0.9%)	9(8.1%)	17(15.3%)	42(37.8%)	42(37.8%)	111(100.0%)		
学历	中专及以下	2(1.1%)	11(6.3%)	30(17.1%)	66(37.7%)	66(37.7%)	175(100.0%)	8.673	0.926
	大专	0(0.0%)	5(5.7%)	16(18.4%)	33(37.9%)	33(37.9%)	87(100.0%)		
	本科	0(0.0%)	3(3.8%)	10(12.5%)	37(46.2%)	30(37.5%)	80(100.0%)		
	硕士	0(0.0%)	0(0.0%)	4(25.0%)	6(37.5%)	6(37.5%)	16(100.0%)		
	博士	0(0.0%)	0(0.0%)	1(50.0%)	1(50.0%)	0(0.0%)	2(100.0%)		
就诊科室	内科	2(1.6%)	5(4.1%)	26(21.1%)	44(35.8%)	46(37.4%)	123(100.0%)	19.311	0.253
	外科	0(0.0%)	3(2.7%)	17(15.2%)	50(44.6%)	42(37.5%)	112(100.0%)		
	妇产科	0(0.0%)	4(6.0%)	12(17.9%)	26(38.8%)	25(37.3%)	67(100.0%)		
	儿科	0(0.0%)	0(0.0%)	1(10.0%)	4(40.0%)	5(50.0%)	10(100.0%)		
	其他	0(0.0%)	7(14.6%)	5(10.4%)	16(33.3%)	20(41.7%)	48(100.0%)		
就诊类别	门诊	0(0.0%)	4(4.4%)	20(22.0%)	28(30.8%)	39(42.9%)	91(100.0%)	5.708	0.222
	住院	2(0.8%)	15(5.9%)	41(16.2%)	107(42.3%)	88(34.8%)	253(100.0%)		
职业	工人	1(0.8%)	9(7.1%)	20(15.7%)	48(37.8%)	49(38.6%)	127(100.0%)	9.238	0.903
	农民	0(0.0%)	1(1.6%)	12(18.8%)	25(39.1%)	26(40.6%)	64(100.0%)		
	军人	0(0.0%)	0(0.0%)	0(0.0%)	4(57.1%)	3(42.9%)	7(100.0%)		
	干部	0(0.0%)	3(7.5%)	10(25.0%)	13(32.5%)	14(35.0%)	40(100.0%)		
	其他	1(0.8%)	6(4.6%)	21(16.2%)	56(43.1%)	46(35.4%)	130(100.0%)		
户籍	南京	2(1.0%)	10(4.9%)	39(19.1%)	74(36.3%)	79(38.7%)	204(100.0%)	8.008	0.784
	苏南	0(0.0%)	4(6.2%)	11(17.2%)	26(40.6%)	23(35.9%)	64(100.0%)		
	苏中	0(0.0%)	4(9.5%)	7(16.7%)	15(35.7%)	16(38.1%)	42(100.0%)		
	苏北	0(0.0%)	1(2.1%)	5(10.6%)	24(51.1%)	17(36.2%)	47(100.0%)		

续表 7-26

分组依据	组别	医生常给患者提供心理支持、心理抚慰等					合计	χ^2 (LR)[a]	P
		不重要	比较重要	重要	很重要	最重要			
婚姻状况	已婚	2(0.7%)	16(5.2%)	57(18.6%)	117(38.1%)	115(37.5%)	307(100.0%)	5.160	0.952
	未婚	0(0.0%)	1(2.3%)	5(11.6%)	20(46.5%)	17(39.5%)	43(100.0%)		
	离异	0(0.0%)	0(0.0%)	1(10.0%)	5(50.0%)	4(40.0%)	10(100.0%)		
	其他	0(0.0%)	0(0.0%)	0(0.0%)	2(66.7%)	1(33.3%)	3(100.0%)		
支付方式	自费	0(0.0%)	2(3.2%)	9(14.5%)	27(43.5%)	24(38.7%)	62(100.0%)	30.392	0.064
	城镇职工基本医疗保险	0(0.0%)	6(5.9%)	18(17.6%)	33(32.4%)	45(44.1%)	102(100.0%)		
	城镇居民基本医疗保险	2(1.9%)	2(1.9%)	16(15.5%)	44(42.7%)	39(37.9%)	103(100.0%)		
	新农合	0(0.0%)	4(7.3%)	13(23.6%)	23(41.8%)	15(27.3%)	55(100.0%)		
	公费	0(0.0%)	5(20.8%)	5(20.8%)	9(37.5%)	5(20.8%)	24(100.0%)		
	其他	0(0.0%)	0(0.0%)	1(6.2%)	7(43.8%)	8(50.0%)	16(100.0%)		

a 当数据不符合卡方检验(χ^2)标准,即 1/5 以上理论频数<5 时,选用似然比检验(LR)分析。

根据表 7-27,其中性别、学历、就诊科室、就诊类别、职业、户籍、婚姻状况、支付方式 P 值大于 0.05,无统计学差异。

年龄 P 值小于 0.05,有统计学差异。

年龄上,30 岁以下的受访者认为"最重要"的人数占其总人数的 43.8%,比例为最高;30~39 岁的受访者认为"最重要"的人数占其总人数的 42.4%;40~49 岁的受访者认为"最重要"的人数占其总人数的 21.5%,比例为最低;50 岁及以上的受访者认为"最重要"的人数占其总人数的 36.0%。

依据性别分组,认为此条最重要的人数为 135 人,占患者受调查总人数 366 人的 36.9%,排名第 14。

表 7-27　语言文明规范、微笑服务

分组依据	组别	语言文明规范、微笑服务					合计	χ^2 (LR)[a]	P
		不重要	比较重要	重要	很重要	最重要			
性别	男	1(0.6%)	7(4.5%)	26(18.5%)	63(40.1%)	57(36.3%)	157(100.0%)	0.240	0.993
	女	2(1.0%)	10(4.8%)	36(17.2%)	83(39.7%)	78(37.3%)	209(100.0%)		
年龄	30岁以下	0(0.0%)	3(3.1%)	15(15.6%)	36(37.5%)	42(43.8%)	96(100.0%)	21.377	0.045
	30~39岁	0(1.2%)	1(1.2%)	10(11.8%)	37(43.5%)	36(42.4%)	85(100.0%)		
	40~49岁	0(0.0%)	5(6.3%)	21(26.6%)	36(45.6%)	17(21.5%)	79(100.0%)		
	50岁及以上	2(1.8%)	8(7.2%)	19(17.1%)	42(37.8%)	40(36.0%)	111(100.0%)		
学历	中专及以下	2(1.1%)	8(4.6%)	36(20.6%)	66(37.7%)	63(36.0%)	175(100.0%)	8.598	0.929
	大专	0(0.0%)	5(5.7%)	12(13.8%)	42(48.3%)	28(32.2%)	87(100.0%)		
	本科	1(1.2%)	2(2.5%)	12(15.0%)	33(41.2%)	32(40.0%)	80(100.0%)		
	硕士	0(0.0%)	1(6.2%)	2(12.5%)	5(31.2%)	8(50.0%)	16(100.0%)		
	博士	0(0.0%)	0(0.0%)	0(0.0%)	1(50.0%)	1(50.0%)	2(100.0%)		
就诊科室	内科	3(2.4%)	5(4.1%)	27(22.0%)	46(37.4%)	42(34.1%)	123(100.0%)	15.863	0.463
	外科	0(0.0%)	4(3.6%)	20(17.9%)	42(37.5%)	46(41.1%)	112(100.0%)		
	妇产科	0(0.0%)	4(6.0%)	8(11.9%)	29(43.3%)	26(38.8%)	67(100.0%)		
	儿科	0(0.0%)	0(0.0%)	0(0.0%)	4(40.0%)	6(60.0%)	10(100.0%)		
	其他	0(0.0%)	3(6.2%)	8(16.7%)	23(47.9%)	14(29.2%)	48(100.0%)		
就诊类别	门诊	0(0.0%)	3(3.3%)	18(19.8%)	36(39.6%)	34(37.4%)	91(100.0%)	2.053	0.726
	住院	3(1.2%)	14(5.5%)	43(17.0%)	99(39.1%)	94(37.2%)	253(100.0%)		
职业	工人	1(0.8%)	7(5.5%)	25(19.7%)	47(37.0%)	47(37.0%)	127(100.0%)	10.796	0.822
	农民	0(0.0%)	2(3.1%)	10(15.6%)	27(42.2%)	25(39.1%)	64(100.0%)		
	军人	0(0.0%)	0(0.0%)	1(14.3%)	6(85.7%)	0(0.0%)	7(100.0%)		
	干部	0(0.0%)	3(7.5%)	6(15.0%)	16(40.0%)	15(37.5%)	40(100.0%)		
	其他	2(1.5%)	5(3.8%)	23(17.7%)	53(40.8%)	47(36.2%)	130(100.0%)		
户籍	南京	2(1.0%)	12(5.9%)	41(20.1%)	80(39.2%)	69(33.8%)	204(100.0%)	7.762	0.803
	苏南	1(1.6%)	1(1.6%)	12(18.8%)	24(37.5%)	26(40.6%)	64(100.0%)		
	苏中	0(0.0%)	2(4.8%)	7(16.7%)	14(33.3%)	19(45.2%)	42(100.0%)		
	苏北	0(0.0%)	2(4.3%)	5(10.6%)	22(46.8%)	18(38.3%)	47(100.0%)		

续表 7-27

分组依据	组别	语言文明规范、微笑服务					合计	χ^2 (LR)[a]	P
		不重要	比较重要	重要	很重要	最重要			
婚姻状况	已婚	3(1.0%)	15(4.9%)	59(19.2%)	125(40.7%)	105(34.2%)	307(100.0%)	9.923	0.623
	未婚	0(0.0%)	1(2.3%)	4(9.3%)	16(37.2%)	22(51.2%)	43(100.0%)		
	离异	0(0.0%)	0(0.0%)	2(20.0%)	6(60.0%)	2(20.0%)	10(100.0%)		
	其他	0(0.0%)	0(0.0%)	0(0.0%)	1(33.3%)	2(66.7%)	3(100.0%)		
支付方式	自费	1(1.6%)	2(3.2%)	10(16.1%)	20(32.3%)	29(46.8%)	62(100.0%)	19.257	0.505
	城镇职工基本医疗保险	1(1.0%)	6(5.9%)	19(18.6%)	36(35.3%)	40(39.2%)	102(100.0%)		
	城镇居民基本医疗保险	1(1.0%)	3(2.9%)	18(17.5%)	49(47.6%)	32(31.1%)	103(100.0%)		
	新农合	0(0.0%)	2(3.6%)	11(20.0%)	23(41.8%)	19(34.5%)	55(100.0%)		
	公费	0(0.0%)	4(16.7%)	4(16.7%)	10(41.7%)	6(25.0%)	24(100.0%)		
	其他	0(0.0%)	0(0.0%)	2(12.5%)	9(56.2%)	5(31.2%)	16(100.0%)		

　　a 当数据不符合卡方检验(χ^2)标准,即 1/5 以上理论频数<5 时,选用似然比检验(LR)分析。

　　根据表 7-28,其中性别、年龄、学历、就诊科室、就诊类别、职业、户籍、婚姻状况、支付方式 P 值大于 0.05,无统计学差异。

　　依据性别分组,认为此条最重要的人数为 154 人,占患者受调查总人数 363 人的 42.4%,排名第 10。

表 7-28　对待患者耐心,尊重患者

分组依据	组别	对待患者耐心,尊重患者					合计	χ^2 (LR)[a]	P
		不重要	比较重要	重要	很重要	最重要			
性别	男	0(0.0%)	6(3.9%)	26(16.8%)	65(41.9%)	58(37.4%)	155(100.0%)	4.834	0.305
	女	2(1.0%)	7(3.4%)	33(15.9%)	70(33.7%)	96(46.2%)	208(100.0%)		
年龄	30 岁以下	0(0.0%)	3(3.1%)	19(19.8%)	28(29.2%)	46(47.9%)	96(100.0%)	11.379	0.497
	30~39 岁	1(1.2%)	3(3.5%)	9(10.6%)	34(40.0%)	38(44.7%)	85(100.0%)		
	40~49 岁	0(0.0%)	3(3.8%)	14(17.9%)	36(46.2%)	25(32.1%)	78(100.0%)		
	50 岁及以上	1(0.9%)	5(4.6%)	19(17.4%)	37(33.9%)	47(43.1%)	109(100.0%)		
学历	中专及以下	2(1.1%)	8(4.6%)	27(15.5%)	64(36.8%)	73(42.0%)	174(100.0%)	11.326	0.789

续表 7-28

分组依据	组别	对待患者耐心，尊重患者					合计	χ^2 (LR)[a]	P
		不重要	比较重要	重要	很重要	最重要			
就诊科室	大专	0(0.0%)	2(2.3%)	19(22.1%)	33(38.4%)	32(37.2%)	86(100.0%)	17.114	0.378
	本科	0(0.0%)	2(2.5%)	9(11.4%)	28(35.4%)	40(50.6%)	79(100.0%)		
	硕士	0(0.0%)	1(6.2%)	3(18.8%)	7(43.8%)	5(31.2%)	16(100.0%)		
	博士	0(0.0%)	0(0.0%)	1(50.0%)	0(0.0%)	1(50.0%)	2(100.0%)		
	内科	1(0.8%)	4(3.3%)	28(23.0%)	40(32.8%)	49(40.2%)	122(100.0%)		
	外科	0(0.0%)	4(3.6%)	16(14.3%)	40(35.7%)	52(46.4%)	112(100.0%)		
	妇产科	1(1.5%)	4(6.1%)	4(6.1%)	30(45.5%)	27(40.9%)	66(100.0%)		
	儿科	0(0.0%)	0(0.0%)	1(10.0%)	2(20.0%)	7(70.0%)	10(100.0%)		
	其他	0(0.0%)	2(4.3%)	9(19.1%)	18(38.3%)	18(38.3%)	47(100.0%)		
就诊类别	门诊	1(1.1%)	4(4.5%)	17(19.1%)	27(30.3%)	40(44.9%)	89(100.0%)	1.973	0.741
	住院	1(0.4%)	10(4.0%)	41(16.3%)	94(37.3%)	106(42.1%)	252(100.0%)		
职业	工人	2(0.8%)	8(6.3%)	19(15.0%)	48(37.8%)	51(40.2%)	127(100.0%)	11.273	0.792
	农民	0(0.0%)	1(1.6%)	10(15.9%)	23(36.5%)	29(46.0%)	63(100.0%)		
	军人	0(0.0%)	0(0.0%)	2(33.3%)	3(50.0%)	1(16.7%)	6(100.0%)		
	干部	0(0.0%)	3(7.5%)	7(17.5%)	16(40.0%)	14(35.0%)	40((100.0%)		
	其他	1(0.8%)	2(1.6%)	23(17.8%)	44(34.1%)	59(45.7%)	129(100.0%)		
户籍	南京	2(1.0%)	8(4.0%)	36(17.9%)	68(33.8%)	87(43.3%)	201(100.0%)	10.463	0.575
	苏南	0(0.0%)	2(3.1%)	12(18.8%)	25(39.1%)	25(39.1%)	64(100.0%)		
	苏中	0(0.0%)	3(7.1%)	6(14.3%)	11(26.2%)	22(52.4%)	42(100.0%)		
	苏北	0(0.0%)	1(2.1%)	6(12.8%)	24(51.1%)	16(34.0%)	47(100.0%)		
婚姻状况	已婚	2(0.7%)	12(3.9%)	52(17.1%)	111(36.5%)	127(41.8%)	304(100.0%)	5.142	0.953
	未婚	0(0.0%)	1(2.3%)	7(16.3%)	15(34.9%)	20(46.5%)	43(100.0%)		
	离异	0(0.0%)	1(10.0%)	0(0.0%)	4(40.0%)	5(50.0%)	10(100.0%)		
	其他	0(0.0%)	0(0.0%)	0(0.0%)	2(66.7%)	1(33.3%)	3(100.0%)		

续表 7-28

分组依据	组别	对待患者耐心，尊重患者					合计	χ^2 (LR)[a]	P
		不重要	比较重要	重要	很重要	最重要			
支付方式	自费	1(1.6%)	2(3.3%)	5(8.2%)	20(32.8%)	33(54.1%)	61(100.0%)	28.736	0.093
	城镇职工基本医疗保险	0(0.0%)	1(1.0%)	19(18.8%)	36(35.6%)	45(44.6%)	101(100.0%)		
	城镇居民基本医疗保险	1(1.0%)	4(3.9%)	17(16.5%)	39(37.9%)	42(40.8%)	103(100.0%)		
	新农合	0(0.0%)	3(5.5%)	12(21.8%)	20(36.4%)	20(36.4%)	55(100.0%)		
	公费	0(0.0%)	4(17.4%)	6(26.1%)	8(34.8%)	5(21.7%)	23(100.0%)		
	其他	0(0.0%)	0(0.0%)	1(6.2%)	8(50.0%)	7(43.8%)	16(100.0%)		

　　a 当数据不符合卡方检验（χ^2）标准，即 1/5 以上理论频数＜5 时，选用似然比检验（LR）分析。

　　根据表 7-29，其中性别、年龄、学历、就诊科室、就诊类别、职业、婚姻状况 P 值大于 0.05，无统计学差异。

　　其中，户籍和支付方式 P 值小于 0.05，有统计学差异。

　　在户籍上，南京地区的受访者认为此项"最重要"的人数占其总人数的 31.6%；苏南地区的受访者认为此项"最重要"的人数占其总人数的 42.2%；苏中地区的受访者认为此项"最重要"的人数占其总人数的 16.7%；苏北地区的受访者认为此项"最重要"的人数占其总人数的 26.1%。这说明经济发达地区的患者可能更注重高"体验"感受。

　　在支付方式上，除其他支付方式的受访者外，自费的受访者认为此项"最重要"的人数占其总人数的 31.3%；城镇职工基本医疗保险的受访者认为此项"最重要"的人数占其总人数的 27.7%；城镇居民基本医疗保险的受访者认为此项"最重要"的人数占其总人数的 32.2%，比例为最高；新农合的受访者认为此项"最重要"的人数占其总人数的 29.6%；公费的受访者认为此项"最重要"的人数占其总人数的 21.7%，比例为最低。这说明个人"支付"支出的数额相对较高者更注重获取相对等的高"体验"感受。

　　依据性别分组，认为此条最重要的人数为 111 人，占患者受调查总人数 358 人的 31.0%，排名第 15。

表 7-29　各种信息网络渠道通畅,使用方便、快捷

| 分组依据 | 组别 | 各种信息网络渠道通畅,使用方便、快捷 | | | | | 合计 | χ^2 (LR)[a] | P |
		不重要	比较重要	重要	很重要	最重要			
性别	男	1(0.6%)	9(5.8%)	29(18.8%)	75(48.7%)	40(26.0%)	154(100.0%)	5.890	0.208
	女	5(2.5%)	8(3.9%)	37(18.1%)	83(40.7%)	71(34.8%)	204(100.0%)		
年龄	30 岁以下	2(2.1%)	3(3.1%)	15(15.6%)	40(41.7%)	36(37.5%)	96(100.0%)	17.050	0.148
	30~39 岁	0(0.0%)	2(2.4%)	15(17.6%)	38(44.7%)	30(35.3%)	85(100.0%)		
	40~49 岁	0(0.0%)	3(4.0%)	19(25.3%)	38(44.7%)	19(25.3%)	75(100.0%)		
	50 岁及以上	4(3.7%)	9(8.4%)	19(17.8%)	49(45.8%)	26(24.3%)	107(100.0%)		
学历	中专及以下	5(2.9%)	7(4.1%)	33(19.3%)	81(47.4%)	45(26.3%)	171(100.0%)	14.886	0.533
	大专	1(1.2%)	5(5.9%)	17(20.0%)	36(42.4%)	26(30.6%)	85(100.0%)		
	本科	0(0.0%)	3(3.8%)	10(12.7%)	31(39.2%)	35(44.3%)	79(100.0%)		
	硕士	0(0.0%)	1(6.2%)	4(25.0%)	7(43.8%)	4(25.0%)	16(100.0%)		
	博士	0(0.0%)	0(0.0%)	1(50.0%)	0(0.0%)	1(50.0%)	2(100.0%)		
就诊科室	内科	4(3.3%)	5(4.1%)	28(23.1%)	50(41.3%)	34(28.1%)	121(100.0%)	25.673	0.059
	外科	0(0.0%)	3(2.7%)	16(14.5%)	55(50.0%)	36(32.7%)	110(100.0%)		
	妇产科	2(3.1%)	2(3.1%)	16(24.5%)	24(36.9%)	21(32.3%)	65(100.0%)		
	儿科	0(0.0%)	1(10.0%)	0(0.0%)	3(30.0%)	6(60.0%)	10(100.0%)		
	其他	0(0.0%)	6(12.5%)	6(12.5%)	23(47.9%)	13(27.1%)	48(100.0%)		
就诊类别	门诊	0(0.0%)	4(4.4%)	19(21.1%)	32(35.6%)	35(38.9%)	90(100.0%)	6.972	0.137
	住院	6(2.4%)	13(5.2%)	45(18.1%)	115(46.4%)	69(27.8%)	248(100.0%)		
职业	工人	3(2.4%)	6(4.9%)	26(21.1%)	57(46.3%)	31(25.2%)	123(100.0%)	14.473	0.564
	农民	0(0.0%)	1(1.6%)	11(17.5%)	23(36.5%)	28(44.4%)	63(100.0%)		
	军人	0(0.0%)	1(14.3%)	1(14.3%)	2(28.6%)	3(42.9%)	7(100.0%)		
	干部	0(0.0%)	3(7.9%)	8(21.1%)	17(44.7%)	10(26.3%)	38(100.0%)		
	其他	3(2.3%)	6(4.7%)	21(16.3%)	61(47.3%)	38(29.5%)	129(100.0%)		
户籍	南京	4(2.0%)	11(5.6%)	40(20.4%)	79(40.3%)	62(31.6%)	196(100.0%)	21.401	0.045
	苏南	0(0.0%)	0(0.0%)	14(21.9%)	23(35.9%)	27(42.2%)	64(100.0%)		
	苏中	2(4.8%)	3(7.1%)	5(11.9%)	25(59.5%)	7(16.7%)	42(100.0%)		

续表 7-29

| 分组依据 | 组别 | 各种信息网络渠道通畅，使用方便、快捷 | | | | | 合计 | χ^2 (LR)[a] | P |
		不重要	比较重要	重要	很重要	最重要			
婚姻状况	苏北	0(0.0%)	2(4.3%)	7(14.3%)	25(54.3%)	12(26.1%)	46(100.0%)		
	已婚	6(2.0%)	15(5.0%)	59(19.6%)	133(44.2%)	88(29.2%)	301(100.0%)	7.597	0.816
	未婚	0(0.0%)	1(2.3%)	8(18.6%)	18(41.9%)	16(37.2%)	43(100.0%)		
	离异	0(0.0%)	0(0.0%)	1(10.0%)	5(50.0%)	4(40.0%)	10(100.0%)		
	其他	0(0.0%)	0(0.0%)	0(0.0%)	3(100.0%)	0(0.0%)	3(100.0%)		
支付方式	自费	1(1.6%)	1(1.6%)	9(14.8%)	31(50.8%)	19(31.3%)	61(100.0%)	38.024	0.009
	城镇职工基本医疗保险	3(3.0%)	6(5.9%)	16(15.8%)	48(47.5%)	28(27.7%)	101(100.0%)		
	城镇居民基本医疗保险	1(1.0%)	3(3.0%)	18(18.2%)	45(45.5%)	32(32.3%)	99(100.0%)		
	新农合	1(1.9%)	1(1.9%)	15(27.8%)	21(38.9%)	16(29.6%)	54(100.0%)		
	公费	0(0.0%)	6(26.1%)	6(26.1%)	6(26.1%)	5(21.7%)	23(100.0%)		
	其他	0(0.0%)	0(0.0%)	3(18.8%)	5(31.2%)	8(50.0%)	16(100.0%)		

a 当数据不符合卡方检验（χ^2）标准，即 1/5 以上理论频数<5 时，选用似然比检验（LR）分析。

二、讨论

（一）各项评价指标均得到医务人员和患者的一致认同

本调查在医务人员问卷和患者问卷中，从伦理、法律、心理沟通及文化维度设计相关题项。这些评价指标相互关联，可以从法律、伦理、心理沟通、文化等多因素的融合角度对医院人文服务进行完整的评价，从而确保医院人文服务满足患者生理、心理、伦理等方面需求。

从调查看出，医务人员和患者在问卷指标上体现出较高一致性，其中，医生在具体指标上体现出较高的年龄、工龄、职称的制约性，而患者则显示出学历、户籍、支付方式等的不完全确定性。

（二）人文服务的伦理认同

年龄低、工龄短及职称低的医务人员更能"对患者一视同仁"，并"尊重患者的知情同意权"，且诊疗中坚持"无过度治疗"，年龄低、工龄短的医务人员更注重医疗决策的正确性和伦理性;而患者中硕士以下学历、苏北地区的患者更在意医务人员的"对患者一视同仁"的公平感。所有的患者对"医务人员能积极主动与患者交流和沟通"的期望值均不高。

1. 医务人员对"医方能根据患者最佳利益,提供符合医方当时医学能力水平的诊疗方案和服务,并能及时转诊或会诊"重要性的认知低于患者的认知

随着年龄的增加,医务人员对本条重要性的认识比例逐渐降低,30 岁以下的的受访者认为最重要的比例最高,为 59.1%,50 岁及以上的受访者的比例最低,只有 37.9%。同时,随工龄增加,医务人员认同的比例逐渐降低,6 年以下者的比例最高,为 59.3%,而 21 年及以上的比例最低,仅有 40.8%。这说明年龄低、工龄短的医院管理者和医生对医疗决策的正确性和伦理性更重视。

而患者对此条重要性的认识在统计学上并无差异。一方面,表明根据患者最佳利益进行医疗决策是患者的核心权益,患者的重视程度相对较高,另一方面也表明,患者实际上也存在对医方决策可能偏离自身利益的担忧。

2. 在"对患者一视同仁,不因性别、地位、收入等予以歧视"这一伦理指标上医务人员和患者高度趋同

医务人员随着年龄、工龄增加,及职称提升,对本条重要性的认识比例逐渐降低;同时南京地区、苏中地区的调查对象的认知要高于苏南地区。年龄轻、工龄短、职称低的医院管理者和医生随着政府、社会和政策对公平性的重视,从而对医疗公平性指标更加重视。

患者调查数据显示,硕士以下学历的患者的理解均好于博士学历的患者,75.0%的硕士学历者认为此条最重要,比例最高;江苏省从南到北不同地区对此条重要性的认知比例递增,苏北地区最高,南京地区最低。这说明博士学历的患者对此条重要性的认识基于现实社会贫富差距、等级差距等不公平现象的感受和反思,以致认为此条伦理标准不具有可行性。而南京及苏南地区经济发达,社会治理及公平性优于苏中和苏北地区,因而患者的不公平性感受反而相对较低。

3. 医务人员对"尊重患者的知情同意权,解释详尽,耐心回答患者问题"重要性的认知高于患者

随着年龄、工龄的增加和职称的提升,医务人员对此条重要性的认识比例逐渐降低。说明年龄低、工龄短、职称低的医院管理者和医生更重视患者的知情同意权。原因可能在于,年龄轻、工龄短、职称低的医院管理者和医生发生医疗差错和知情同意使用不当的概率要高一些,而大部分医疗纠纷都与知情同意权使

用不当有关,从而对患者知情同意权的保护更加重视;而且,我国早期的医学伦理教育并未将知情同意权原则作为教学内容,20世纪末医学院校才普遍在医学伦理课程中讲授知情同意权,从而影响医院管理者和医生的认知。

而患者对"尊重患者的知情同意权,解释详尽,耐心回答患者问题"的重要性的认识并无统计学差异。这说明,患者对知情同意权的重要性没有引起足够的重视。首先,由于长期以来的就医模式和环境,医方相对于患者无论从掌握的医学信息、技术或者在就医过程中,均处于主导或强势地位,长期以来医疗模式表现为主动-被动型,这种传统模式让患者习惯于尊重和服从,对自身的自主权利不够重视;其次,我国长期为"义务本位"的国家,公民权利意识的觉醒和市场经济与法治建设密不可分,表现在医疗过程中,患者为了更好的医疗效果,宁愿尽更多的义务,而不关注或者维护自身的权利;最后,患者对知情同意权的本身内涵的了解也不够,现实医疗实践中医生常常以签字同意代替知情同意过程,造成部分患者认为是形式主义,增加了患者的负担。

4. 医务人员和患者在"检查适度、合理,无过度治疗"这一伦理指标重要性认识上高度趋同

随着年龄、工龄的增加和职称的提升,医务人员对此条重要性的认识比例是逐渐降低的。这说明年龄大、工龄长和职称高的医务人员可能会为经济利益而过度治疗,不能完全做到坚持合理检查的原则,因此对此条伦理指标的重视程度更低。

而患者对"检查适度、合理,无过度治疗"重要性的认识并无统计学差异。从部分患者的角度来说,他们或许认为在目前医疗体制下过度医疗不可避免,只是程度的高低不同,只要医疗效果好、保险覆盖范围广和自身可负担,就可以接受。

5. 患者对"医务人员能积极主动与患者交流和沟通,为患者的利益进行协商"这一伦理指标的重要性认识偏低

患者对"医务人员能积极主动与患者交流和沟通,为患者的利益进行协商"重要性的认识并无统计学差异。这一结果与此条伦理指标在医学伦理理论上的地位和作用不相符合,产生此结果的原因可能是:一方面,与自主权相类似,患者习惯于尊重和服从,对医务人员能否与患者交流和沟通,以及协商患者的利益不够重视。另一方面,鉴于现有的医疗体制,大医院人满为患,临床医生与患者的交流时间非常短,无法与患者进行充分的交流,患者在就医过程中也感受并认同这一现状,因而弱化了对此伦理指标的重要性认知。

（三）人文服务的法律观念

年龄低、工龄短、副高以下职称的医务人员更关注"医疗服务合理、规范、安全"，能"依照法律规定充分履行告知说明义务"，而患者对诊疗过程中是否"合规"问题则缺少充分关注和了解。

1. 调查数据显示，"医疗服务合理、规范、安全"，能"依照法律规定充分履行告知说明义务"，两项评价指标得到了医患双方的广泛认同，两项指标中，认为"重要""很重要"或者"最重要"的受访者均在95.0％以上。

2. 对医务人员调查发现，在"应当尽到高度注意义务，医疗服务合理、规范、安全""在医疗活动中应当依照法律规定充分履行告知说明义务"两项指标中，医务人员的年龄、学历、职称等因素对指标的认知度产生影响。总体而言，大专、本科及硕士学历、年龄低、副高以下职称者对这些制度比较关注。从某种程度上说，这种现象与上述人群的受教育经历及医疗工作中面临的状况是相一致的。他们大多在一线工作岗位，直接面对大量的、各种类型的医患纠纷，并且他们正在或已经接受包括卫生法规在内的培训，对具体的法律制度及临床法律风险有更为深刻的认识，故而关注度较高。而年龄较大者、职称较高者，由于在校学习期间并无卫生法规课程，近年来开展的各类培训与他们的关联性较小，所以，尽管他们对依法治国等法治理念有所了解，但对具体制度的关注还比较少。这种现象应当引起必要的重视。

3. 而患者调查显示，相较于医务人员而言，患者对"医院应当执行符合医疗法律、法规以及行业常规的诊疗规范或操作规范"指标的关注度要低。58.4％的医务人员认为此指标"最重要"，认为"重要""很重要"或"最重要"的总人数占比为99.5％，而患方的相应指标分别为49.6％、98.6％，这一方面反映医务人员有更强的医疗规范意识，另一方面也反映患方更为关注医疗服务的结果。如果疾病得以治愈，患者对医疗规范方面的瑕疵有时甚至是能够容忍的。相反，即便医疗行为"合规"，但是疾病预后不理想，也可能会发生医疗纠纷，患者对过程中是否"合规"的问题有时缺少充分关注和了解。

（四）人文服务的心理沟通层面

年龄低、工龄短的医务人员更关注、更愿意"告知患者及其家属应有的权利和义务情况""提供相关疾病防治知识指导、咨询服务"，及"耐心倾听患者"和"给患者提供心理支持、心理抚慰等"。患者对于上述高质量、连续的医疗"服务"体现出不分差异的一致性。同时，低职称者关注建立方便患者的投诉渠道和方式，苏中地区医务人员更关注对患者及其家属权利及其义务的告知。

1. 在对待投诉事项方面,医务人员普遍认同告诉患者投诉处理流程及反映意见的渠道和方式的重要性。但存在年龄、工龄和职称的差异,随着年龄、工龄的增加和职称的提升,认为"很重要"和"最重要"的比例有所降低。可能的原因是,随着年龄、工龄的增加和职称的提升,医务人员自身处理患者投诉的经验越来越丰富。因此,需要通过医院来处理投诉的情况就相对较少。

2. 关于是否应"告知患者及其家属应有的权利和义务情况"方面,医务人员认为"很重要"和"最重要"的比例,随着年龄的增长而不断降低,30 岁以下、30～39 岁、40～49 岁、50 岁及以上的受访者的比例分别为 93.9%、86.2%、78.9%和 65.2%;工龄方面情况也相似,由 93.5%降到 71.4%。这说明,随着医务人员年龄和工龄的增加,告知患者及其家属应有的权利和义务情况的比例越来越低。可能的解释是工作经验增多后,医务人员处理患者的临床经验越来越丰富,患者对医务人员的满意度会较高,一定程度上降低了医生应告知患者及其家属应有的权利和义务情况的比例。单位归属地方面,苏中地区的比例最高,比例达 97.0%,苏南地区的比例最低,为 67.8%。这提示要重视苏南地区的医务人员对患者及其家属权利和义务的告知义务的相关培训等工作。而患者则一致表示,希望医生告知患者和家属应有的权利和义务。

3. 在对待"院方能向患者及其家属提供相关疾病防治知识指导、咨询服务"情况方面,被调查患者对此的关注度较低。具体到就诊类别上,认为该指标"很重要"及"最重要"的住院患者的比例为 81.7%,门诊患者的比例为 80.3%,显示住院患者更加期待院方提供相关疾病防治知识指导、咨询服务。这提示医务人员平时一定要注重向患者及其家属提供相关疾病防治知识指导、咨询服务,尤其是对住院患者。

4. 在"医生耐心倾听患者"情况方面,医务人员认为"很重要"和"最重要"的比例,随着年龄增长而不断降低,30 岁以下、30～39 岁、40～49 岁、50 岁及以上的受访者的比例分别为 93.0%、82.8%、79.8%和 63.7%;工龄方面情况也类似,由 93.5%降到 72.8%。这说明,随着自身年龄和工龄的增加,医务人员认为应耐心倾听患者的比例越来越低,说明年轻的医务人员更注重患者的内心感受。同时这也表明,在临床工作中,年长的医务人员由于接诊患者较多,不可能有那么多时间耐心倾听患者。而患者觉得医生耐心倾听患者非常重要。

5. 在"医生常给患者提供心理支持、心理抚慰"等情况方面,医务人员认为

"很重要"和"最重要"的比例,随着年龄的增长而不断降低,30 岁以下、30~39 岁、40~49 岁、50 岁及以上的受访者的比例分别为 86.9%、75.9%、67.9%和 53.0%;工龄方面情况也相似,由 88.8%降到 59.8%。这说明,随着医务人员年龄和工龄的增加,认为医生应常给患者提供心理支持、心理抚慰的比例越来越低。而与之相反,患者对这一重要性的认识非常一致,表明医生在临床中需要加强给患者提供心理支持、心理抚慰,满足患者的精神层面需要。

(五)人文服务的文化维度

医务人员中年龄低、工龄短的更加重视为患者提供全面服务和医疗流程人性化;中、青年患者更看重医务人员的微笑服务和言语尊重,苏南地区患者、自费患者更看重"各种信息网络渠道通畅,使用方便、快捷"。

1. 年龄与工龄是影响医务人员人文服务指标评价的主要影响因素。工龄短、年龄低的医务人员最认同为患者提供身体、心理、社会的全面服务以及诊疗流程的人性化、科学化,而工龄长、年龄大的医务人员则恰恰相反。出现这种情况,一方面反映出随着医学教育对医学人文教育的逐渐重视,低年资的医务人员从学校教育到继续医学教育中都受到了系统而长期的医学人文教育的滋养,在其观念及行为中体现出了明显的教育作用;另一方面也反映出高年资医务人员观念的落后,以及长期繁忙的工作而产生的职业倦怠。因此,在医院的人文管理中,不仅要重视年轻医务人员的继续教育,更应重视对高年资医务人员的人文教育,并通过各种激励措施,转变他们的观念,调动工作的积极性。

2. 调查结果显示,40 岁以下患者比 40 岁以上患者更加看重医务人员的微笑服务和言语尊重。这反映出代表着社会文明程度和发展方向的中青年群体已从过去的就医便捷的低层次要求上升到对医务人员服务态度与行为人文性的更高层次的期待与要求。这反映了当前也是未来医疗服务的标准与发展方向。

3. 不同户籍和支付方式的患者对指标"各种信息网络渠道通畅,使用方便、快捷"的重要性评价具有显著的统计学差异。苏南地区的患者认为这一指标最重要,而苏中地区的最低。这反映出苏南经济发达地区网络服务覆盖率更高,使用网络服务频率更高,因而对医院提供的信息网络服务的品质也更加看重。自费、城镇职工基本医保患者较公费、新农合患者认为该指标更加重要。这反映出自费和城镇职工基本医保的患者自主负担费用的压力相对较大,所以更看重医院提供的信息网络的品质,以提高看病效率、降低看病支出以及维护自身的合法权益。

第三节　实施路径

一、树立患者利益至上原则，保证医疗服务在法律框架下运行

（一）医院人文服务要树立"患者权利本位"观念，立足于保护患者权利

所谓权利本位，是指在国家权力与公民权利的关系当中，公民个人权利具有主体地位，在公民权利与公民义务的关系中，权利居于主体地位。具体到医疗服务领域，患者权利本位的理念是现代契约型医患关系的必然要求。《中华人民共和国执业医师法》等相关卫生立法都将患者权利保护放在首要位置。树立"患者权利本位"观，有利于医务人员牢固树立义务意识。唯有医务人员恪尽职守，充分、正确履行诊疗、护理等相关义务，患者的医疗安全权、知情同意权、隐私权等各项权利才能最终得以实现。

（二）遵循"患者生命健康至上"原则，依法提供不低于"当时医疗水平"的医疗服务

医学作为一门科学本身具有一定程度的不可知性，医疗技术的发展也从来都是有限的，医疗行为不可能保证每一位患者的疾病都能被痊愈，甚至不能保证获得好转。但是，医务人员应当保证提供的诊疗服务是符合法律、法规和诊疗技术规范、常规的（《医疗事故处理条例》第二条），不得给患者造成不应有的伤害。《中华人民共和国侵权责任法》（以下简称《侵权责任法》）第五十七条规定："医务人员在诊疗活动中未尽到与当时的医疗水平相应的诊疗义务，造成患者损害的，医疗机构应当承担赔偿责任。""不低于当时的医疗水平"被作为衡量医疗行为是否安全规范的法定标准。

"患者生命健康至上"原则，要求诊疗活动中医方应当严格遵循"预防为主"原则，高度谨慎地履行诊疗义务。医事工作历来坚持"预防为主，综合治理"的方针，把预防工作放在首位，对医疗中可能出现的风险作充分的评估。同时，医务人员应当严把"三基三严"关，开展诊疗活动应当严格遵守诊疗技术规范、常规，切实防范不应有的医疗差错发生。

（三）切实保证患者知情同意权、隐私权及其他权利

根据法律适用的一般规则，《侵权责任法》作为"上位法""新法"，是当前患者

权利保护法律适用的主要源泉。《侵权责任法》第五十五条对患者知情同意权的内容、侵权法律责任作了规定,第五十六条规定了特殊情形下医方医疗干预权行使的条件和程序。与既往的法律规定存在差异的是,《侵权责任法》强调患者本人在知情同意权行使中的主体地位,所有的医疗信息一般应当向患者本人披露,医疗方案选择权也由其本人行使,只有"不宜向患者说明"的,才由其近亲属代为行使知情权和决定权。在医疗决定权的行使方式上强调"书面同意"。

此外,《侵权责任法》还特别强调替代医疗方案的说明,医疗方案并不完全由医方决定,患者可以从医疗开支、预期效果和风险等方面考虑做自主选择。当前的医疗实践也存在对知情同意权、隐私权保护的误区,医务人员过于强调知情同意权等权利的保护,甚至危及患者生命健康权的恰当保护。《侵权责任法》第五十五条对侵犯知情同意权的法律责任作了规定,但第五十六条规定,当患方无法行使或不愿意行使知情同意权时,为抢救患者生命,医方有权行使医疗干预权。此外,当患者对医疗行为对生命健康维护之作用及相关风险存在严重误判时,医务人员是否可以施行医疗干预权? 这方面尚没有明确规定或相关判例,笔者的观点是肯定性的。

《侵权责任法》第六十一条、第六十二条、第六十三条还分别对患者医疗中的病历资料查阅复制权、隐私权等做了规定,这些规定也是医疗机构及其医务人员在对待患者相关权利保护时应当遵行的规则。

二、优化流程、重视评价,提高医院人文服务管理绩效

（一）使用价值流程图析法重建医院诊疗流程

PDCA 方法构建了一个框架,将其他精益管理工具有机地结合起来,形成一个动态的系统,可持续地推进医疗机构各层级、各科室、各员工工作的改善与提高,不断推进更优秀的医疗服务。2010 年年底,卫生部颁布了新的等级医院评审标准,将"持续改进"正式引入了医疗机构的运营管理体系,并且要求管理者应用精益的核心方法——"计划—实施—检查—行动（plan-do-check-action,PDCA）"循环来开展改善工作。这是一种以新的看待问题的方法（价值流程图析法）和新的解决问题的方法（科学方法）,以团队的形式实行的渐进性系统改进。这是实现医院诊疗流程设置人性化、科学化的重要管理措施。

（二）建立融合医院人文服务指标的综合评价机制

数据显示,医院管理者和医生对"医方能根据患者最佳利益,提供符合医方

当时医学能力水平的诊疗方案和服务,并能及时转诊或会诊"重要性的认知低于患者的认知。这与前面医院管理者和医生怠于重视"维护患者正当利益"和"医方合理公平承担自身责任"密切相关。

(三)应将"反对歧视"及"反对过度医疗"制度化和常态化

医院管理者、医生和患者在"对患者一视同仁,不因性别、地位、收入等予以歧视"和"检查适度、合理,无过度治疗"这两个伦理指标重要性认识上高度趋同,形成共识。医院管理者一方面可以加强对这两个伦理指标的宣传和检查,另一方面可以在服务评价机制中将其纳入评价体系之中。

三、注重满足个体社会性需求,重视沟通平台建设

(一)倾听、确定并满足患者的个别化需求

了解患者的需求是提供人文服务的前提。因此,医院要通过专门的机构进行定期的调研与分析,才能及时掌握患者的需求,并根据患者需求及时改进服务。如美国汉密尔顿医院,采取了一套有效的定性和定量倾听和学习的方法以确定患者的需求,执行管理团队、高层领导团队和患者满意委员会在年度战略计划和月度/周度评审中采用这些方法来确定顾客需求。医院委托《嘉尼》杂志进行的患者满意度调查,以及患者和社区"顾客的声音"数据库是确定顾客需求的主要信息来源。这个动态的过程让执行管理团队、高层领导团队和管理团队能够持续地与患者以及来访者进行互动,获取顾客需求的实时信息,最终能够对不断变化的患者需求快速作出反应。

(二)依据医患不同特征,细化人文服务建设标准

根据调研结果,年龄与工龄是影响医务人员人文服务指标评价的主要因素。低年资医务人员较之高年资医务人员更加重视为患者提供全面服务和医疗流程的人性化。因此,可以通过制定不同的培训方式、不同的继续教育及职业发展规划、不同的激励与分配机制等,一方面继续发挥中青年医务人员的积极性,另一方面努力转变高年资医务人员的观念与服务行为,充分利用他们的经验优势,调动其全面服务的意愿,促进医疗流程的人性化、科学化再造。

同时,调查显示,中青年患者更看重医务人员的微笑服务和言语尊重。这反映出随着社会的文明进步,经历了高等教育普及而成长起来的年轻人已成为社会发展的中坚力量和生力军,标志着社会的文明程度和发展方向。这也警醒着医院管理者必须重视医院的内涵建设,重视医院的人文管理与人文服务,只有这

样才能满足患者当前乃至更长远的期待。因此，以上的各项管理措施必须到位，彰显医院服务的人文性特征，真正贯彻落实患者利益至上的核心价值观。

（三）建立多种形式的医患沟通平台，注重医患沟通培训系统化

数据显示，患者对"医务人员能积极主动与患者交流和沟通，为患者的利益进行协商"这一伦理指标的重要性认识偏低，这是患者对当前医疗体制及医疗模式的正常反应（前面已有原因详细分析），但这并不意味着患者不需要医患沟通和人文关怀。正如前面所述，人文医院建设是前瞻性的，不仅对现实的医院管理提出合理辩护，更会对不合理的现象提出批评、反思和超越。

医患沟通作为医学人文的核心部分之一，未来将在人文医院的建设中发挥积极的建设性作用。医院贯彻落实患者利益至上的核心价值观，紧紧围绕患者利益，通过系统改进、再造流程等管理手段为患者提供身体、心理、社会的全面服务。医院实现人文服务的同时，还应注重服务的细节。患者的就医体验往往来自直接感受到的医生的服务态度和行为。

因此，医院管理不仅要从大处着手，还要从小处着手。通过一系列的医患沟通培训，提升医务人员的沟通技巧和水平，使患者感受到医生对待自己的耐心与尊重。

四、重视医院环境营造，提高患者体验感

（一）营造"以患者的需求为关注焦点"的环境

医院人文服务模式应该是全方位、全天候为患者提供多样化、个性化的服务，患者不仅在医院，而且在住院前、出院后，都能得到人性化的健康服务。

医疗环境的合理化的评价出发点应该充分结合医疗行为的规范性和患者的需求，两者缺一不可，即内部制订的环境应对外部顾客（患者）具有方便性和亲和力。近来一些医院应用 ISO9000 质量管理体系、六西格玛技术和全面质量管理等方法在优化服务环境方面进行了可喜的尝试。例如在医院内开设咖啡厅；设立外地患者服务中心；提供明晰醒目的院内标识；建立随访和院外关怀系统；简化出入院办理手续；以信息化手段缩短门诊就诊等候时间和杜绝收费差错；提供医生为患者预约、网上预约、电话预约等方便措施；改善物流供应作业系统、提高医务人员的工作效率；从多环节着手提高手术室工作效率；以住院流程重组提高医疗过程效率、降低医疗成本、缩短住院日等等。推动整个医院流程和环境上的系统改进，真正实现"以患者为中心、以患者的需求为关注焦点"的服务理念。患

者除在医院内得到高质量和具有安全保障的医疗服务外,还能够得到温馨的感觉和愉悦的体验。[8]

（二）建立各种方便、快捷的信息网络渠道

患者经常抱怨的看病难问题,往往就是指挂号难、排队久、等待时间长等。因此,充分利用现代信息技术是解决看病难问题的重要途径。医院网站是传统的网络渠道,各家医院都在网站建设方面投入了很多,取得了一定经验。在继续完善传统网络渠道的基础上,更应高度重视新兴的网络渠道,充分将其技术优势运用在医疗领域,为患者提供方便、快捷的就诊服务。微信、App 的后发优势越来越明显,有利于逐渐破解挂号难、交费难等就医难题。新的就医 App 应该集预约/挂号、在线支付、实时叫号、导医服务、信息查询等多项功能于一体。

【参考文献】

[1] 张晓萍.论如何营造良好的人文服务环境[J].前沿,2003(12):74-75.

[2] 庄一强,方敏,林广勤.人文性医疗与医院服务品牌建设[J].中国医院,2005,9(4):36-38.

[3] 徐莉亭,罗章,夏秀芳,等.和谐医院建设的理念与实践[J].医院管理论坛,2012,29(4):34-36.

[4] 丁振明,张一奇.医务社会工作在构建医院人文服务体系中的作用[J].社会工作,2012(2):74-76.

[5] 孟馥,张一奇.论医院人文服务体系格局中的医务社会工作[J].现代医院管理,2009,7(3):1-4.

[6] 吴萍,于德华,王晨,等.从医疗投诉分析医学人文服务现状[J].医学与哲学(人文社会医学版),2006(5):52-53.

[7] 丁义涛.探索建设人文医院　促进医院科学发展——鼓楼医院建设人文医院回顾及展望[J].中国医院,2012,16(3):18-22.

[8] 于德华.建立基于患者需求分析的医学人文服务[J].中国医院,2006,10(5):56-57.

第八章 人文环境:医院人文 建设的触点

人文环境是医院人文建设的重要指标。人文环境建设在医院人文建设中居于重要的地位,它是医院人文建设的触点,是影响患者对医院人文建设评价的关键因素,是医院持久竞争优势的来源。人文环境建设在医院人文建设中也发挥着多元化的功能与作用:有利于提高医疗服务质量,满足多元化的服务需求;有利于提高员工的凝聚力和向心力,调动其工作积极性;有利于树立医院良好的外部形象,提高医院的竞争力。

第一节 人文环境的概念、地位和作用

一、人文环境的概念

(一)环境与人文环境

环境是指人类主体的活动赖以进行的自然条件、社会条件和文化条件的总和。[1]环境可分为自然环境和人文环境。自然环境是与人文环境相对而言,指处于原始性状、未受人类活动较大改变的自然物质及其组合,如山河、雨雪、动植物等。而人文环境则是指人们为了满足某种需要,利用自然物质加以创造,并通常附加在自然景观之上的人类活动形态,"是打上文化烙印、渗透人文精神的生活

环境"。[2]

环境作为与人相联系的"实存",离开人就无所谓环境。人文环境就是人的自我意识及其对象化,就是打上文化烙印、渗透人文精神的生活环境。由于人文精神是求善求真求美的,是人的自我观照、自我领悟、自我理解,所以人文精神是人文环境的灵魂。强调环境的人文性,其实质是体现了人们对生活环境的文化衡量与人文要求及价值导向。[3]取人文关注、塑造人生意义的一面,采环境"既定"与"即定"的统一,把人文与环境综合起来,形成人文环境的定义。即人文环境是指人与自然交往的那部分自然环境,是指人生存于其中的意义世界。"人与自然交往的那部分自然环境"指出了人文环境生发的原因及其存在的位置。人文,最初是在人与自然的交往过程产生的。人文环境生于人与自然环境的交往,存在于自然环境之中,又作用于自然环境,并随着人与自然环境交往的扩大而拓展。"人生存于其中的意义世界"指出的是人文环境的内容,即人文环境是一种意义世界,是人对意义的不断创造与表达、理解与体验。人文环境不是外在于人的一个环境,也不是可以与自然剥离的环境,而是一个存在于自然环境当中并与人自身时时刻刻相契的环境。"人生存于其中的意义世界"实际上就是"人与自然交往的那部分自然环境。"[4]

人文环境具有的功能和价值从根本上说就是作为其灵魂的人文精神通过物质性、精神性和管理性环境载体生成人、滋养人、规范人、培育人、发展人。它包括两个方面:一是使人成为人,使人的人性获得完善和发展;二是培育和实现人的价值,使人在不断的价值实现和人性的完善中表达和提升全面自由发展的意志及本性。[5]

人文环境建设必须坚持人文尺度和环境尺度的统一。从大文化观理解,人文就是人的本质及本质力量的体现,就是人的整个意义世界。人文环境既是人创造的,同时也创造着人。要搞好人文环境建设就必须依据马克思主义的人学理论,特别是人的本质的理论,坚持以人为本,必须坚持科学发展观为指导,把握人文尺度和环境尺度的统一,科学性与价值性的统一,真正科学地做到环境的人文化和人文的环境化,从而实现人文环境建设的科学性,为促进人的自由发展的终极目标服务。[6]

（二）医院人文环境

医院人文环境,就是打上医院文化烙印、渗透医学人文精神的生活环境。医院人文环境包括在人文理念指导下,经过人文管理,提供人文服务,而后形成的为医院的双主体——员工和患者直接可触的渗透医学人文精神的人际环境和生态环境两个方面。

生态环境包括自然环境、布局环境、流程环境、标识环境等。自然环境主要指医院内外部的被设计修饰的人工自然环境,如医院内部的色彩、声音、温度、湿度、装饰美化等。布局环境指诊室、病房等的外部位置结构与内部空间结构,医院的布局环境应做到内外部空间布局合理。流程环境指医院的诊疗流程,医院的流程环境应做到精益、便捷。标识环境指医院内外部的标识系统,医院的标识系统应做到醒目、规范、合理。良好的物质环境会使医院充满生机,不仅使病人保持身心愉悦,利于治疗康复,而且也使医务人员身心愉悦,提高工作效率。

人际环境是指人与人之间的关系,在医院里主要表现为医务人员之间、医患之间的关系。在医院人际环境中,医际关系是主体。良好的医际关系使医务人员团结合作,有利于医疗工作的开展;能使职工产生凝聚力,提高群体士气,推动医院的发展;能使职工心理和谐,融洽相处,有益于身心健康,为建立良好的医患关系和良好的社会公共关系奠定基础。医患关系是医患双方建立在一定权利义务基础上的相互关系。良好的医患关系是体现平等、友爱、互助、合作的新型人际关系,能使患者积极参与和配合医疗护理工作,加强医患沟通,减少医患纠纷,提高医院的服务质量与信誉,促进社会安定,提高医院的社会效益。[7]

医院人文环境应体现人文尺度和环境尺度的统一、人性和自然性的结合,真正科学地做到环境的人文化和人文的环境化。因此,必须坚持以法学、伦理学、心理学、文化学等多学科交融为手段,实现人文环境建设的法治化、德治化和科学化。

二、人文环境的地位

"当今世界,经济活动已进入'情感化'经营时代。反映医院综合素质的医院人文环境已成为医院经营运作中重要的资源要素,开发精神和物质的医院环境资源、营造良好的医院人文环境,成为医院在日趋激烈的市场竞争中占有市场、赢得优势的法宝。其与医院目标和发展有着实际与潜在的利益关系。"[8]

(一)人文环境是医院人文建设的"触点"

在医院人文建设的框架中,"患者利益至上"的核心价值,以及人文理念、人文管理、人文服务、人文环境是一个有机的系统整体,紧密相连、环环相扣、逐层推进、互为因果。其中,"患者利益至上"是核心,人文理念是起点,人文管理是支点,人文服务是焦点,而人文环境就是触点。人文环境是医院人文建设的人文理念、人文管理、人文服务逐层外化后,患者直接可以接触到、感受到的要素。因此,人文环境在医院人文建设中居于重要的地位。

(二)人文环境是影响患者对医院人文建设评价的关键因素

因为人文环境是医院人文建设的"触点",所以对于患者来说,医院人文建设情况如何直接反映在医院人文环境上,人文环境是医院人文建设情况的直接体现。因此,人文环境的优劣直接影响着患者对医院的整体评价,是影响患者对医院人文建设总体评价的关键因素。

(三)人文环境是医院持久竞争优势的来源

能力理论认为,组织的持久竞争优势来源于某种能力,这种能力必须具备价值性、稀缺性、不可模仿性、不可替代性四大特征。人文环境正是具备了这四大特征的一种能力,成为医院持久竞争优势的来源。人文环境既包括医务关系和医患关系构成的人际环境,又包括了自然环境、布局环境、流程环境、标识环境等构成的生态环境。无论人际环境还是生态环境,都是有价值的资源和能力。良好的人文环境能大大提升医院的内部和外部形象,提高医院的信誉和知名度,还能增强患者和整个社会对医院的信任。人文环境对塑造医院的形象、传播医院的文化、提高员工的素质、铸就医院的精神、促进医院的全面发展,具有十分重要的价值和作用。同时,人文环境又是稀缺的、不可模仿的、不可替代的。人际环境,尤其是扎根于一所医院的文化、管理土壤之中所形成的良好的医务关系和医患关系,是任何其他医院都难以模仿的,也是不可替代的。因此,人文环境是医院持久竞争优势的来源。

三、人文环境的作用

医院人文环境具有引导、凝聚、激励、协调、辐射等功能。优良的人文环境可以引导员工认同医院的价值观与发展目标、行为规范,把个体力量凝聚成一个合力,通过创造和谐互助、信任理解的文化氛围对职工进行精神激励,很好协调医患关系、医际关系,使医务人员积极合作,提高工作效率,营造"人和"的人际氛围,使医院良好的医德医风形象对社会产生辐射作用,提高社会效益。[9]

医院人文环境的作用在于发挥其多元化功能,实现医院的内塑造和外塑造。内塑造主要表现在提高医疗服务质量,培养医院精神;外塑造主要表现为树立美好的医院形象,增强医疗市场竞争力,提高社会效益和经济效益。

（一）有利于提高医疗服务质量，满足多元化的服务需求

一个清洁、舒适、亲切的生态环境会对病人的生理和心理产生巨大的影响。根据国际绿色建筑协会的定义，绿色生态建筑的评定包括能源、水、声、光、热、绿化、环境、绿色建材及废弃物处理九大系统，绿化系统仅仅是其中的一个系统而已。即便是绿化系统本身，也应包括三大功能：树木花草的生态平衡功能、休闲活动功能和景观文化功能。医院人文环境中的自然生态状况，对医院主体美德塑造及医疗效果有直接影响。现代实验心理学证明：劳动条件的存在方式，对人的生理和心理上的影响是"同形同构"的。医院生态环境适应其劳动者和劳动对象生理结构，引起人们生理上的快感、舒适感、安全感，在此基础上实现人们心理上的愉悦，为病人的康复创造了条件。在优美的生态环境条件下，人们会减轻生理和心理上的压力，消除不必要的紧张、厌倦、烦躁等不安情绪，更为重要的是，优美的医院生态环境使作业对象——患者获得轻松感和信心，有利于疾病的诊疗和康复。现代医院管理者应该有强烈的生态环保意识。更重要的是，医院生态环境本身功能完善、安静舒适，既节约能源又降低医疗成本，从而取得环境生态效益、经济效益、社会效益与消费群体需求的统一。[10]

（二）有利于提高员工的凝聚力和向心力，调动其工作积极性

医院人文环境是医院凝聚力的直接体现。凝聚力，在理论上讲是一种综合的内聚力，是使全体员工在思想情感上、价值取向上、行为操守上都保持高度一致的力量。凝聚力一方面表现为医院对员工的吸引力，即员工对医院的向心力；另一方面表现为员工与员工之间的相互吸引力，即彼此之间的亲和力。整洁、融洽、和谐、向上、充满活力的内部环境可使员工产生愉悦感，从而乐于在本医院工作，甘心作奉献，反之，则人心思"走"，离心力膨胀，医院的前景只有衰败。所以，医院环境建设的出发点，就是要有利于员工的凝聚。

（三）有利于树立医院良好的外部形象，提高医院的竞争力

医院人文环境是医院形象的物质载体。医院作为社会特殊的消费领域，医院形象的最终效果取决于大众的接受程度和情感评价。而这种情感接受以认知评价为基础。通过优良的服务、优美的环境在市场竞争中被大众的消费行为所接受、所承认，医院形象的塑造才算成功。良好的医院人文环境可以赢得公众的信赖，可以在社会上形成一大批追随者，对医院的经营活动产生巨大的推动作用。因此，"良好的医院人文环境会大大提升医院的内部和外部形象，提高医院的信誉和知名度，增强患者和整个社会对医院的信任，使其在同行业中处于优势

地位,从而吸引更多的患者资源,在提高社会效益的同时创造出更多的经济效益"[11]。

第二节　医院人文环境评价标准分析

现代医院管理语境下的人文管理评价涉及管理中的伦理、法律、沟通、心理、文化等多个人文要素。研究团队根据医院人文管理评价指标应有的科学性、实用性及可比性,以文献研究法、专家访谈法、德尔菲法等研究方法为基础,在"人文环境"这个一级指标之下,进一步拟定出医院人文环境评价指标体系,包括2个二级指标,10个三级指标。

医务人员问卷中包括6条评价指标:医院设施环境应当保证病患安全,医疗设备应当做到检查、检验准确;医患之间相互尊重、相互信任;患者在诊疗过程中感受到被尊重和被理解;员工对医院核心价值观有较高的认同度和遵从度;医院有较强的组织凝聚力;员工对医院有较高的满意度。患者问卷中包括7条评价指标:医院设施环境应当保证病患安全,医疗设备应当做到检查、检验准确;医患之间相互尊重、相互信任;患者在诊疗过程中感受到被尊重和被理解;环境整洁、绿化良好、安静、舒适;患者看病流程便捷;诊室、病房等布局合理;医院标识系统醒目、规范、合理。

这些评价指标相互关联,可以对医院人文环境进行全面完整的评价。医院人文环境包括渗透医学人文精神的人际环境和生态环境两个方面,因此,评价指标中既有人际环境的评价指标,也有生态环境的评价指标。如医患之间相互尊重、相互信任,患者在诊疗过程中感受到被尊重和被理解,员工对医院核心价值观有较高的认同度和遵从度,医院有较强的组织凝聚力等指标属于人际环境评价指标,且指标包括了医务关系和医患关系两个方面。同时,属于生态环境评价指标有:医院设施环境应当保证病患安全,医疗设备应当做到检查、检验准确;环境整洁、绿化良好、安静、舒适;患者看病流程便捷;诊室、病房等布局合理;医院标识系统醒目、规范、合理。而且这些指标包括了自然环境、布局环境、流程环境、标识环境四个方面。此外,指标设计还涵盖了法学、伦理学、心理学、文化学等多学科视角。因此,依据这些指标进行评价,可以确保医院人文环境体现人文尺度和环境尺度的统一、人性和自然性的结合,真正实现医院环境的人文化和人文的环境化,实现人文环境建设的法治化、德治化和科学化。

一、数据分析

(一)医务人员问卷数据分析

根据表 8-1,在受访的 435 人中,认为"重要""很重要""最重要"的分别为 46人、156 人、227 人,占比分别为 10.6%、35.9%、52.2%。认为"重要""很重要"或者"最重要"的总人数为 429 人,总占比为 98.6%。经单因素分析,年龄、工龄、职称及岗位这四个组 P 值小于 0.05,显示差异有统计学意义。在年龄这一分组中,年龄相对小的,更加注重这一问题。在工龄这一分组中,工龄 21 年及以上的医务人员最不注重这个问题。在职称这一分组中,从初级到正高级职称,对这一问题重要性的认识程度逐渐下降。在岗位这一分组中,排除其他岗位,护理岗位的医务人员最注重这个问题,行政岗位的医务人员最不注重这个问题。出现上述差异的原因主要在于,受访者对环境安全的关注程度存在差异。相较而言,医学科研工作与环境安全的关联最小,相反,临床医生与护理人员更常见到环境安全隐患及相关的纠纷,所以可以解释,医技人员认可度相对较低,而临床医生与护理岗位人员对环境安全指标的认可度相对较高。关注度差异还与他们在校教育及在岗培训的情况有关。与医疗技术纠纷或医疗事故问题相比,医疗环境安全等问题近些年方才为人们所关注,年轻人、低年资人员在学习中有更多的接触,故而关注较多。

认为此条最重要的人数为 227 人,占管理者和医生受调查总人数 435 人的52.2%,排名第 3。

表 8-1　医院设施环境应当保证病患安全,医疗设备应当做到检查、检验准确(医方)

| 分组依据 | 组别 | 医院设施环境应当保证病患安全,医疗设备应当做到检查、检验准确 | | | | | 合计 | χ^2(LR)[a] | P |
		不重要	比较重要	重要	很重要	最重要			
性别	男	0(0.0%)	2(1.4%)	19(13.3%)	52(36.4%)	70(49.0%)	143(100.0%)	1.875	0.599
	女	0(0.0%)	4(1.4%)	27(9.2%)	104(35.6%)	157(53.8%)	292(100.0%)		
年龄	30 岁以下	0(0.0%)	0(0.0%)	5(4.3%)	40(34.8%)	70(60.9%)	115(100.0%)	32.024	<0.001
	30~39 岁	0(0.0%)	3(2.1%)	9(6.2%)	53(36.6%)	80(55.2%)	145(100.0%)		
	40~49 岁	0(0.0%)	1(0.9%)	16(14.7%)	36(33.0%)	56(51.4%)	109(100.0%)		

续表 8-1

| 分组依据 | 组别 | 医院设施环境应当保证病患安全,医疗设备应当做到检查、检验准确 | | | | | 合计 | χ^2 (LR)[a] | P |
		不重要	比较重要	重要	很重要	最重要			
	50 岁及以上	0(0.0%)	2(3.0%)	16(24.2%)	27(40.9%)	21(31.8%)	66(100.0%)		
学历	中专及以下	0(0.0%)	0(0.0%)	1(14.3%)	2(28.6%)	4(57.1%)	7(100.0%)	20.105	0.065
	大专	0(0.0%)	2(3.2%)	4(6.5%)	15(24.2%)	41(66.1%)	62(100.0%)		
	本科	0(0.0%)	4(1.6%)	25(9.7%)	99(38.5%)	129(50.2%)	257(100.0%)		
	硕士	0(0.0%)	0(0.0%)	9(10.1%)	35(39.3%)	45(50.6%)	89(100.0%)		
	博士	0(0.0%)	0(0.0%)	7(35.0%)	5(25.0%)	8(40.0%)	20(100.0%)		
工龄	6 年以下	0(0.0%)	0(0.0%)	6(5.6%)	36(33.3%)	66(61.1%)	108(100.0%)	27.483	0.007
	6~10 年	0(0.0%)	1(1.6%)	4(6.6%)	27(44.3%)	29(47.5%)	61(100.0%)		
	11~15 年	0(0.0%)	0(0.0%)	3(4.9%)	19(31.1%)	39(63.9%)	61(100.0%)		
	16~20 年	0(0.0%)	2(3.4%)	6(10.3%)	20(34.5%)	30(51.7%)	58(100.0%)		
	21 年及以上	0(0.0%)	3(2.1%)	27(18.5%)	53(36.3%)	63(43.2%)	146(100.0%)		
职称	初级	0(0.0%)	0(0.0%)	6(4.9%)	38(31.1%)	78(63.9%)	122(100.0%)	30.588	0.002
	中级	0(0.0%)	3(1.9%)	13(8.2%)	56(35.2%)	87(54.7%)	159(100.0%)		
	副高级	0(0.0%)	2(2.2%)	15(16.1%)	34(36.6%)	42(45.2%)	93(100.0%)		
	正高级	0(0.0%)	0(0.0%)	9(25.0%)	16(44.4%)	11(30.6%)	36(100.0%)		
	无	0(0.0%)	1(4.0%)	3(12.0%)	12(48.0%)	9(36.0%)	25(100.0%)		
岗位	临床	0(0.0%)	2(1.5%)	15(11.3%)	42(31.6%)	74(55.6%)	133(100.0%)	27.520	0.006
	医技	0(0.0%)	1(1.5%)	5(7.6%)	20(30.3%)	40(60.6%)	66(100.0%)		
	行政	0(0.0%)	3(2.4%)	21(16.8%)	51(40.8%)	50(40.0%)	125(100.0%)		
	护理	0(0.0%)	0(0.0%)	3(2.9%)	42(40.8%)	58(56.3%)	103(100.0%)		
	其他	0(0.0%)	0(0.0%)	2(25.0%)	1(12.5%)	5(62.5%)	8(100.0%)		
单位归属地	南京	0(0.0%)	5(1.5%)	36(10.5%)	117(34.2%)	184(53.8%)	342(100.0%)	7.756	0.257
	苏南	0(0.0%)	1(1.7%)	9(15.3%)	25(42.4%)	24(40.7%)	59(100.0%)		
	苏中	0(0.0%)	0(0.0%)	1(2.9%)	14(41.2%)	19(55.9%)	34(100.0%)		

a 当数据不符合卡方检验(χ^2)标准,即 1/5 以上理论频数<5 时,选用似然比检验(LR)分析。

　　根据表 8-2，其中性别、学历、职称、岗位、单位归属地 P 值均大于 0.05，无统计学差异。

　　其中，年龄、工龄 P 值均小于 0.05，有统计学差异。

　　年龄上，30 岁以下的受访者认为"最重要"的人数占总人数的 61.7％，比例为最高；30～39 岁的受访者认为"最重要"的人数占总人数的 60.0％；40～49 岁的受访者认为"最重要"的人数占总人数的 61.5％；50 岁及以上的受访者认为"最重要"的人数占总人数的 34.8％，认为"很重要"的比例最高，为 42.4％。这说明 50 岁以下的医务人员对此条重要性的认识要明显好于 50 岁及以上的医务人员。

　　工龄上，6 年以下的受访者认为"最重要"的人数占总人数的 58.3％；6～10 年的受访者认为"最重要"的人数占总人数的 55.7％；11～15 年的受访者认为"最重要"的人数占总人数的 68.9％；16～20 年的受访者认为"最重要"的人数占总人数的 69.0％，比例为最高；21 年及以上的受访者认为"最重要"的人数占总人数的 46.9％，比例为最低。这说明 20 年以下工龄的医务人员对此条重要性的认识要明显好于 20 年以上工龄的医务人员。

　　认为此条最重要的人数为 248 人，占管理者和医生受调查总人数 435 人的 57.0％，排名第 1。

表 8-2　医患之间相互尊重、相互信任（医方）

分组依据	组别	医患之间相互尊重、相互信任					合计	χ^2 (LR)[a]	P
		不重要	比较重要	重要	很重要	最重要			
性别	男	0(0.0%)	2(1.4%)	15(10.5%)	44(30.8%)	82(57.3%)	143(100.0%)	0.250	0.969
	女	0(0.0%)	4(1.4%)	27(9.2%)	95(32.5%)	166(56.8%)	292(100.0%)		
年龄	30 岁以下	0(0.0%)	1(0.9%)	5(4.3%)	38(33.0%)	71(61.7%)	115(100.0%)	22.205	0.008
	30～39 岁	0(0.0%)	1(0.7%)	14(9.7%)	43(29.7%)	87(60.0%)	145(100.0%)		
	40～49 岁	0(0.0%)	2(1.8%)	10(9.2%)	30(27.5%)	67(61.5%)	109(100.0%)		
	50 岁及以上	0(0.0%)	2(3.0%)	13(19.7%)	28(42.4%)	23(34.8%)	66(100.0%)		
学历	中专及以下	0(0.0%)	0(0.0%)	2(28.6%)	1(14.3%)	4(57.1%)	7(100.0%)	5.547	0.937
	大专	0(0.0%)	1(1.6%)	4(6.5%)	20(32.3%)	37(59.7%)	62(100.0%)		
	本科	0(0.0%)	4(1.6%)	24(9.3%)	82(31.9%)	147(57.2%)	257(100.0%)		

续表 8-2

| 分组依据 | 组别 | 医患之间相互尊重、相互信任 | | | | | 合计 | χ^2(LR)[a] | P |
		不重要	比较重要	重要	很重要	最重要			
	硕士	0(0.0%)	1(1.1%)	10(11.2%)	31(34.8%)	47(52.8%)	89(100.0%)		
	博士	0(0.0%)	0(0.0%)	2(10.0%)	5(25.0%)	13(65.0%)	20(100.0%)		
工龄	6年以下	0(0.0%)	2(1.9%)	5(4.6%)	38(35.2%)	63(58.3%)	108(100.0%)	24.500	0.017
	6~10年	0(0.0%)	0(0.0%)	7(11.5%)	20(32.8%)	34(55.7%)	61(100.0%)		
	11~15年	0(0.0%)	0(0.0%)	5(8.2%)	14(23.0%)	42(68.9%)	61(100.0%)		
	16~20年	0(0.0%)	0(0.0%)	3(5.2%)	15(25.9%)	40(69.0%)	58(100.0%)		
	21年及以上	0(0.0%)	4(2.7%)	22(15.0%)	52(35.4%)	69(46.9%)	147(100.0%)		
职称	初级	0(0.0%)	1(0.8%)	8(6.6%)	37(30.3%)	76(62.3%)	122(100.0%)	9.891	0.626
	中级	0(0.0%)	3(1.9%)	14(8.8%)	54(34.0%)	88(55.3%)	159(100.0%)		
	副高级	0(0.0%)	1(1.1%)	12(13.9%)	25(26.9%)	54(58.1%)	93(100.0%)		
	正高级	0(0.0%)	1(2.8%)	5(13.9%)	15(41.7%)	15(41.7%)	36(100.0%)		
	无	0(0.0%)	0(0.0%)	2(8.0%)	8(32.0%)	15(60.0%)	25(100.0%)		
岗位	临床	0(0.0%)	2(1.5%)	12(9.0%)	36(27.1%)	83(62.4%)	133(100.0%)	19.219	0.083
	医技	0(0.0%)	0(0.0%)	7(10.6%)	17(25.8%)	42(63.6%)	66(100.0%)		
	行政	0(0.0%)	4(3.2%)	16(12.8%)	49(39.2%)	56(44.8%)	125(100.0%)		
	护理	0(0.0%)	0(0.0%)	6(5.8%)	34(33.0%)	63(61.2%)	103(100.0%)		
	其他	0(0.0%)	0(0.0%)	1(12.5%)	3(37.5%)	4(50.0%)	8(100.0%)		
单位归属地	南京	0(0.0%)	3(0.9%)	35(10.2%)	108(31.6%)	196(57.3%)	342(100.0%)	7.913	0.245
	苏南	0(0.0%)	3(5.1%)	6(10.2%)	19(32.2%)	31(52.5%)	59(100.0%)		
	苏中	0(0.0%)	0(0.0%)	1(2.9%)	12(35.3%)	21(61.8%)	34(100.0%)		

　　a 当数据不符合卡方检验(χ^2)标准,即1/5以上理论频数<5时,选用似然比检验(LR)分析。

　　根据表8-3,对"患者在诊疗过程中感受到被尊重和被理解"的重要性方面,在年龄、工龄和职称上有显著差异性($P<0.05$)。在性别、学历、岗位及单位归属地上没有统计学意义($P>0.05$)。

　　在年龄上,30岁以下、30~39岁、40~49岁、50岁及以上的受访者,认为"很重要"和"最重要"的比例分别为96.6%、90.3%、75.3%、65.1%;工龄方面情况也相似,6 年以下、6~10 年、11~15 年、16~20 年、20 年及以上的受访者的相应比例,由 96.3% 降到 69.2%;职称方面同样如此,初级职称到正高级职称的受访者的相应比例由 95.9% 降到 66.6%。这说明,医务人员随着自身年龄、工龄的增加和职称的提升,认为"患者在诊疗过程中感受到被尊重和被理解"的比例越来越低。这一现象反映出,生物—心理—社会医学模式对年轻的医务人员影响较大,导致年轻医务人员日常临床工作中非常注重患者的内心感受。加之,相对年长的医务工作者而言,年轻医务工作者无论是临床经验还是医疗技术水平都比较欠缺,所以,更加重视人文关怀来弥补上述两者的不足。这些都导致年轻医生临床中更加注重患者的心理需求,尤其是受到尊重和理解的心理需要。

认为此条最重要的人数为 175 人,占管理者和医生受调查总人数 435 人的 40.2%,排名第 6。

表 8-3 患者在诊疗过程中感受到被尊重和被理解(医方)

| 分组依据 | 组别 | 患者在诊疗过程中感受到被尊重和被理解 | | | | | 合计 | χ^2(LR)[a] | P |
		不重要	比较重要	重要	很重要	最重要			
性别	男	0(0.0%)	1(0.7%)	23(16.1%)	65(45.5%)	54(37.8%)	143(100.0%)	2.306	0.511
	女	0(0.0%)	6(2.1%)	38(13.0%)	127(43.5%)	121(41.4%)	292(100.0%)		
年龄	30 岁以下	0(0.0%)	0(0.0%)	4(3.5%)	54(47.0%)	57(49.6%)	115(100.0%)	52.256	<0.001
	30~39 岁	0(0.0%)	3(2.1%)	11(7.6%)	65(44.8%)	66(45.5%)	145(100.0%)		
	40~49 岁	0(0.0%)	1(0.9%)	26(23.9%)	44(40.4%)	38(34.9%)	109(100.0%)		
	50 岁及以上	0(0.0%)	3(4.5%)	20(30.3%)	29(43.9%)	14(21.2%)	66(100.0%)		
学历	中专及以下	0(0.0%)	0(0.0%)	2(28.6%)	2(28.6%)	3(42.9%)	7(100.0%)	6.460	0.891
	大专	0(0.0%)	2(3.2%)	8(12.9%)	28(45.2%)	24(38.7%)	62(100.0%)		
	本科	0(0.0%)	4(1.6%)	37(14.4%)	112(43.6%)	104(40.5%)	257(100.0%)		
	硕士	0(0.0%)	1(1.1%)	9(10.1%)	41(46.1%)	38(42.7%)	89(100.0%)		
	博士	0(0.0%)	0(0.0%)	5(25.0%)	9(45.0%)	6(30.0%)	20(100.0%)		
工龄	6 年以下	0(0.0%)	0(0.0%)	4(3.7%)	51(47.2%)	53(49.1%)	108(100.0%)	55.785	<0.001
	6~10 年	0(0.0%)	2(3.3%)	2(3.3%)	30(49.2%)	27(44.3%)	61(100.0%)		
	11~15 年	0(0.0%)	0(0.0%)	6(9.8%)	22(36.1%)	33(54.1%)	61(100.0%)		
	16~20 年	0(0.0%)	1(1.7%)	8(13.8%)	29(50.0%)	20(34.5%)	58(100.0%)		
	21 年及以上	0(0.0%)	4(2.7%)	41(28.1%)	59(40.4%)	42(28.8%)	146(100.0%)		

续表 8-3

| 分组依据 | 组别 | 患者在诊疗过程中感受到被尊重和被理解 | | | | | 合计 | χ^2 (LR)[a] | P |
		不重要	比较重要	重要	很重要	最重要			
职称	初级	0(0.0%)	0(0.0%)	5(4.1%)	51(41.8%)	66(54.1%)	122(100.0%)	41.520	<0.001
	中级	0(0.0%)	4(2.5%)	21(13.2%)	71(44.7%)	63(39.6%)	159(100.0%)		
	副高级	0(0.0%)	1(1.1%)	22(23.7%)	39(41.9%)	31(33.3%)	93(100.0%)		
	正高级	0(0.0%)	1(2.8%)	11(30.6%)	17(47.2%)	7(19.4%)	36(100.0%)		
	无	0(0.0%)	1(4.0%)	2(8.0%)	14(56.0%)	8(32.0%)	25(100.0%)		
岗位	临床	0(0.0%)	1(0.8%)	20(15.0%)	61(45.9%)	51(38.3%)	133(100.0%)	13.855	0.310
	医技	0(0.0%)	1(1.5%)	8(12.1%)	26(39.4%)	31(47.0%)	66(100.0%)		
	行政	0(0.0%)	5(4.0%)	18(14.4%)	58(46.4%)	44(35.2%)	125(100.0%)		
	护理	0(0.0%)	0(0.0%)	12(11.7%)	45(43.7%)	46(44.7%)	103(100.0%)		
	其他	0(0.0%)	0(0.0%)	3(37.5%)	2(25.0%)	3(37.5%)	8(100.0%)		
单位归属地	南京	0(0.0%)	5(1.5%)	46(13.5%)	145(42.4%)	146(42.7%)	342(100.0%)	11.209	0.082
	苏南	0(0.0%)	2(3.4%)	13(22.0%)	28(47.5%)	16(27.1%)	59(100.0%)		
	苏中	0(0.0%)	0(0.0%)	2(5.9%)	19(55.9%)	13(38.2%)	34(100.0%)		

a 当数据不符合卡方检验(χ^2)标准,即 1/5 以上理论频数<5 时,选用似然比检验(LR)分析。

根据表 8-4、表 8-5 和表 8-6,医务人员对"员工对医院有较高的满意度"指标的评价最高,52.4%的医务人员认为其最重要;其次是"医院有较强的组织凝聚力"这一指标,51.7%的医务人员认为其最重要;"员工对医院核心价值观有较高的认同度和遵从度"这一指标的评价最低,多数认为其很重要,占 43.2%,42.1%的医务人员认为最重要,两者占 85.3%。

经统计分析,不同性别、学历、职称、岗位、单位归属地对人文环境的这三项指标均无明显的统计学差异。

不同年龄层次的医务人员对指标"员工对医院核心价值观有较高的认同度和遵从度"重要性评价存在差异。年龄越小越认可组织与员工之间的内在一致性。年龄在 30 岁以下的医务人员认为"最重要"的占 50.4%,而 50 岁及以上的受访者仅为 27.3%。

不同工龄分布对指标"员工对医院核心价值观有较高的认同度和遵从度"和

"医院有较强的组织凝聚力"的评价具有统计学差异。两项结果类似,工龄在11～15年之间的医务人员选择"最重要"的比例最高(分别为59.0%和67.2%),而21年及以上的最低(分别为29.3%和40.8%)。这反映出年轻人对"员工对医院核心价值观有较高的认同度和遵从度"和"医院有较强的组织凝聚力"的重视度更高。

认为"员工对医院核心价值观有较高的认同度和遵从度"最重要的人数为183人,占管理者和医生受调查总人数435人的42.1%,排名第5。

认为"医院有较强的组织凝聚力"最重要的人数为225人,占管理者和医生受调查总人数435人的51.7%,排名第4。

认为"员工对医院有较高的满意度"最重要的人数为228人,占管理者和医生受调查总人数435人的52.4%,排名第2。

表8-4 员工对医院核心价值观有较高的认同度和遵从度

| 分组依据 | 组别 | 员工对医院核心价值观有较高的认同度和遵从度 | | | | | 合计 | χ^2(LR)[a] | P |
		不重要	比较重要	重要	很重要	最重要			
性别	男	0(0.0%)	2(1.4%)	19(13.3%)	60(42.0%)	62(43.4%)	143(100.0%)	1.048	0.902
	女	1(0.3%)	5(1.7%)	37(12.7%)	128(43.8%)	121(41.4%)	292(100.0%)		
年龄	30岁以下	1(0.9%)	0(0.0%)	12(10.4%)	44(38.3%)	58(50.4%)	115(100.0%)	29.080	0.004
	30～39岁	0(0.0%)	2(1.4%)	13(9.0%)	60(41.4%)	70(48.3%)	145(100.0%)		
	40～49岁	0(0.0%)	2(1.8%)	14(12.8%)	56(51.4%)	37(33.9%)	109(100.0%)		
	50岁及以上	0(0.0%)	3(4.5%)	17(25.8%)	28(42.4%)	18(27.3%)	66(100.0%)		
学历	中专及以下	0(0.0%)	0(0.0%)	2(28.6%)	3(42.9%)	2(28.6%)	7(100.0%)	15.117	0.516
	大专	0(0.0%)	2(3.2%)	6(9.7%)	30(48.4%)	24(38.7%)	62(100.0%)		
	本科	0(0.0%)	5(1.9%)	30(11.7%)	111(43.2%)	111(43.2%)	257(100.0%)		
	硕士	1(1.1%)	0(0.0%)	12(13.5%)	36(40.4%)	40(44.9%)	89(100.0%)		
	博士	0(0.0%)	0(0.0%)	6(30.0%)	8(40.0%)	6(30.0%)	20(100.0%)		
工龄	6年以下	1(0.9%)	0(0.0%)	10(9.3%)	45(41.7%)	52(48.1%)	108(100.0%)	34.627	0.004
	6～10年	0(0.0%)	2(3.3%)	5(8.2%)	29(47.5%)	25(41.0%)	61(100.0%)		
	11～15年	0(0.0%)	0(0.0%)	6(9.8%)	19(31.1%)	36(59.0%)	61(100.0%)		
	16～20年	0(0.0%)	0(0.0%)	7(12.1%)	24(41.4%)	27(46.6%)	58(100.0%)		

续表 8-4

分组依据	组别	员工对医院核心价值观有较高的认同度和遵从度					合计	χ^2 (LR)[a]	P
		不重要	比较重要	重要	很重要	最重要			
	21年及以上	0(0.0%)	5(3.4%)	28(19.0%)	71(48.6%)	43(29.3%)	147(100.0%)		
职称	初级	1(0.8%)	1(0.8%)	15(12.3%)	48(39.3%)	57(46.7%)	122(100.0%)	17.137	0.377
	中级	0(0.0%)	3(1.9%)	14(8.8%)	75(47.2%)	67(42.1%)	159(100.0%)		
	副高级	0(0.0%)	2(2.2%)	15(16.1%)	38(40.9%)	38(40.9%)	93(100.0%)		
	正高级	0(0.0%)	0(0.0%)	10(27.8%)	16(44.4%)	10(27.8%)	36(100.0%)		
	无	0(0.0%)	1(4.0%)	2(8.0%)	11(44.0%)	11(44.0%)	25(100.0%)		
岗位	临床	1(0.8%)	1(0.8%)	24(18.0%)	50(37.6%)	57(42.9%)	133(100.0%)	17.733	0.340
	医技	0(0.0%)	1(1.5%)	5(7.6%)	27(40.9%)	33(50.0%)	66(100.0%)		
	行政	0(0.0%)	4(3.2%)	15(12.0%)	65(52.0%)	41(32.8%)	125(100.0%)		
	护理	0(0.0%)	1(1.0%)	11(10.7%)	42(40.8%)	49(47.6%)	103(100.0%)		
	其他	0(0.0%)	0(0.0%)	1(12.5%)	4(50.0%)	3(37.5%)	8(100.0%)		
单位归属地	南京	0(0.0%)	3(0.9%)	44(12.9%)	144(42.1%)	151(44.2%)	342(100.0%)	13.735	0.089
	苏南	1(1.7%)	3(5.1%)	10(16.9%)	27(45.8%)	18(30.5%)	59(100.0%)		
	苏中	0(0.0%)	1(2.9%)	2(5.9%)	17(50.0%)	14(41.2%)	34(100.0%)		

a 当数据不符合卡方检验(χ^2)标准,即 1/5 以上理论频数<5 时,选用似然比检验(LR)分析。

表 8-5　医院有较强的组织凝聚力

分组依据	组别	医院有较强的组织凝聚力					合计	χ^2 (LR)[a]	P
		不重要	比较重要	重要	很重要	最重要			
性别	男	0(0.0%)	2(1.4%)	13(9.1%)	53(37.1%)	75(52.4%)	143(100.0%)	3.450	0.486
	女	3(1.0%)	5(1.7%)	19(6.5%)	115(39.4%)	150(51.4%)	292(100.0%)		
年龄	30岁以下	2(1.7%)	1(0.9%)	6(5.2%)	38(33.0%)	68(59.1%)	115(100.0%)	19.710	0.073
	30~39岁	1(0.7%)	1(0.7%)	10(6.9%)	53(36.6%)	80(55.2%)	145(100.0%)		
	40~49岁	0(0.0%)	1(0.9%)	9(8.3%)	46(42.2%)	53(48.6%)	109(100.0%)		
	50岁及以上	0(0.0%)	4(6.1%)	7(10.6%)	31(47.0%)	24(36.4%)	66(100.0%)		
学历	中专及以下	0(0.0%)	1(14.3%)	0(0.0%)	3(42.9%)	3(42.9%)	7(100.0%)	20.067	0.217
	大专	0(0.0%)	3(4.8%)	4(6.5%)	21(33.9%)	34(54.8%)	62(100.0%)		
	本科	1(0.4%)	3(1.2%)	20(7.8%)	92(35.8%)	141(54.9%)	257(100.0%)		

续表 8-5

分组依据	组别	医院有较强的组织凝聚力					合计	χ^2 (LR)[a]	P
		不重要	比较重要	重要	很重要	最重要			
	硕士	2(2.2%)	0(0.0%)	6(6.7%)	44(49.4%)	37(41.6%)	89(100.0%)		
	博士	0(0.0%)	0(0.0%)	2(10.0%)	8(40.0%)	10(50.0%)	20(100.0%)		
工龄	6年以下	1(0.9%)	1(0.9%)	4(3.7%)	39(36.1%)	63(58.3%)	108(100.0%)	27.423	0.037
	6~10年	1(1.6%)	1(1.6%)	5(8.2%)	25(41.0%)	29(47.5%)	61(100.0%)		
	11~15年	1(1.6%)	0(0.0%)	4(6.6%)	15(24.6%)	41(67.2%)	61(100.0%)		
	16~20年	0(0.0%)	0(0.0%)	5(6.7%)	21(36.2%)	32(55.2%)	58(100.0%)		
	21年及以上	0(0.0%)	5(3.4%)	14(9.5%)	68(46.3%)	60(40.8%)	147(100.0%)		
职称	初级	2(1.6%)	2(1.6%)	5(4.1%)	37(30.3%)	76(62.3%)	122(100.0%)	23.289	0.106
	中级	1(0.6%)	2(1.3%)	13(8.2%)	63(39.6%)	80(50.3%)	159(100.0%)		
	副高级	0(0.0%)	2(2.2%)	9(9.7%)	35(37.6%)	47(50.5%)	93(100.0%)		
	正高级	0(0.0%)	0(0.0%)	4(11.1%)	22(61.1%)	10(27.8%)	36(100.0%)		
	无	0(0.0%)	1(4.0%)	1(4.0%)	11(44.0%)	12(48.0%)	25(100.0%)		
岗位	临床	1(0.8%)	3(2.3%)	9(6.8%)	54(40.6%)	66(49.6%)	133(100.0%)	17.098	0.379
	医技	1(1.5%)	1(1.5%)	4(6.1%)	19(28.8%)	41(62.1%)	66(100.0%)		
	行政	0(0.0%)	3(2.4%)	14(11.2%)	51(40.8%)	57(45.6%)	125(100.0%)		
	护理	1(1.0%)	0(0.0%)	5(4.9%)	42(40.8%)	55(53.4%)	103(100.0%)		
	其他	0(0.0%)	0(0.0%)	0(0.0%)	2(25.0%)	6(75.0%)	8(100.0%)		
单位归属地	南京	2(0.6%)	5(1.5%)	24(7.0%)	130(38.0%)	181(52.9%)	342(100.0%)	7.429	0.491
	苏南	1(1.7%)	2(3.4%)	7(11.9%)	21(35.6%)	28(47.5%)	59(100.0%)		
	苏中	0(0.0%)	0(0.0%)	1(2.9%)	17(50.0%)	16(47.1%)	34(100.0%)		

a 当数据不符合卡方检验(χ^2)标准，即1/5以上理论频数＜5时，选用似然比检验(LR)分析。

表 8-6　员工对医院有较高的满意度

分组依据	组别	员工对医院有较高的满意度					合计	χ^2 (LR)[a]	P
		不重要	比较重要	重要	很重要	最重要			
性别	男	0(0.0%)	0(0.0%)	13(9.1%)	54(37.8%)	76(53.1%)	143(100.0%)	4.824	0.306
	女	3(1.0%)	3(1.0%)	26(8.9%)	108(37.0%)	152(52.1%)	292(100.0%)		
年龄	30岁以下	2(1.7%)	0(0.0%)	7(6.1%)	43(37.4%)	63(54.8%)	115(100.0%)	17.144	0.144

续表 8-6

分组依据	组别	员工对医院有较高的满意度					合计	χ^2 (LR)[a]	P
		不重要	比较重要	重要	很重要	最重要			
	30~39岁	1(0.7%)	1(0.7%)	15(10.3%)	45(31.0%)	83(57.2%)	145(100.0%)		
	40~49岁	0(0.0%)	1(0.9%)	8(7.3%)	42(38.5%)	58(53.2%)	109(100.0%)		
	50岁及以上	0(0.0%)	1(1.5%)	9(13.6%)	32(48.5%)	24(36.4%)	66(100.0%)		
学历	中专及以下	0(0.0%)	1(14.3%)	0(0.0%)	2(28.6%)	4(57.1%)	7(100.0%)	18.053	0.321
	大专	0(0.0%)	1(1.6%)	5(8.1%)	24(38.7%)	32(51.6%)	62(100.0%)		
	本科	1(0.4%)	1(0.4%)	25(9.7%)	86(33.5%)	144(56.0%)	257(100.0%)		
	硕士	2(2.2%)	0(0.0%)	8(9.0%)	39(43.8%)	40(44.9%)	89(100.0%)		
	博士	0(0.0%)	0(0.0%)	1(5.0%)	11(55.0%)	8(40.0%)	20(100.0%)		
工龄	6年以下	1(0.9%)	0(0.0%)	7(6.5%)	43(39.8%)	57(52.8%)	108(100.0%)	25.597	0.060
	6~10年	1(1.6%)	1(1.6%)	7(11.5%)	22(36.1%)	30(49.2%)	61(100.0%)		
	11~15年	1(1.6%)	0(0.0%)	6(9.8%)	13(21.3%)	41(67.2%)	61(100.0%)		
	16~20年	0(0.0%)	0(0.0%)	4(6.9%)	17(29.3%)	37(63.8%)	58(100.0%)		
	21年及以上	0(0.0%)	2(1.4%)	15(10.2%)	67(45.6%)	63(42.9%)	147(100.0%)		
职称	初级	2(1.6%)	1(0.8%)	7(5.7%)	43(35.2%)	69(56.6%)	122(100.0%)	15.082	0.519
	中级	1(0.6%)	1(0.6%)	19(11.9%)	53(33.3%)	85(53.5%)	159(100.0%)		
	副高级	0(0.0%)	0(0.0%)	7(7.5%)	37(39.8%)	49(52.7%)	93(100.0%)		
	正高级	0(0.0%)	0(0.0%)	4(11.1%)	17(47.2%)	15(41.7%)	36(100.0%)		
	无	0(0.0%)	1(4.0%)	2(8.0%)	12(48.0%)	10(40.0%)	25(100.0%)		
岗位	临床	1(0.8%)	1(0.8%)	14(10.5%)	54(40.6%)	63(47.4%)	133(100.0%)	17.478	0.355
	医技	1(1.5%)	0(0.0%)	3(4.5%)	19(28.8%)	43(65.2%)	66(100.0%)		
	行政	0(0.0%)	2(1.6%)	15(12.0%)	50(40.0%)	58(46.4%)	125(100.0%)		
	护理	1(1.0%)	0(0.0%)	7(6.8%)	36(35.0%)	59(57.3%)	103(100.0%)		
	其他	0(0.0%)	0(0.0%)	0(0.0%)	3(37.5%)	5(62.5%)	8(100.0%)		
单位归属地	南京	2(0.6%)	2(0.6%)	30(8.8%)	122(35.7%)	186(54.4%)	342(100.0%)	8.084	0.425
	苏南	1(1.7%)	1(1.7%)	8(13.6%)	24(40.7%)	25(42.4%)	59(100.0%)		
	苏中	0(0.0%)	0(0.0%)	1(2.9%)	16(47.1%)	17(50.0%)	34(100.0%)		

a 当数据不符合卡方检验(χ^2)标准,即1/5以上理论频数<5时,选用似然比检验(LR)分析。

（二）患者问卷数据分析

根据表 8-7,依据性别分组,在 357 位受访者中,认为"重要""很重要""最重要"的分别为 29 人(占比 8.1%)、124 人(占比 34.7%)、199 人(占比 55.7%),认为"重要""很重要"或者"最重要"的总人数为 352 人,占比 98.6%。经过统计分析,年龄、就诊科室及支付方式三组 P 值小于 0.05,差别有统计学意义。在年龄这一分组中,年龄越小者越关注这一选项;在就诊科室这一分组中,儿科最注重这一问题;在支付方式这一分组中,除其他支付方式的患者外,城镇职工基本医疗保险的患者最关注这一选项,公费支付的患者最不注重这一选项。

依据性别分组,认为此条最重要的人数为 199 人,占患者受调查总人数 357 人的 55.7%,排名第 1。

表 8-7　医院设施环境应当保证病患安全,医疗设备应当做到检查、检验准确(患方)

| 分组依据 | 组别 | 医院设施环境应当保证病患安全,医疗设备应当做到检查、检验准确 | | | | | 合计 | χ^2 (LR)[a] | P |
		不重要	比较重要	重要	很重要	最重要			
性别	男	0(0.0%)	2(1.9%)	14(9.6%)	52(34.6%)	83(53.8%)	151(100.0%)	1.803	0.772
	女	1(0.5%)	2(1.0%)	15(7.7%)	72(35.1%)	116(55.8%)	206(100.0%)		
年龄	30 岁以下	0(0.0%)	0(0.0%)	12(12.5%)	25(26.0%)	59(61.5%)	96(100.0%)	27.594	0.006
	30～39 岁	0(0.0%)	0(0.0%)	7(8.3%)	27(32.1%)	50(59.5%)	84(100.0%)		
	40～49 岁	0(0.0%)	0(0.0%)	5(6.3%)	40(50.6%)	34(43.0%)	79(100.0%)		
	50 岁及以上	1(0.9%)	5(4.5%)	8(7.3%)	39(35.5%)	57(51.8%)	110(100.0%)		
学历	中专及以下	1(0.6%)	1(0.6%)	19(10.9%)	53(30.5%)	100(57.5%)	174(100.0%)	19.631	0.237
	大专	0(0.0%)	3(3.4%)	5(5.7%)	38(43.7%)	41(47.1%)	87(100.0%)		
	本科	0(0.0%)	0(0.0%)	4(5.1%)	30(38.0%)	45(57.0%)	79(100.0%)		
	硕士	0(0.0%)	0(0.0%)	2(12.5%)	6(37.5%)	8(50.0%)	16(100.0%)		
	博士	0(0.0%)	0(0.0%)	1(50.0%)	1(50.0%)	0(0.0%)	2(100.0%)		
就诊科室	内科	1(0.8%)	1(0.8%)	9(7.3%)	47(38.2%)	65(52.8%)	123(100.0%)	28.612	0.027
	外科	0(0.0%)	1(0.9%)	11(9.8%)	37(33.0%)	63(56.2%)	112(100.0%)		
	妇产科	0(0.0%)	0(0.0%)	10(15.2%)	20(30.3%)	36(54.5%)	66(100.0%)		
	儿科	0(0.0%)	0(0.0%)	0(0.0%)	0(0.0%)	10(100.0%)	10(100.0%)		
	其他	0(0.0%)	3(6.4%)	2(4.3%)	22(46.8%)	20(42.6%)	47(100.0%)		

续表 8-7

| 分组依据 | 组别 | 医院设施环境应当保证病患安全,医疗设备应当做到检查、检验准确 | | | | | 合计 | χ^2 (LR)[a] | P |
		不重要	比较重要	重要	很重要	最重要			
就诊类别	门诊	0(0.0%)	1(1.1%)	9(9.9%)	34(37.4%)	47(51.6%)	91(100.0%)	0.889	0.926
	住院	1(0.4%)	4(1.6%)	22(8.8%)	86(34.3%)	138(55.0%)	251(100.0%)		
职业	工人	1(0.8%)	2(1.6%)	14(11.0%)	45(35.4%)	6(51.2%)	127(100.0%)	15.354	0.499
	农民	0(0.0%)	0(0.0%)	6(9.4%)	20(31.2%)	38(59.4%)	64(100.0%)		
	军人	0(0.0%)	0(0.0%)	1(14.3%)	5(71.4%)	1(14.3%)	7(100.0%)		
	干部	0(0.0%)	2(5.0%)	2(5.0%)	16(40.0%)	20(50.0%)	40(100.0%)		
	其他	0(0.0%)	1(0.8%)	9(7.0%)	44(34.4%)	74(57.8%)	128(100.0%)		
户籍	南京	1(0.5%)	5(2.5%)	18(8.9%)	74(36.6%)	104(51.5%)	202(100.0%)	9.464	0.663
	苏南	0(0.0%)	0(0.0%)	6(9.4%)	26(40.6%)	32(50.0%)	64(100.0%)		
	苏中	0(0.0%)	0(0.0%)	6(14.3%)	11(26.2%)	25(59.5%)	42(100.0%)		
	苏北	0(0.0%)	0(0.0%)	2(4.3%)	17(36.2%)	28(59.6%)	47(100.0%)		
婚姻状况	已婚	1(0.3%)	4(1.3%)	29(9.2%)	108(35.4%)	164(53.8%)	305(100.0%)	10.073	0.610
	未婚	0(0.0%)	0(0.0%)	3(7.0%)	13(30.2%)	27(62.8%)	43(100.0%)		
	离异	0(0.0%)	0(0.0%)	1(10.0%)	7(70.0%)	2(20.0%)	10(100.0%)		
	其他	0(0.0%)	0(0.0%)	0(0.0%)	0(0.0%)	3(100.0%)	3(100.0%)		
支付方式	自费	0(0.0%)	0(0.0%)	9(14.5%)	16(25.8%)	37(59.7%)	62(100.0%)	33.565	0.029
	城镇职工基本医疗保险	0(0.0%)	2(2.0%)	3(2.9%)	37(36.3%)	60(58.8%)	102(100.0%)		
	城镇居民基本医疗保险	1(1.0%)	1(1.0%)	7(6.9%)	37(36.3%)	56(54.9%)	102(100.0%)		
	新农合	0(0.0%)	0(0.0%)	6(10.9%)	22(40.0%)	27(49.1%)	55(100.0%)		
	公费	0(0.0%)	2(8.3%)	5(20.8%)	11(45.8%)	6(25.0%)	24(100.0%)		
	其他	0(0.0%)	0(0.0%)	0(0.0%)	6(40.0%)	9(60.0%)	15(100.0%)		

　　a 当数据不符合卡方检验(χ^2)标准,即 1/5 以上理论频数<5 时,选用似然比检验(LR)分析。

　　根据表 8-8,性别、年龄、学历、就诊科室、就诊类别、职业、户籍、婚姻状况 P 值均大于 0.05,无统计学差异。

　　其中,支付方式 P 值小于 0.05,有统计学差异。

支付方式上,自费的患者认为"最重要"的人数占总人数的45.2%;城镇职工基本医疗保险的患者认为"最重要"的人数占总人数的54.5%,比例最高;城镇居民基本医疗保险的患者认为"最重要"的人数占总人数的36.9%,认为"很重要"的比例为最高,为50.5%;新农合的患者认为"最重要"的人数占其总人数的35.2%;公费的患者认为"最重要"的人数占总人数的26.1%,比例为最低;其他类的患者认为"最重要"的人数占总人数的50.0%。这说明自费类、城镇职工基本医疗保险类和其他类的患者对此条重要性的认识和对信任环境的期待要高于城镇居民基本医疗保险类、新农合类和公费类的患者。这或与公费类的患者保险力度最高有关,他们不在意信任的环境。而新农合的主要对象为农村居民,城镇居民基本医疗保险的主要对象为无业居民及小孩,他们相对弱势,反而对环境不敢有过高的期待。

依据性别分组,认为此条最重要的人数为156人,占患者受调查总人数363人的43.0%,排名第4。

表 8-8 医患之间相互尊重、相互信任(患方)

分组依据	组别	医患之间相互尊重、相互信任					合计	χ^2(LR)[a]	P
		不重要	比较重要	重要	很重要	最重要			
性别	男	1(0.6%)	3(1.9%)	21(13.5%)	68(43.9%)	62(40.0%)	155(100.0%)	1.310	0.860
	女	2(1.0%)	4(1.9%)	23(11.1%)	85(40.9%)	94(45.2%)	208(100.0%)		
年龄	30岁以下	0(0.0%)	1(1.1%)	14(14.7%)	36(37.9%)	44(46.3%)	95(100.0%)	12.415	0.413
	30~39岁	1(1.2%)	0(0.0%)	6(7.1%)	35(41.2%)	43(50.6%)	85(100.0%)		
	40~49岁	0(0.0%)	2(2.5%)	11(13.9%)	35(44.3%)	31(39.2%)	85(100.0%)		
	50岁及以上	2(1.8%)	4(3.7%)	15(13.8%)	47(43.1%)	41(37.6%)	109(100.0%)		
学历	中专及以下	2(1.2%)	4(2.3%)	21(12.1%)	77(44.5%)	69(39.6%)	173(100.0%)	12.995	0.673
	大专	1(1.2%)	0(0.0%)	12(14.0%)	36(41.9%)	37(43.0%)	86(100.0%)		
	本科	0(0.0%)	2(2.5%)	7(8.8%)	26(32.5%)	45(56.2%)	80(100.0%)		
	硕士	0(0.0%)	0(0.0%)	3(18.8%)	9(56.2%)	4(25.0%)	16(100.0%)		
	博士	0(0.0%)	0(0.0%)	0(0.0%)	1(50.0%)	1(50.0%)	2(100.0%)		

续表 8-8

分组依据	组别	医患之间相互尊重、相互信任					合计	χ^2 (LR)[a]	P
		不重要	比较重要	重要	很重要	最重要			
就诊科室	内科	2(1.6%)	1(0.8%)	15(12.3%)	55(45.1%)	49(40.2%)	122(100.0%)	16.117	0.445
	外科	0(0.0%)	1(0.9%)	19(17.1%)	41(36.9%)	50(45.0%)	111(100.0%)		
	妇产科	1(1.5%)	2(3.0%)	7(10.6%)	26(39.4%)	30(45.5%)	66(100.0%)		
	儿科	0(0.0%)	0(0.0%)	0(0.0%)	4(40.0%)	6(60.0%)	10(100.0%)		
	其他	0(0.0%)	3(6.2%)	4(8.3%)	23(47.9%)	18(37.5%)	48(100.0%)		
就诊类别	门诊	1(1.1%)	1(1.1%)	13(14.4%)	39(43.3%)	36(40.0%)	90(100.0%)	1.205	0.877
	住院	2(0.8%)	6(2.4%)	29(11.5%)	107(42.5%)	108(42.9%)	252(100.0%)		
职业	工人	1(0.8%)	5(4.0%)	13(10.4%)	55(44.0%)	51(40.8%)	125(100.0%)	25.578	0.060
	农民	0(0.0%)	0(0.0%)	12(18.8%)	24(37.5%)	28(43.8%)	64(100.0%)		
	军人	0(0.0%)	0(0.0%)	4(57.1%)	3(42.9%)	0(0.0%)	7(100.0%)		
	干部	0(0.0%)	1(2.5%)	5(12.5%)	15(37.5%)	19(47.5%)	40(100.0%)		
	其他	2(1.6%)	1(0.8%)	12(9.3%)	56(43.4%)	58(45.0%)	129(100.0%)		
户籍	南京	3(1.5%)	5(2.5%)	26(12.9%)	80(39.8%)	87(43.3%)	201(100.0%)	5.408	0.943
	苏南	0(0.0%)	1(1.6%)	6(9.4%)	30(46.9%)	27(42.2%)	64(100.0%)		
	苏中	0(0.0%)	1(2.4%)	7(16.7%)	16(38.1%)	18(42.9%)	42(100.0%)		
	苏北	0(0.0%)	0(0.0%)	6(12.8%)	20(42.6%)	21(44.7%)	47(100.0%)		
婚姻状况	已婚	3(1.0%)	7(2.3%)	39(12.8%)	127(41.6%)	129(42.3%)	305(100.0%)	4.016	0.983
	未婚	0(0.0%)	0(0.0%)	4(9.5%)	17(40.5%)	21(50.0%)	42(100.0%)		
	离异	0(0.0%)	0(0.0%)	2(20.0%)	4(40.0%)	4(40.0%)	10(100.0%)		
	其他	0(0.0%)	0(0.0%)	0(0.0%)	2(66.7%)	1(33.3%)	3(100.0%)		
支付方式	自费	1(1.6%)	0(0.0%)	11(17.7%)	22(35.5%)	28(45.2%)	62(100.0%)	36.112	0.015
	城镇职工基本医疗保险	1(1.0%)	3(3.0%)	8(7.9%)	34(33.7%)	55(54.5%)	101(100.0%)		
	城镇居民基本医疗保险	1(1.0%)	1(1.0%)	11(10.7%)	52(50.5%)	38(36.9%)	103(100.0%)		
	新农合	0(0.0%)	0(0.0%)	10(18.5%)	25(46.3%)	19(35.2%)	54(100.0%)		
	公费	0(0.0%)	3(13.0%)	4(17.4%)	10(43.5%)	6(26.1%)	23(100.0%)		
	其他	0(0.0%)	0(0.0%)	1(6.2%)	7(43.8%)	8(50.0%)	16(100.0%)		

a 当数据不符合卡方检验(χ^2)标准,即 1/5 以上理论频数<5 时,选用似然比检验(LR)分析。

根据 8-9,对"患者在诊疗过程中感受到被尊重和被理解"的重要性方面,所有的组别卡方检验没有统计学意义($P>0.05$)。

依据性别分组,认为此条最重要的人数为 191 人,占患者受调查总人数 366 人的 52.2%,排名第 2。

表 8-9　患者在诊疗过程中感受到被尊重和被理解(患方)

| 分组依据 | 组别 | 患者在诊疗过程中感受到被尊重和被理解 | | | | | 合计 | χ^2(LR)[a] | P |
		不重要	比较重要	重要	很重要	最重要			
性别	男	0(0.0%)	1(0.6%)	25(15.9%)	51(32.5%)	80(51.0%)	157(100.0%)	1.615	0.656
	女	0(0.0%)	2(1.0%)	24(11.5%)	72(34.4%)	111(53.1%)	209(100.0%)		
年龄	30 岁以下	0(0.0%)	1(1.0%)	9(9.4%)	28(28.2%)	58(60.4%)	96(100.0%)	6.068	0.733
	30~39 岁	0(0.0%)	0(0.0%)	11(12.9%)	33(38.8%)	41(48.2%)	85(100.0%)		
	40~49 岁	0(0.0%)	1(1.3%)	11(13.9%)	26(32.9%)	41(51.9%)	79(100.0%)		
	50 岁及以上	0(0.0%)	1(0.9%)	18(16.2%)	39(35.1%)	53(47.7%)	111(100.0%)		
学历	中专及以下	0(0.0%)	1(0.6%)	28(16.0%)	56(32.0%)	90(51.4%)	175(100.0%)	9.646	0.647
	大专	0(0.0%)	0(0.0%)	7(8.0%)	35(40.2%)	45(51.7%)	87(100.0%)		
	本科	0(0.0%)	1(1.2%)	8(10.0%)	26(32.5%)	45(56.2%)	80(100.0%)		
	硕士	0(0.0%)	0(0.0%)	3(18.8%)	6(37.5%)	7(43.8%)	16(100.0%)		
	博士	0(0.0%)	0(0.0%)	1(50.0%)	0(0.0%)	1(50.0%)	2(100.0%)		
就诊科室	内科	0(0.0%)	1(0.8%)	19(15.4%)	39(31.7%)	64(52.0%)	123(100.0%)	19.582	0.075
	外科	0(0.0%)	0(0.0%)	14(12.5%)	39(34.8%)	59(52.7%)	112(100.0%)		
	妇产科	0(0.0%)	2(3.0%)	2(3.0%)	24(35.8%)	39(58.2%)	67(100.0%)		
	儿科	0(0.0%)	0(0.0%)	1(10.0%)	4(40.0%)	5(50.0%)	10(100.0%)		
	其他	0(0.0%)	0(0.0%)	13(27.1%)	15(31.2%)	20(41.7%)	48(100.0%)		
就诊类别	门诊	0(0.0%)	0(0.0%)	13(14.3%)	29(31.9%)	49(53.8%)	91(100.0%)	1.508	0.680
	住院	0(0.0%)	3(1.2%)	33(13.0%)	89(35.2%)	128(50.6%)	253(100.0%)		
职业	工人	0(0.0%)	1(0.8%)	17(13.4%)	41(32.3%)	68(53.5%)	127(100.0%)	13.942	0.304
	农民	0(0.0%)	2(3.1%)	12(18.8%)	16(25.0%)	34(53.1%)	64(100.0%)		
	军人	0(0.0%)	0(0.0%)	0(0.0%)	3(42.9%)	4(57.1%)	7(100.0%)		
	干部	0(0.0%)	0(0.0%)	7(17.5%)	17(42.5%)	16(40.0%)	40(100.0%)		

续表 8-9

分组依据	组别	患者在诊疗过程中感受到被尊重和被理解					合计	χ^2(LR)[a]	P
		不重要	比较重要	重要	很重要	最重要			
户籍	其他	0(0.0%)	0(0.0%)	13(10.0%)	49(37.7%)	68(52.3%)	130(100.0%)		
	南京	0(0.0%)	1(0.5%)	30(14.7%)	78(38.2%)	95(46.8%)	204(100.0%)	9.563	0.387
	苏南	0(0.0%)	1(1.6%)	9(14.1%)	20(31.2%)	34(53.1%)	64(100.0%)		
	苏中	0(0.0%)	0(0.0%)	5(11.9%)	9(21.4%)	28(66.7%)	42(100.0%)		
	苏北	0(0.0%)	1(2.1%)	4(8.5%)	15(31.9%)	27(57.4%)	47(100.0%)		
婚姻状况	已婚	0(0.0%)	3(1.0%)	42(13.7%)	110(35.8%)	152(49.5%)	307(100.0%)	6.749	0.663
	未婚	0(0.0%)	0(0.0%)	5(11.6%)	10(23.3%)	28(65.1%)	43(100.0%)		
	离异	0(0.0%)	0(0.0%)	0(0.0%)	5(50.0%)	5(50.0%)	10(100.0%)		
	其他	0(0.0%)	0(0.0%)	0(0.0%)	1(33.3%)	2(66.7%)	3(100.0%)		
支付方式	自费	0(0.0%)	2(3.2%)	8(12.9%)	15(24.2%)	37(59.7%)	62(100.0%)	21.480	0.122
	城镇职工基本医疗保险	0(0.0%)	0(0.0%)	11(10.8%)	39(38.2%)	52(51.0%)	102(100.0%)		
	城镇居民基本医疗保险	0(0.0%)	1(1.0%)	13(12.6%)	31(30.1%)	58(56.3%)	103(100.0%)		
	新农合	0(0.0%)	0(0.0%)	9(16.4%)	18(32.7%)	28(50.9%)	55(100.0%)		
	公费	0(0.0%)	0(0.0%)	5(20.8%)	14(58.3%)	5(20.8%)	34(100.0%)		
	其他	0(0.0%)	0(0.0%)	1(6.2%)	7(43.8%)	8(50.0%)	16(100.0%)		

a 当数据不符合卡方检验(χ^2)标准,即 1/5 以上理论频数<5 时,选用似然比检验(LR)分析。

根据表 8-10、表 8-11、表 8-12、表 8-13,患者对指标"患者看病流程便捷"重要性评价最高,43.2%的患者认为就诊流程的便捷是人文环境最重要的评价指标,38.5%的患者认为该指标是很重要的评价指标,两者共占 81.7%。其次是对指标"医院标识系统醒目、规范、合理"重要性的评价,36.3%的患者认为该指标最重要,39.6%的患者认为很重要,两者共占 75.9%。再次是对指标"环境整洁、绿化良好、安静、舒适"重要性的评价,35.2%的患者认为该指标最重要,39.6%的患者认为很重要,两者共占 74.8%。最低的是对指标"诊室、病房等布局合理"重要性的评价,29.7%的患者认为这一指标最重要,43.4%的患者认为很重要,两者共占 73.1%。

经统计分析,不同性别、学历、就诊科室、职业、户籍、婚姻状况与支付方式的患者对这四项评价指标均无显著的统计学差异。

不同年龄层次的患者对这四项指标均具有明显的统计学差异。40 岁以下的患者对这四项指标的重要性评价均明显高于 40 岁以上的患者。

就诊类别对指标"患者看病流程便捷"的重要性评价具有显著的统计学差异。门诊患者对看病流程便捷性这一指标的评价略高于住院患者,门诊患者认为该指标最重要的占 49.5%,住院患者的占比为 41.1%。当前各大医院门诊普遍存在"三长一短"的问题,即挂号时间长、候诊时间长、交费买药时间长、诊断时间短。如果医院合理设计看病流程,创造更加便捷的看病流程,则可以大大缩短挂号、候诊和交费买药的时间,这样延长诊断的相对时间,这样就能够提高患者的就诊效率和患者满意度。

依据性别分组,认为"环境整洁、绿化良好、安静、舒适"最重要的人数为 129 人,占患者受调查总人数 366 的 35.2%,排名第 6。

依据性别分组,认为"患者看病流程便捷"最重要的人数为 158 人,占患者受调查总人数 366 的 43.2%,排名第 3。

依据性别分组,认为"诊室、病房等布局合理"最重要的人数为 108 人,占患者受调查总人数 364 的 29.7%,排名第 7。

依据性别分组,认为"医院标识系统醒目、规范、合理"最重要的人数为 132 人,占患者受调查总人数 364 的 36.3%,排名第 5。

表 8-10　环境整洁、绿化良好、安静、舒适

| 分组依据 | 组别 | 环境整洁、绿化良好、安静、舒适 | | | | | 合计 | χ^2 (LR)[a] | P |
		不重要	比较重要	重要	很重要	最重要			
性别	男	2(1.3%)	4(2.5%)	36(22.9%)	67(42.7%)	48(30.6%)	157(100.0%)	3.615	0.461
	女	3(1.4%)	8(3.8%)	39(18.7%)	78(37.3%)	81(38.8%)	209(100.0%)		
年龄	30 岁以下	0(0.0%)	1(1.0%)	17(17.7%)	38(39.6%)	40(41.7%)	96(100.0%)	25.311	0.013
	30~39 岁	0(0.0%)	1(1.2%)	14(16.5%)	33(38.8%)	37(43.5%)	85(100.0%)		
	40~49 岁	0(0.0%)	5(6.3%)	19(24.1%)	34(43.0%)	21(26.6%)	79(100.0%)		
	50 岁及以上	5(4.5%)	5(4.5%)	25(22.5%)	45(40.5%)	31(27.9%)	111(100.0%)		
学历	中专及以下	3(1.7%)	8(4.6%)	37(21.1%)	76(43.4%)	51(29.1%)	175(100.0%)	18.400	0.301
	大专	0(0.0%)	2(2.3%)	22(25.3%)	36(41.4%)	27(31.0%)	87(100.0%)		

续表 8-10

分组依据	组别	环境整洁、绿化良好、安静、舒适					合计	χ^2 (LR)[a]	P
		不重要	比较重要	重要	很重要	最重要			
就诊科室	本科	1(1.2%)	0(0.0%)	12(15.0%)	29(36.2%)	38(47.5%)	80(100.0%)	13.940	0.603
	硕士	0(0.0%)	1(6.2%)	2(12.5%)	5(31.2%)	8(50.0%)	16(100.0%)		
	博士	0(0.0%)	0(0.0%)	1(50.0%)	1(50.0%)	0(0.0%)	2(100.0%)		
	内科	2(1.6%)	5(4.1%)	32(26.0%)	48(39.0%)	36(29.3%)	123(100.0%)		
	外科	0(0.0%)	2(1.8%)	22(19.6%)	47(42.0%)	41(36.6%)	112(100.0%)		
	妇产科	1(1.5%)	2(3.0%)	12(17.9%)	25(37.3%)	27(40.3%)	67(100.0%)		
	儿科	0(0.0%)	1(10.0%)	0(0.0%)	4(40.0%)	5(50.0%)	10(100.0%)		
	其他	2(4.2%)	1(2.1%)	9(18.8%)	19(39.6%)	17(35.4%)	48(100.0%)		
就诊类别	门诊	0(0.0%)	2(2.2%)	20(22.0%)	30(33.0%)	39(42.9%)	91(100.0%)	6.312	0.177
	住院	5(2.0%)	9(3.6%)	51(20.2%)	108(42.7%)	80(31.6%)	253(100.0%)		
职业	工人	2(1.6%)	6(4.7%)	24(18.9%)	56(44.1%)	39(30.7%)	127(100.0%)	6.109	0.987
	农民	1(1.6%)	2(3.1%)	12(18.8%)	25(39.1%)	24(37.5%)	64(100.0%)		
	军人	0(0.0%)	0(0.0%)	2(28.6%)	3(42.9%)	2(28.6%)	7(100.0%)		
	干部	1(2.5%)	2(5.0%)	8(20.0%)	15(37.5%)	14(35.0%)	40(100.0%)		
	其他	1(0.8%)	2(1.5%)	29(22.3%)	49(37.7%)	49(37.7%)	130(100.0%)		
户籍	南京	5(2.5%)	9(4.4%)	40(19.5%)	79(38.7%)	71(34.8%)	204(100.0%)	8.145	0.774
	苏南	0(0.0%)	1(1.6%)	15(23.4%)	25(39.1%)	23(35.9%)	64(100.0%)		
	苏中	0(0.0%)	1(2.4%)	7(16.7%)	17(40.5%)	17(40.5%)	42(100.0%)		
	苏北	0(0.0%)	1(2.1%)	10(21.3%)	23(48.9%)	13(27.7%)	47(100.0%)		
婚姻状况	已婚	5(1.6%)	12(3.9%)	65(21.2%)	122(39.7%)	103(33.6%)	307(100.0%)	6.092	0.911
	未婚	0(0.0%)	0(0.0%)	8(18.6%)	18(41.9%)	17(39.5%)	43(100.0%)		
	离异	0(0.0%)	0(0.0%)	1(10.0%)	5(50.0%)	4(40.0%)	10(100.0%)		
	其他	0(0.0%)	0(0.0%)	0(0.0%)	1(33.3%)	2(66.7%)	3(100.0%)		

续表 8-10

分组依据	组别	环境整洁、绿化良好、安静、舒适					合计	χ^2 (LR)[a]	P
		不重要	比较重要	重要	很重要	最重要			
支付方式	自费	1(1.6%)	2(3.2%)	10(16.1%)	25(40.3%)	24(38.7%)	62(100.0%)	27.331	0.126
	城镇职工基本医疗保险	1(1.0%)	6(5.9%)	22(21.6%)	40(39.2%)	33(32.4%)	102(100.0%)		
	城镇居民基本医疗保险	1(1.0%)	2(1.9%)	16(15.5%)	45(43.7%)	39(37.9%)	103(100.0%)		
	新农合	0(0.0%)	1(1.8%)	15(27.3%)	25(45.5%)	14(25.5%)	55(100.0%)		
	公费	2(8.3%)	1(4.2%)	9(37.5%)	6(25.0%)	6(25.0%)	24(100.0%)		
	其他	0(0.0%)	0(0.0%)	1(6.2%)	7(43.8%)	8(50.0%)	16(100.0%)		

　a 当数据不符合卡方检验（χ^2）标准，即 1/5 以上理论频数＜5 时，选用似然比检验（LR）分析。

表 8-11　患者看病流程便捷

分组依据	组别	患者看病流程便捷					合计	χ^2 (LR)[a]	P
		不重要	比较重要	重要	很重要	最重要			
性别	男	2(1.3%)	2(1.3%)	26(16.6%)	70(44.6%)	57(36.3%)	157(100.0%)	8.315	0.081
	女	1(0.5%)	7(3.3%)	29(13.9%)	71(34.0%)	101(48.3%)	209(100.0%)		
年龄	30 岁以下	0(0.0%)	1(1.0%)	15(15.6%)	31(32.2%)	49(51.0%)	96(100.0%)	23.421	0.024
	30～39 岁	0(0.0%)	0(0.0%)	10(11.8%)	34(40.0%)	41(48.2%)	85(100.0%)		
	40～49 岁	0(0.0%)	1(1.3%)	15(19.0%)	30(38.0%)	33(41.8%)	79(100.0%)		
	50 岁及以上	3(2.7%)	7(6.3%)	16(14.4%)	46(41.8%)	39(35.1%)	111(100.0%)		
学历	中专及以下	2(1.1%)	4(2.3%)	28(16.0%)	64(36.6%)	77(44.0%)	175(100.0%)	6.782	0.977
	大专	1(1.1%)	1(1.1%)	17(19.5%)	34(39.1%)	34(39.1%)	87(100.0%)		
	本科	0(0.0%)	1(1.2%)	9(11.2%)	29(36.2%)	41(51.2%)	80(100.0%)		
	硕士	0(0.0%)	0(0.0%)	2(12.5%)	8(50.0%)	6(37.5%)	16(100.0%)		
	博士	0(0.0%)	0(0.0%)	0(0.0%)	1(50.0%)	1(50.0%)	2(100.0%)		
就诊科室	内科	2(1.6%)	3(2.4%)	27(22.0%)	44(35.8%)	47(38.2%)	123(100.0%)	24.448	0.080
	外科	0(0.0%)	2(1.8%)	10(8.9%)	45(40.2%)	55(49.1%)	112(100.0%)		
	妇产科	0(0.0%)	2(3.0%)	11(16.4%)	22(32.8%)	32(47.8%)	67(100.0%)		
	儿科	0(0.0%)	0(0.0%)	1(10.0%)	1(10.0%)	8(80.0%)	10(100.0%)		
	其他	1(2.1%)	2(4.2%)	7(14.6%)	25(52.1%)	13(27.1%)	48(100.0%)		

续表 8-11

分组依据	组别	患者看病流程便捷					合计	χ^2 (LR)[a]	P
		不重要	比较重要	重要	很重要	最重要			
就诊类别	门诊	0(0.0%)	1(1.1%)	20(22.0%)	25(27.5%)	45(49.5%)	91(100.0%)	10.197	0.037
	住院	3(1.2%)	8(3.2%)	33(13.0%)	105(41.5%)	104(41.1%)	253(100.0%)		
职业	工人	2(1.6%)	5(3.9%)	17(13.4%)	54(42.5%)	49(38.6%)	127(100.0%)	15.227	0.508
	农民	0(0.0%)	5(3.1%)	7(10.9%)	20(31.2%)	35(54.7%)	64(100.0%)		
	军人	0(0.0%)	0(0.0%)	2(28.6%)	1(14.3%)	4(57.1%)	7(100.0%)		
	干部	0(0.0%)	1(2.5%)	5(12.5%)	19(47.5%)	15(37.5%)	40(100.0%)		
	其他	1(0.8%)	1(0.8%)	25(19.2%)	45(34.6%)	58(44.6%)	130(100.0%)		
户籍	南京	3(1.5%)	7(3.4%)	31(15.2%)	78(38.2%)	85(41.7%)	204(100.0%)	15.217	0.230
	苏南	0(0.0%)	1(1.6%)	8(12.5%)	26(40.6%)	29(45.3%)	64(100.0%)		
	苏中	0(0.0%)	1(2.4%)	11(26.2%)	10(23.8%)	20(47.6%)	42(100.0%)		
	苏北	0(0.0%)	0(0.0%)	3(6.4%)	24(51.1%)	20(42.6%)	47(100.0%)		
婚姻状况	已婚	3(1.0%)	8(2.6%)	47(15.3%)	119(38.8%)	130(42.3%)	307(100.0%)	9.057	0.698
	未婚	0(0.0%)	0(0.0%)	8(18.6%)	18(41.9%)	17(39.5%)	43(100.0%)		
	离异	0(0.0%)	0(0.0%)	0(0.0%)	2(20.0%)	8(80.0%)	10(100.0%)		
	其他	0(0.0%)	0(0.0%)	0(0.0%)	1(33.3%)	2(66.7%)	3(100.0%)		
支付方式	自费	0(0.0%)	1(1.6%)	9(14.5%)	16(25.8%)	36(58.1%)	62(100.0%)	27.957	0.110
	城镇职工基本医疗保险	1(1.0%)	5(4.9%)	13(12.7%)	48(47.1%)	35(34.3%)	102(100.0%)		
	城镇居民基本医疗保险	1(1.0%)	2(1.9%)	13(12.6%)	40(38.8%)	47(45.6%)	103(100.0%)		
	新农合	0(0.0%)	0(0.0%)	12(21.8%)	18(32.7%)	25(45.5%)	24(100.0%)		
	公费	1(4.2%)	1(4.2%)	7(29.2%)	10(41.7%)	5(20.8%)	24(100.0%)		
	其他	0(0.0%)	0(0.0%)	2(12.5%)	6(37.5%)	8(50.0%)	16(100.0%)		

　　a 当数据不符合卡方检验(χ^2)标准,即 1/5 以上理论频数<5 时,选用似然比检验(LR)分析。

表 8-12 诊室、病房等布局合理

分组依据	组别	诊室、病房等布局合理					合计	χ^2 (LR)[a]	P
		不重要	比较重要	重要	很重要	最重要			
性别	男	1(0.6%)	8(5.1%)	32(20.5%)	77(49.4%)	38(24.4%)	156(100.0%)	5.520	0.238
	女	3(1.4%)	9(4.3%)	45(21.6%)	81(38.9%)	70(33.7%)	208(100.0%)		
年龄	30岁以下	1(1.1%)	2(2.1%)	18(18.9%)	33(34.7%)	41(43.2%)	95(100.0%)	32.024	0.001
	30~39岁	0(0.0%)	2(2.4%)	13(15.3%)	38(44.7%)	32(37.6%)	85(100.0%)		
	40~49岁	0(0.0%)	3(3.8%)	23(29.5%)	36(46.2%)	16(20.5%)	78(100.0%)		
	50岁及以上	3(2.7%)	10(9.0%)	24(21.6%)	53(47.7%)	21(18.9%)	111(100.0%)		
学历	中专及以下	2(1.2%)	9(5.2%)	37(21.4%)	84(48.6%)	41(23.7%)	173(100.0%)	19.465	0.245
	大专	0(0.0%)	4(4.6%)	25(28.7%)	27(31.0%)	31(35.6%)	87(100.0%)		
	本科	1(1.2%)	1(1.2%)	11(13.8%)	35(43.8%)	32(40.0%)	80(100.0%)		
	硕士	0(0.0%)	1(6.2%)	4(25.0%)	7(43.8%)	4(25.0%)	16(100.0%)		
	博士	0(0.0%)	0(0.0%)	1(50.0%)	1(50.0%)	0(0.0%)	2(100.0%)		
就诊科室	内科	1(0.8%)	5(4.1%)	31(25.2%)	56(45.5%)	30(24.4%)	123(100.0%)	22.921	0.116
	外科	0(0.0%)	4(3.6%)	19(17.1%)	51(45.9%)	37(33.3%)	111(100.0%)		
	妇产科	2(3.0%)	2(3.0%)	16(24.2%)	19(28.8%)	27(40.9%)	66(100.0%)		
	儿科	0(0.0%)	1(10.0%)	0(0.0%)	5(50.0%)	4(40.0%)	10(100.0%)		
	其他	1(2.1%)	5(10.4%)	9(18.8%)	23(47.9%)	10(20.8%)	48(100.0%)		
就诊类别	门诊	0(0.0%)	4(4.4%)	20(22.2%)	30(33.3%)	36(40.0%)	90(100.0%)	7.268	0.122
	住院	4(1.6%)	11(4.3%)	54(21.3%)	115(45.5%)	69(27.3%)	253(100.0%)		
职业	工人	3(2.4%)	4(3.2%)	26(20.6%)	54(42.9%)	39(31.0%)	126(100.0%)	10.477	0.841
	农民	1(1.6%)	4(6.2%)	11(17.2%)	25(39.1%)	23(35.9%)	64(100.0%)		
	军人	0(0.0%)	0(0.0%)	2(28.6%)	2(28.6%)	3(42.9%)	7(100.0%)		
	干部	0(0.0%)	3(7.5%)	8(20.0%)	20(50.0%)	9(22.5%)	40(100.0%)		
	其他	0(0.0%)	6(4.7%)	31(24.0%)	57(44.2%)	35(27.1%)	129(100.0%)		
户籍	南京	3(1.5%)	15(7.4%)	42(20.7%)	87(42.9%)	56(27.6%)	203(100.0%)	11.297	0.504
	苏南	0(0.0%)	1(1.6%)	15(23.8%)	27(42.9%)	20(31.7%)	63(100.0%)		
	苏中	1(2.4%)	1(2.4%)	10(23.8%)	15(35.7%)	15(35.7%)	42(100.0%)		
	苏北	0(0.0%)	0(0.0%)	9(19.1%)	22(46.8%)	16(34.0%)	47(100.0%)		

续表 8-12

分组依据	组别	诊室、病房等布局合理					合计	χ^2 (LR)[a]	P
		不重要	比较重要	重要	很重要	最重要			
婚姻状况	已婚	4(1.3%)	16(5.2%)	68(22.3%)	131(43.0%)	86(28.2%)	305(100.0%)	7.842	0.797
	未婚	0(0.0%)	0(0.0%)	9(20.9%)	17(39.5%)	17(39.5%)	43(100.0%)		
	离异	0(0.0%)	0(0.0%)	1(10.0%)	6(60.0%)	3(30.0%)	10(100.0%)		
	其他	0(0.0%)	0(0.0%)	0(0.0%)	2(56.7%)	1(33.3%)	3(100.0%)		
支付方式	自费	1(1.6%)	4(6.6%)	10(16.4%)	24(39.3%)	22(36.1%)	61(100.0%)	29.966	0.070
	城镇职工基本医疗保险	0(0.0%)	6(5.9%)	21(20.6%)	43(42.2%)	32(31.4%)	102(100.0%)		
	城镇居民基本医疗保险	1(1.0%)	3(2.9%)	19(18.6%)	51(50.0%)	28(27.5%)	102(100.0%)		
	新农合	0(0.0%)	1(1.8%)	16(29.1%)	25(45.5%)	13(23.6%)	55(100.0%)		
	公费	2(8.3%)	3(12.5%)	8(33.3%)	6(25.0%)	5(20.8%)	24(100.0%)		
	其他	0(0.0%)	0(0.0%)	4(25.0%)	6(37.5%)	6(37.5%)	16(100.0%)		

a 当数据不符合卡方检验(χ^2)标准,即 1/5 以上理论频数<5 时,选用似然比检验(LR)分析。

表 8-13　医院标识系统醒目、规范、合理

分组依据	组别	医院标识系统醒目、规范、合理					合计	χ^2 (LR)[a]	P
		不重要	比较重要	重要	很重要	最重要			
性别	男	2(1.3%)	9(5.8%)	31(19.9%)	61(39.1%)	53(34.0%)	156(100.0%)	1.797	0.773
	女	1(0.5%)	9(4.3%)	36(17.3%)	83(39.9%)	79(38.0%)	208(100.0%)		
年龄	30 岁以下	0(0.0%)	3(3.1%)	14(14.6%)	35(36.5%)	44(45.8%)	96(100.0%)	39.094	<0.001
	30～39 岁	0(0.0%)	1(1.2%)	10(11.8%)	35(41.2%)	39(45.9%)	85(100.0%)		
	40～49 岁	0(0.0%)	3(3.8%)	19(24.1%)	42(53.2%)	15(19.0%)	79(100.0%)		
	50 岁及以上	3(2.8%)	11(10.1%)	25(22.9%)	34(31.2%)	36(33.0%)	109(100.0%)		
学历	中专及以下	2(1.1%)	7(4.0%)	40(23.0%)	68(39.1%)	57(32.8%)	174(100.0%)	14.523	0.560
	大专	1(1.1%)	6(6.9%)	17(19.5%)	32(36.8%)	31(35.6%)	87(100.0%)		
	本科	0(0.0%)	3(3.8%)	10(12.5%)	30(37.5%)	37(46.2%)	80(100.0%)		
	硕士	0(0.0%)	0(0.0%)	1(6.2%)	8(50.0%)	7(43.8%)	16(100.0%)		
	博士	0(0.0%)	0(0.0%)	0(0.0%)	2(100.0%)	0(0.0%)	2(100.0%)		

续表 8-13

| 分组依据 | 组别 | 医院标识系统醒目、规范、合理 | | | | | 合计 | χ^2 (LR)[a] | P |
		不重要	比较重要	重要	很重要	最重要			
就诊科室	内科	2(1.6%)	6(4.9%)	32(26.0%)	44(35.8%)	39(31.7%)	123(100.0%)	17.788	0.336
	外科	0(0.0%)	6(5.4%)	13(11.7%)	49(44.1%)	43(38.7%)	111(100.0%)		
	妇产科	0(0.0%)	2(3.0%)	9(13.6%)	28(42.4%)	27(40.9%)	66(100.0%)		
	儿科	0(0.0%)	0(0.0%)	1(10.0%)	3(30.0%)	6(60.0%)	10(100.0%)		
	其他	1(2.1%)	4(8.3%)	9(18.8%)	18(37.5%)	16(33.3%)	48(100.0%)		
就诊类别	门诊	0(0.0%)	2(2.2%)	13(14.3%)	33(36.3%)	43(47.3%)	91(100.0%)	7.405	0.116
	住院	3(1.2%)	15(6.0%)	51(20.2%)	97(38.5%)	86(34.1%)	252(100.0%)		
职业	工人	2(1.6%)	9(7.1%)	22(17.5%)	49(38.9%)	44(34.9%)	126(100.0%)	11.898	0.751
	农民	0(0.0%)	3(4.8%)	12(19.0%)	20(31.7%)	28(44.4%)	63(100.0%)		
	军人	0(0.0%)	1(14.3%)	1(14.3%)	2(28.6%)	3(42.9%)	7(100.0%)		
	干部	0(0.0%)	3(7.5%)	6(15.0%)	17(42.5%)	14(35.0%)	40(100.0%)		
	其他	1(0.8%)	2(1.5%)	27(20.8%)	56(43.1%)	44(33.8%)	130(100.0%)		
户籍	南京	3(1.5%)	14(6.9%)	41(20.3%)	73(36.1%)	71(35.1%)	202(100.0%)	9.723	0.640
	苏南	0(0.0%)	2(3.1%)	10(15.6%)	29(45.3%)	23(35.9%)	64(100.0%)		
	苏中	0(0.0%)	1(2.4%)	8(19.0%)	16(38.1%)	17(40.5%)	42(100.0%)		
	苏北	0(0.0%)	0(0.0%)	8(17.0%)	20(42.6%)	17(40.4%)	42(100.0%)		
婚姻状况	已婚	3(1.0%)	17(5.6%)	60(19.7%)	117(38.4%)	108(35.4%)	305(100.0%)	10.468	0.575
	未婚	0(0.0%)	0(0.0%)	6(14.0%)	19(44.2%)	18(41.9%)	43(100.0%)		
	离异	0(0.0%)	0(0.0%)	1(10.0%)	4(40.0%)	5(50.0%)	10(100.0%)		
	其他	0(0.0%)	0(0.0%)	0(0.0%)	3(100.0%)	0(0.0%)	3(100.0%)		
支付方式	自费	0(0.0%)	3(4.9%)	8(13.1%)	22(36.1%)	28(45.9%)	61(100.0%)	27.429	0.124
	城镇职工基本医疗保险	1(1.0%)	6(5.9%)	20(19.8%)	37(36.6%)	37(36.6%)	101(100.0%)		
	城镇居民基本医疗保险	1(1.0%)	4(3.9%)	15(14.6%)	51(49.5%)	32(31.1%)	103(100.0%)		
	新农合	0(0.0%)	1(1.8%)	16(29.1%)	22(40.0%)	16(29.1%)	55(100.0%)		
	公费	1(4.2%)	4(16.7%)	6(25.0%)	5(20.8%)	8(33.3%)	24(100.0%)		
	其他	0(0.0%)	0(0.0%)	3(18.8%)	6(37.5%)	7(43.8%)	16(100.0%)		

　a 当数据不符合卡方检验(χ^2)标准,即 1/5 以上理论频数＜5 时,选用似然比检验(LR)分析。

二、讨论

（一）各项评价指标均得到医务人员和患者的一致认同

在问卷中，医务人员和患者对各项人文环境评价指标都给予了高度评价和认可。这充分证明了医院人文环境的要素包含人际环境和生态环境两个方面，同时体现着法律、伦理、心理与沟通、文化等多因素的融合。

（二）人文环境建设的法治化受到医务人员和患者的重视，医务人员中低年资者更为重视

受访患者对指标"医院设施环境应当保证病患安全，医疗设备应当做到检查、检验准确"较为关注，认为"最重要"的受访者占比为 55.7%。该指标之所以被高度关注的原因，在于其和医疗设施环境和医疗安全、患者的生命健康权直接相关。所以，这一指标被不少患者认为是"最重要"的。

对医方受访人员调查结果数据分析后发现，"医院设施环境应当保证病患安全，医疗设备应当做到检查、检验准确"指标中，受访者的年龄、工龄、职称、岗位因素对指标的认知度产生了影响。总体上说，年龄较小者、工龄 21 年以下者、副高级以下职称者对这些制度比较关注。从某种程度上说，这种现象与上述人群的受教育经历及医疗工作中面临的状况是相一致的。他们大多在一线工作岗位，直接面对大量的、各种类型的医患纠纷，并且他们正在或已经接受包括卫生法规在内的培训，对具体的法律制度及临床法律风险有更为深刻的认识，故而关注度较高。反之，这种现象也提示我们，年龄较大者、职称较高者，由于当年在校学习期间并无法律课程，近年来开展的各类培训与他们的关联性较小，所以，尽管他们对依法治国等法治理念有了解，但对具体制度的关注还比较少。这种现象应当引起必要重视。

（三）人文环境的伦理和心理维度因素受到医患双方高度重视

医患间尊重、理解和信任的现实问题突出。医疗纠纷或医疗暴力的生成诱因客观存在，建立医患之间相互尊重、相互理解、相互信任的人文环境任重而道远。医务人员对"医患之间相互尊重、相互信任"重要性的认知与患者存在明显差异。医务人员的重要性认知符合医学目的以及医疗实践需要，但低年资医务人员更加重视医患之间的相互尊重、相互理解。患者对此方面的重要性认知明显偏低，不符合病人的自身利益，暴露出医患间严重的信任危机。

表 8-2 调查数据显示，医务人员中 50 岁以下者对此条重要性的认识要明显

好于 50 岁及以上的医务人员,20 年以下工龄的医务人员对此条重要性的认识要明显好于 20 年以上工龄的医务人员。此外,表 8-3 指标"患者在诊疗过程中感受到被尊重和被理解"的调查数据显示:医务人员认为"很重要"和"最重要"的比例,随着年龄的增加而不断降低,30 岁以下、30~39 岁、40~49 岁、50 岁及以上的医务人员的相应比例分别为 96.6%、90.3%、75.3% 和 65.1%;工龄方面情况也相似,由 96.3% 降到 69.2%;职称方面同样如此,初级职称到正高级职称的医务人员的相应比例由 95.9% 降到 66.8%,这说明,医务人员随着自身年龄、工龄的增加和职称的提升,认为"患者在诊疗过程中感受到被尊重和被理解"的比例越来越低。可能的解释是生物—心理—社会医学模式对年轻的医务人员影响较大,导致年轻医务人员日常临床工作中非常注重患者的内心感受。同时,相对年长的医务工作者而言,年轻医务工作者无论是临床经验还是医疗技术水平都比较欠缺,所以更加重视人文关怀来弥补上述两者的不足,导致年轻医生临床中更加注重患者的心理需求,尤其是其受到尊重和理解的心理需要。另外,这或许一方面与医务人员对尊重和信任环境的依赖度相关,50 岁及以上和 20 年工龄以上的医务人员通常比 50 岁以下和 20 年工龄以下的医务人员具有更高的临床技能和工作经验,他们一般能更好地与患者建立信任关系,因而反而降低了对此条伦理指标的重要性的需求;另一方面,由于目前医疗纠纷和医疗暴力频发,医务人员的工作风险不断增大,甚至部分高风险专业科室出现"紧缺"现象,如 2015 年国家卫计委对院前急救和儿科岗位的分数政策引起全国关注,这些岗位属于工作压力大、强度大、风险高、相对收入低的职位。种种现状让医务人员希望能够重建医患信任的环境,降低自身的执业风险。

表 8-8 调查数据显示,患者对"医患之间相互尊重、相互信任"的重要性认识除支付方式外无统计学差异。而在支付方式上自费类、城镇职工基本医疗保险类和其他类的患者对此条重要性的认识和对信任环境的期待要高于城镇居民基本医疗保险类、新农合类和公费类的患者。这或与公费类的患者保险力度最高有关,他们不在意信任的环境。而新农合的主要对象为农村居民,城镇居民基本医疗保险主要对象为无业居民及小孩,他们相对弱势,反而对环境不敢有过高的期待。从数据表象上来看,似乎患者不重视"医患之间相互尊重、相互信任"环境的重要性,但从深层次来看未必如此,"医患之间相互尊重、相互信任"环境长期以来都是中西方医学所希望和努力实现的一种和谐医患关系,此环境对患者疾病康复、提升医疗质量、促进医学进步有着重大意义,更何况医学模式已经从生

物医学模式转向生物—心理—社会医学模式，"医患之间相互尊重、相互信任"环境会对患者的治疗和康复产生积极的作用，患者不会不明白这个道理。因此，患者的选择应该是基于对目前医院和医务人员追逐利益的无奈，是对个别医务人员过度医疗以及违法医德操守的反应，是对医疗体制的不满，更是不信任医务人员这一群体的集中体现。这一调查数据充分说明医患信任度堪忧，医疗纠纷或医疗暴力的生成诱因客观存在，建立"医患之间相互尊重、相互信任"的环境任重而道远。

（四）人文环境的文化维度因素受到医患双方高度重视

低年资医务人员更加重视人际环境，年轻患者更加重视生态环境。调查数据显示，不同年龄层次的医务人员对指标"员工对医院核心价值观有较高的认同度和遵从度"的重要性评价存在差异。年龄越小越认可组织与员工之间的内在一致性。年龄在30岁以下的医务人员认为"最重要"的占50.4%，而50岁及以上的医务人员仅为27.3%。不同工龄分布对指标"员工对医院核心价值观有较高的认同度和遵从度"和"医院有较强的组织凝聚力"的评价具有统计学差异。工龄在11～15年之间的医务人员选择"最重要"的比例最高（分别为59.0%和67.2%），而21年及以上的最低（分别为29.3%和40.8%）。这反映出年轻人对"员工对医院核心价值观有较高的认同度和遵从度"和"医院有较强的组织凝聚力"的重视度更高。工龄较短的员工更加看重对本院的核心价值观的认同度和遵从度，这可能是因为工龄短的医务人员刚工作不久，参加医院文化学习和体验医院文化的时间不够长，因此内心更加看重本院的核心价值观的认同度和遵从度。中青年医务人员更加重视医院的组织凝聚力，30岁以下的医务人员选择"最重要"的比例明显高于50岁及以上的医务人员。这可能一方面是因为50岁及以上的医务人员在医院待的时间较长在潜移默化中已经习惯医院的现行状况，另一方面是因为他们年纪相对较大，对工作的激情逐渐减弱，不太关注自身工作内容以外的一些东西。因此，医院要加强医院核心价值观的凝练与传承，营造良好的人际环境，增强组织凝聚力。

调查数据显示，患者对指标"患者看病流程便捷"重要性评价最高，接下来依次是"医院标识系统醒目、规范、合理""环境整洁、绿化良好、安静、舒适""诊室、病房等布局合理"。不同年龄层次的患者对这四项指标均具有明显的统计学差异。40岁以下的患者对这四项指标的重要性评价均明显高于40岁以上的患者的患者。可以看出他们更期望获得更加舒适的就医环境。就医流程越便捷，等候时间越短,效率也就越高,患者的满意度将会越高;醒目、规范、合理的医院标识系统可以准确指引患者,降低患者因绕弯路而带来的时间成本;医院就诊环境会直接影响患者的视觉感受和患者的就诊心情。年轻患者大都接受过良好的教育,随着患者素质的不断提高,患者对医院的人文环境的要求也越来越高。因此,医院人文环境建设应满足患者需求,从这几个方面加强建立力度。

第三节　实施路径

一、理念先行

人文理念是医院人文建设的起点,人文环境的营造有赖于科学人文理念的确立。因此医院要营造良好的人文环境,必须首先明确医院的人文理念。只有在科学的人文理念的指导下,才能确保管理的人文性、服务的人文性和环境的人文性。因此,医院应将"患者利益至上"的核心价值观植根于组织结构、管理制度、组织文化、技术系统等相互协调而构成的管理模式中,以完善的管理模式与措施使"患者利益至上"融入员工的思想与行动中,融入管理与服务的细节中,从而确保包括人际环境和生态环境两方面的医院人文环境体现出鲜明的人文特质。

二、加强人文环境的法治化建设

第一,在硬件建设上,要依法从方便、有利患者就医的角度考虑,适度增加投入,加强医疗、生活基础设施和服务、管理信息化建设,为患者创造一个舒适、优美的就医环境,为开展以人为本的人性化医疗服务打下扎实的基础。[12]

第二,依法建立健全科学合理的采购制度,完善医疗设备设施管理的法律法规建设。医院硬件环境中的医疗设备管理的好坏将直接影响到一个医院医疗技术水平、服务水平和医疗质量的高低。建立和完善一套良好的医疗设备管理体系对实行以人为本、以患者为中心,实现医院功能化、服务化和人性化有着重要的意义。[13]加强医院医疗设备管理,既有利于医院医疗技术水平的提高,也有利于保护社会公众健康,让我们共同提高认识,管理好医院的医疗设备,确保医院在可持续发展的道路上不断前进。[14]因此,医疗设备的采购和管理是医疗设备科的首要任务,使其实现法治化是当今现代化医院所必须面对和重视的问题。医院要依法规范医院医疗设备设施的采购程序,实现采购方式公开化。同时,进一步加强和规范医疗卫生服务机构医学设备法治化管理,促进医学设备合理配置、安全与有效利用,充分发挥使用效益,保障医疗卫生事业健康发展。

第三,完善医疗法规,培育理性的医疗法治文化。医院要形成、保持和发展良好的医德医风,就要结合医院自身的工作实际,坚持以人为本的服务理念,一切以患者为中心,从维护医患双方的权益出发,依法建立健全并认真落实三级查房、会诊、病例讨论、交接班、出入院、急诊抢救等工作制度,遵守各种技术规范与操作常规,完善医技科室的质量控制、医疗缺陷处理等工作制度。关键是要认真落实制度规范,并通过制度规范的不断完善,促进诊治标准的有效执行和服务质量的全面提高。[15]

培育公平分担医疗风险的法治理念,需要充分发挥法治的引领和规范作用。我国应在《侵权责任法》关于医疗损害责任的相关规定的基础上,建立能够充分体现临床医疗风险特征的医疗过失责任界定规则,引导医患纠纷裁决部门及医患双方合理确定医疗方的责任比例、赔偿范围和赔偿限额。[16]这样可以使医患双方形成共同的依法公平分担医疗风险的理念,这是防范和化解医患冲突必须直面的命题。

三、建立和完善医患双方的信任机制,营造良好的就医环境

调查显示,医院管理者和医生对"医患之间相互尊重、相互信任"重要性的认知明显不同于患者的认知。尽管医院管理者和医生的重要性认知高于患者,患者的重要性认知偏低且不利于患者,但建立"医患之间相互尊重、相互信任"的环境是一个充满巨大挑战且无比复杂的任务和目标,它并不是孤立产生和发展的,与医疗体制,医疗模式,医院的理念、管理和服务等均密切相关,这也表明其改善会涉及多种因素。

从短期来看,探索性地建立一些管理机制将有益于改善医患信任环境,如医院硬件环境的建设、人性化的设置、清晰而有效的就医流程、医患信任的第三方评价平台等;但从长期来看,必须医院决策者真正将人文医院作为愿景,并将其作为系统工程真正落在实处。

四、理解并尊重患者感受,注重病人精神层面服务内涵建设

当患者患病后,除了疾病本身以外,其在生理、心理上的不适,物质上的需要及知识上的缺乏、困惑已形成一个整体效应,且越来越密不可分、互为影响。因此,医院在负责医治病人的躯体疾病的同时,越来越不能忽视病人的社会、心理问题。这些问题具体包括:因疾病引起的恐惧、失望、沮丧和病人与整个社会的交往能力的下降、个人能力的下降等。因此,在人文医院建设过程中,一定要注重病人精神层面的服务,重点了解病人的心理需要,实行人文关怀服务。医学人文关怀服务,着重满足病人精神方面需要,可以分为三个层次。表层服务:微笑、热情、规范的服务和有问必答。中层服务:医务人员对患者的尊重和关注。深层服务:医务人员成为患者及家属战胜疾病的精神支柱。充分了解患者的心理需求及其心理反应特点,对建立良好的医患关系、加强医患交流和沟通以及避免医患矛盾具有重要意义。医疗服务态度并非只是要求医务人员呈现出微笑;人文服务首先要求医务人员设身处地地理解患者、同情患者,由此才能在言语上、行为上表达出对患者的真正的尊重和关注。更深层次的人文的精神服务是医务人员与患者建立共同对抗疾病的情感联盟,医务人员成为患者的精神支柱,帮助患者建立战胜疾病的信心和勇气。

五、加强管理,注重营造和谐人际环境

第一,加强医院核心价值观的凝练与传承,提高医务人员对医院核心价值观的认同度、遵从度。确立医院的核心价值观,开展系统化、层次化、经常化的思想教育或培训,对医院内部员工进行持续不断的思想文化熏陶,坚定价值观念、宗旨意识、职业道德等思想根基,形成人们内心的信念,使医务人员产生自豪感、责任感、贡献感和认同感,形成内在的凝聚力和向心力,从而营造良好的医院文化氛围,确保医院内部思想的团结和集中统一。

第二,重视全员教育,加强双向沟通,营造和谐人际环境。医院环境形象的塑造有赖于全体医务人员的共同努力,医务人员的形象是医院人文环境形象的重要体现。所以,医院应对全体医务人员进行环境形象方面的教育培训,如医务人员职业形象培训、医务人员尤其是护士职工礼仪培训、医务人员诊疗中与病人沟通能力培训、护工与病房环境工作的培训等,使医务人员树立较强的环境意识,自觉地以自己的言行维护医院的环境形象,通过培训教育,形成一支高素质

的医务人员队伍,在工作中为医院形象增光添彩。此外,要加强双向沟通,因为医院人文环境的营造,主要依靠人际沟通。医院应增强医务人员之间及医患之间的沟通意识,提供良好的沟通环境,使其进行多元化、多层次的沟通,如开展病人及其家属座谈会,设立意见箱,医患共建黑板报栏,开展各式民意调查,举办职工文化沙龙、俱乐部,办医院内部报刊,开展各种文化活动,建立意见反馈机制等。通过有效的沟通化解矛盾纠纷,团结合作,共同营造和谐的人际环境。[17]

第三,完善内部考核机制,尊重和维护员工利益,提高组织凝聚力。医院员工是医院文化建设的主力军,医院文化建设应该吸纳员工参与,从员工角度出发,完善医院内部考核机制,尊重和维护员工正当利益,鼓励员工投身医院文化建设的全过程,提高组织凝聚力。

【参考文献】

[1] 张耀灿,陈万柏.思想政治教育学原理[M].北京:高等教育出版社,2001:209.

[2] 沙莲香.北京人文环境与城市文化氛围[J].北京社会科学,2004(1):127-134.

[3] 强文哲,傅智勇.论增强人文环境建设的科学性和有效性[J].西北大学学报(哲学社会科学版),2006(1):83-88.

[4] 陈天林.人文环境的意蕴对社会主义和谐社会的构建作用[J].科学社会主义,2005(6):57-59.

[5] 强文哲,傅智勇.论增强人文环境建设的科学性和有效性[J].西北大学学报(哲学社会科学版),2006(1):83-88.

[6] 强文哲,傅智勇.论增强人文环境建设的科学性和有效性[J].西北大学学报(哲学社会科学版),2006(1):83-88.

[7] 张俊祥,崔虎,于伟荣,等.论医院人文环境建设[J].现代医院管理,2004(2):18-20.

[8] 周凤鸣,田文军.医院管理学:医院文化分册[M].2版.北京:人民卫生出版社,2011.

[9] 张晓丽,杨善发.论现代医院人文环境形象的塑造[J].中国农村卫生事业管理,2002(8):31-32.

[10] 周凤鸣,田文军.医院管理学:医院文化分册[M].2版.北京:人民卫生出版社,2011.

[11] 张俊祥,崔虎,于伟荣,等.论医院人文环境建设[J].现代医院管理,2004(2):18-20.

[12] 楼国强,王建华.加强医疗服务软件建设 促进医患关系健康和谐[J].中国医学伦理学,2007,20(2):45-46.

[13] 牟丽娟.浅析我国医疗设备管理问题及对策[J].企业导报,2011(20):56-57.

[14] 徐勇.加强医疗设备管理浅析[J].内蒙古中医药,2013(10):102.

[15] 楼国强,王建华.加强医疗服务软件建设 促进医患关系健康和谐[J].中国医学伦理

学,2007,20(2):45-46.

[16]　赵新河.化解医患冲突的法治路径? [J].中州学刊,2014(12):58-61.

[17]　张晓丽,杨善发.论现代医院人文环境形象的塑造[J].中国农村卫生事业管理,2002,22(8):31-32.

结　语

　　"医院人文建设研究"课题是 2013 年立项的江苏省社会科学基金研究项目。本项目的研究领域覆盖人文医学的全部领域,包括医学哲学、卫生法学、医学伦理学、医学心理学、医患沟通学、医史学、医学社会学等,团队成员中还有研究医院文化和医院管理的学者。江苏省苏南、苏中、苏北和南京的 5 家三甲医院、5 家二甲医院承担了问卷调查的工作;江苏省 9 家三级医院的管理专家(包括 2 家军队医院,2 家中医院和 5 家综合医院)受聘为本课题的咨询专家;南京医科大学第一附属医院和南京医科大学第二附属医院的两位医院管理专家受聘为本课题的评审专家。正是有了团队成员和各单位的通力合作,本课题才有如下重要发现。

一、医院人文建设评估体系的框架

　　本课题明确提出了"一核四维"的医院人文建设评估体系结构的理论假设。这个假设的基本内容是:以"患者利益至上"为医院人文建设的核心,以人文理念为医院人文建设的起点,以人文管理为医院人文建设的支点,以人文服务为医院人文建设的焦点,以人文环境为医院人文建设的触点。以"一核四维"为框架结构的医院人文建设的评估标准包括 4 个一级指标、14 个二级指标、52 个三级指标,旨在为彰显医疗卫生服务的公益性质、深化公立医院改革、提升现代化医院管理水平、开展医院人文建设提供理论指导、实施路径和评估依据。本课题通过患方和医方问卷调查、专家咨询和专家评审验证以上理论假设。

二、医院人文建设评估体系的患方和医方评估

（一）医院人文理念评价指标

"人文理念"一级指标之下，包括 4 个二级指标、9 个三级指标。患方和医方对之重要性排名情况如下：

医院人文理念评价指标

二级指标	三级指标	重要性排位 医方	重要性排位 患方
法治建设	指标 1：医院贯彻"依法治院"的方针	1	3
	指标 2：医务人员应当具有良好的法治精神与法律意识	2	5
伦理建设	指标 3：当病人和医方利益冲突时，应维护病人正当利益	8	2
	指标 4：医务人员有救死扶伤、以病人为中心的理念和服务意识		1
医患沟通建设	指标 5：理解并尊重患者感受	4	4
	指标 6：医生应常常安慰患者	6	6
医院文化建设	指标 7：具有体现本院特色的人文管理与建设的总体规划和思路	5	
	指标 8：重视患者利益至上核心价值观的凝练与传承	7	
	指标 9：重视员工利益的尊重与维护	3	

重要提示：在医患双方对医院人文建设理念评价指标重要性的排位中，医方将"医院贯彻'依法治院'的方针"位列重要性第一，将"医务人员应当具有良好的法治精神与法律意识"位列重要性第二，将"当病人和医方利益冲突时，应维护病人正当利益"位列重要性最后。患方将"医务人员有救死扶伤、以病人为中心的理念和服务意识"位列重要性第一，将"当病人和医方利益冲突时，应维护病人正当利益"位列重要性第二。

（二）医院人文管理评价指标

"人文管理"一级指标之下，包括 4 个二级指标、15 个三级指标。患方和医方对之重要性排名情况如下：

医院人文管理评价指标

二级指标	三级指标	重要性排位	
		医方	患方
伦理管理规范	指标1：尊重患者的隐私权，设施、诊疗行为及制度上予以保障	4	4
	指标2：在涉及人体试验的研究中，严格恪守科研伦理	3	
	指标3：发生医疗纠纷时，医方能公平合理承担自身责任	7	3
	指标4：为医院、医务人员制定明确而系统的医学伦理行为指南，并定期检查、反馈和考核	12	
法治管理制度	指标5：医院及医务人员应当获得执业许可证件，并依照范围执业	1	1
	指标6：医务人员依法书写、保管病历资料，依法出具医学证明文件	2	2
	指标7：医院建立保护患者权利的内部制度	9	7
	指标8：医院应当设置纠纷投诉的专门科室，具有完备的处理流程		6
沟通管理机制	指标9：医院建立以院领导参与、院内各相关部门参与的医患沟通协调机制	8	8
	指标10：医院对投诉事项进行定期分析，查找原因并及时整改，防止类似情况重复发生	5	5
	指标11：医生坦率面对自己业务上的不足	10	9
文化管理战略	指标12：重视医院文化建设与传播的载体平台建设	13	
	指标13：重视员工参与管理的程度	14	
	指标14：重视促进科室内及科室间的交流与协作	11	
	指标15：重视员工发展空间和机会	6	

重要提示：医患双方在对医院人文管理评价指标重要性的排位中，均将"医院及医务人员应当获得执业许可证件，并依照范围执业"位列重要性第一，医患双方将"医务人员依法书写、保管病历资料，依法出具医学证明文件"位列重要性第二。

（三）医院人文服务评价指标

"人文服务"一级指标之下，包括4个二级指标、18个三级指标。患方和医方对之重要性排名情况如下：

医院人文服务评价指标

二级指标	三级指标	重要性排位	
		医方	患方
伦理关怀维度	指标 1：医方能根据患者最佳利益，提供符合医方当时医学能力水平的诊疗方案和服务，并能及时转诊或会诊	6	2
	指标 2：对患者一视同仁，不因性别、地位、收入等予以歧视	2	1
	指标 3：尊重患者的知情同意权，解释详尽，耐心回答患者问题	3	5
	指标 4：检查适度、合理，无过度治疗	5	4
法律规范维度	指标 5：医务人员应当尽到高度注意义务，医疗服务合理、规范、安全	7	8
	指标 6：医务人员在医疗活动中应当依照法律规定充分履行告知说明义务	4	6
	指标 7：医院应当执行符合医疗法律、法规以及行业常规的诊疗规范或操作规范	1	3
心理沟通维度	指标 8：院方建立方便患者的投诉处理流程并告知患者及其家属反映意见的渠道和方式	11	
	指标 9：医生告知患者及其家属应有的权利和义务情况	9	11
	指标 10：院方向患者及其家属提供相关疾病防治知识指导、咨询服务	12	13
	指标 11：医生耐心倾听患者	10	7
	指标 12：医生常给患者提供心理支持、心理抚慰等	13	12
文化环境维度	指标 13：为患者提供身体、心理、社会的全面服务	14	
	指标 14：诊疗流程设置人性化、科学化	8	
	指标 15：医务人员能积极主动与患者交流和沟通，为患者的利益进行协商		9
	指标 16：语言文明规范、微笑服务		14
	指标 17：对待患者耐心，尊重患者		10
	指标 18：各种信息网络渠道通畅，使用方便、快捷		15

　　重要提示：医患双方在对医院人文服务评价指标重要性的排位中，均将"对患者一视同仁，不因性别、地位、收入等予以歧视"重要性位列前列，医方将之位列第二，患方将之位列第一。医方将"医院应当执行符合医疗法律、法规以及行业常规的诊疗规范或操作规范"的重要性位列第一，患方将"医方能根据患者最

佳利益,提供符合医方当时医学能力水平的诊疗方案和服务,并能及时转诊或会诊"的重要性位列第二。

(四)医院人文环境评价指标

"人文环境"一级指标之下,包括 2 个二级指标、10 个三级指标。患方和医方对之重要性排名情况如下:

医院人文环境评价指标

二级指标	三级指标	重要性排位	
		医方	患方
人际环境	指标 1:医患之间相互尊重、相互信任	1	4
	指标 2:患者在诊疗过程中感受到被尊重和被理解	6	2
	指标 3:员工对医院核心价值观有较高的认同度和遵从度	5	
	指标 4:医院有较强的组织凝聚力	4	
	指标 5:员工对医院有较高的满意度	2	
生态环境	指标 6:医院设施环境应当保证病患安全,医疗设备应当做到检查、检验准确	3	1
	指标 7:环境整洁、绿化良好、安静、舒适		6
	指标 8:患者看病流程便捷		3
	指标 9:诊室、病房等布局合理		7
	指标 10:医院标识系统醒目、规范、合理		5

重要提示:医患双方在对医院人文环境评价指标重要性的排位中,均将"医患之间相互尊重、相互信任"重要性位列前列,医方将之位列第一,患方将之位列第四。医方将"员工对医院有较高的满意度"的重要性位列第二,患方将"医院设施环境应当保证病患安全,医疗设备应当做到检查、检验准确"的重要性位列第一。

三、提高医务人员对医学人文本质的认识,提升医务人员医学人文关怀能力是医院人文建设的重点

(一)在医方和患方利益发生冲突的时候,是否坚守"患者利益至上"这一医院人文建设的核心,是医院人文建设的关键。通过提高对医学人文本质的认识,坚持"患者利益至上"的医学核心价值观,规避医疗卫生服务的趋利性是医院人

文建设的重要使命。

（二）医务人员是否具有对患者提供人文关怀的能力，是否重视患者的感受，是医院人文建设的重点。安慰患者、尊重患者的感受、向患者提供微笑服务和咨询服务对建设人文医院具有重要意义和价值。

（三）在进一步推进依法治院的人文管理的同时，重视并发挥医学伦理学、医学心理学和医患沟通学的知识和技能在医院人文建设中的作用，是医院人文建设的基本条件、有力保障和重要任务。